中药发酵技术

江 云 任玉珍 高 慧 主编

U0308213

中国中医药出版社

·北 京·

图书在版编目（CIP）数据

中药发酵技术 / 江云，任玉珍，高慧主编 . —北京：中国
中医药出版社，2020.10（2024.9重印）
ISBN 978 – 7 – 5132 – 6183 – 8

Ⅰ . ①中⋯　Ⅱ . ①江⋯　②任⋯　③高⋯　Ⅲ . ①中药炮
制学　Ⅳ . ① R283

中国版本图书馆 CIP 数据核字（2020）第 057648 号

中国中医药出版社出版

北京经济技术开发区科创十三街 31 号院二区 8 号楼
邮政编码　100176
传真　010-64405721
北京盛通印刷股份有限公司印刷
各地新华书店经销

开本 787×1092　1/16　印张 15.5　字数 286 千字
2020 年 10 月第 1 版　2024 年 9 月第 4 次印刷
书号　ISBN 978 – 7 – 5132 – 6183 – 8

定价　78.00 元
网址　www.cptcm.com

服 务 热 线　010-64405510
购 书 热 线　010-89535836
维 权 打 假　010-64405753

微信服务号　zgzyycbs
微商城网址　https://kdt.im/LIdUGr
官 方 微 博　http://e.weibo.com/cptcm
天猫旗舰店网址　https://zgzyycbs.tmall.com

《中药发酵技术》
编委会

顾　问

　　张世臣　方自若　贾天柱

主　编

　　江　云　任玉珍　高　慧

副主编（以姓氏笔画为序）

　　王延年　王满元　杜　杰　吴纯洁

　　张振凌　陈丽艳　陈彦琳　胡海峰

编　委（以姓氏笔画为序）

　　王　瑾　王云庭　王延年　王丽娜

　　王思齐　王海洋　王瑞生　王满元

　　尹茂才　兰泽伦　曲　扬　刘晓峰

　　刘景凡　刘蓬蓬　羊　勇　许　栩

　　孙若君　孙继林　孙银玲　孙翼飞

　　杜　杰　李柯柯　杨　丹　张振凌

　　陈丽艳　陈劲松　陈彦琳　茅仁刚

　　罗　佳　金　锋　单国顺　赵佳琪

　　胡　梦　胡海峰　姚仁川　贾丹丹

　　黄勤挽　曹　阳　崔秀梅　隋丞琳

编写说明

一茶匙土壤里面包含的微生物种类和数量是约一万种，一万亿个。在完成这个项目之前，我们并不知道。

从 38 亿年前微生物作为最原始的生命出现在地球上，到 17 世纪人类第一次发现微生物的存在；从 19 世纪末人类发现微生物致病到现代微生物工程利用微生物生产治疗疾病的药物，人类与微生物的关系是如此微妙、复杂和纠缠，甚至可以上升到哲学的高度。在完成这个项目之前，我们也知之甚少。

我们在打开中药发酵这个大门时，对所要面对的项目的复杂性并不是毫无准备，但是，真正进入项目研究以后，发现所要接触的学科已经远远超出了中药学科的范围，延伸到了微生物、发酵工程、食品制造甚至生物制药的范畴。在这个维度上讲，我们的初衷只是想从某个方向上探索中药学科的边界，却如同哥伦布一样，发现了另一片汪洋大海。

我们在书写中药的历史起源的时候，一般是从火与陶器的发现，讲到酒与药物的产生，"酒为百药之长"。而这个项目的文献研究，也让我们对于中药的历史有了新的认识：从现在我们掌握的历史文献来看，发酵酒和酒曲是中医药历史上最早一批用于医疗的药物之一；而中国的酿酒以及制作酒曲的方法，是中华文明系统独立发展起来的一项非物质文化遗产；而中医药对于酒及发酵制品的临床运用，则在没有抗生素和生物制剂的时代，为中华民族的防病抗病起到了不可磨灭的作用。

这本书的内容，是基于国家中医药管理局 2015 年中医药行业专项"六神曲等 7 种中药发酵技术及规范化应用研究"项目的研究结果而完成的。本项目的研究目标，是在中医药理论的指导下，对六神曲、炮天雄、胆南星、百药煎、淡豆豉、半夏曲、红曲 7 种中药的发酵技术进行规范化与应用研究。通过深度发掘和整理古今文献，归纳出中药发酵技术的传承脉络和宝贵经验，将传统中药发酵方法与现代生物技术结合，优化确定发酵中药饮片的处方组成，分离与筛选有益微生物菌种（菌群），揭示发酵中药的药效物质基础，阐释中药发酵机理，优化中药发酵工艺，制定中药发酵技术规范，升级改造中药发酵专用设备，提高发酵中药饮片生产的自动化水平，实现发酵中药饮片的质量稳定、可控，保证临床应用安全、有效，为国家及地方标准和各级炮制规范的修订提供技术支持。从项目来看，我们基本完成了这一目标。但是，对于微生物菌种（菌群）的系统研究、对于中药发酵工艺的优化以及中药发酵品的质量标准方面，由于项目时间和我们自身的学识的限制，我们的研究也只是初步的结果，只是揭开了微生物作用于植物材料及其应用范畴的冰山一角，还有待于我们或者其他更专业的学者进行更加系统和深入的研究。

　　这个项目，也让我们对于中药炮制有了更加深刻的理解，对于中药炮制技术的精巧设计及其复杂性有了更加直观的认识，希望本书的出版能够对于正在进行中药炮制技术研究的学者和即将从事中药炮制技术研究的学生们有所裨益，本书提供的思路和研究方法能够为他们的深入研究所借鉴，从而更加出色地完成项目内容，并能取得更有价值的成果。

《中药发酵技术》编委会

2020 年 7 月

目　录

第一章　中药发酵技术的历史和研究进展

第二章　六神曲发酵技术

第三章　炮天雄发酵技术研究

第四章　百药煎发酵技术研究

第五章 胆南星发酵技术研究

第六章 淡豆豉发酵技术

第七章 红曲发酵技术研究

第八章　半夏曲发酵技术

第九章　发酵类中药现代研究展望

第一章　中药发酵技术的历史和研究进展

第一节　发酵类中药的历史

一、发酵中药的缘起

发酵技术在我国的起源很早。远古人类掌握了用火和烧造陶器的技术，人类就进入了蒸煮熟食的时代。随着生产效率的提高，粮食、蔬果开始有所剩余，人类能够储存一些食物，其中就包括了易于发酵的水果和谷物，这样就为发酵技术的发明创造了条件。

我国是两大粮食作物稻米和大豆的原产国。另一重要粮食作物小麦，则在商代就已传入中国，三种作物位列五谷。五谷中还有稷、黍等，即现代的黄米和小米，五谷是中国人食物的主要来源。五谷中丰富的淀粉和豆类中丰富的蛋白质，为微生物的生长繁殖提供了充足的营养条件。

《酒诰》载："有饭不尽，委之空桑，郁结成味，久蓄气芳。"说明早期的发酵就是储藏的水果或谷物自然发酵过程，古人观察到了并开始加以利用，发明了酒。文献和出土文物资料表明，早在仰韶文化时期，就有了果酒和谷物酒，说明那时的古人就已经可以利用自然发酵来生产酒。在后来长期的探索过程中，又发明利用酒曲来酿酒的技术，此后又相继利用发酵来生产酱、醋、豆豉和臭豆腐等食品。北魏贾思勰《齐民要术》就已经记载了比较完备的酱、醋、豆豉和酒曲的制备方法。

西方国家利用自然发酵的历史也比较长，据史料记载，在一万年前的新石器时代濒临黑海的外高加索地区，即现在的安纳托利亚（古称小亚细亚）、格鲁吉亚和亚美尼亚，都发现了积存的大量的葡萄种子，说明当时葡萄不仅仅用于吃，更主要的是用来榨汁酿酒。因此关于葡萄酒的起源地虽众说纷纭，有的说是希腊，有的则说是埃及，但多认定葡萄酒的酿造技术是在一万年前由小亚细亚和埃及，流传到希腊的克里特岛，再到欧洲意大利的西西里岛、法国的普罗旺斯、北非的利比亚和西班牙沿海地区的。在尼罗河河谷地带，从发掘的墓葬群中，考古学家发现一种底部小圆、肚粗圆、上部颈口大的盛液体的土罐陪葬物品，经考证，这是古埃及人用来装葡萄酒或油的土陶罐。特别是浮雕中，清楚地描绘了古埃及人栽培采收葡萄、酿制和饮用葡萄酒的情景，这至今已有 5000 多年的历史。此外，埃及古王国时代的酒壶上，也刻有"伊尔普"（埃及语，即葡萄酒的意思）一词。西方学者认为，这才是人类葡萄酒业的开始。

据古代巴比伦的楔形文字记载，公元前 4200 年，苏美尔人在两河流域的美索不达米亚平原，创造了巴比伦文化。在农业方面，已经种植了类似今天的燕麦和大麦，并有了啤酒。古代巴比伦的啤酒酿造业和酿造技术，已经非常发达，由于不同原料、不同配方，故啤酒颜色的深浅、酒精含量的多少也不同，酿造的啤酒有 19 种之多。在伊朗扎格罗斯山脉考古发现了一个 7000 多年前盛酒的泥罐。这些文物资料均证明酿酒在西方的起源在公元前 7000 年～公元前 5000 年。

发酵一词英文直译为 fermentation，由拉丁文 fervere（意为翻涌）派生出来，描述的是酵母作用于果汁或麦芽浸出液时产生的气体鼓泡现象。发酵在中国古文中称为"酿"，《说文解字》曰："酿，醖也。作酒曰酿。"《三苍》则载"米麦所作曰酿"。这个字古字为"醸"，其左侧"酉"为酒器，是一个尖底的罐子形状，与甲骨文中的酒字中的"酉"相同，右侧"襄"原意是手拿农具在地里挖一个个小洞，放进种子，再盖土的动作。考古发掘的仰韶文化的灰坑，推测是制备谷芽酒所挖的窖穴。这些资料或可作为酿酒的实证。

夏代遗址的二里头文化出土了多种酒器，其材质有陶制和青铜制，并有酿酒容器大口尊，其数量和密集度可以认定夏代的酿酒已成一定规模，并且酒已经不是只有贵族才可以享用的饮品。《书经》记载了商代帝王武丁与臣子的谈话："若作酒醴，尔惟曲蘖。"说明当时已经有了明确的"酒"字和制备原料。

酒的发明，也推动了药物的发展。在殷墟出土的甲骨文中有"鬯"字，据考证，鬯就是芳香性的药酒。长沙马王堆《五十二病方》中涉及酒的有 40 余方。《汉书·食货志》称酒为"百药之长"，可见，当时人们已经直接用酒来医病，或用作制药的溶剂制成"药酒"对抗疾病。而发酵酒用的酒曲，也在汉代以后开始作为药用，成为中药之一。《本草经疏》曰："古人用曲，即造酒之曲，其气味甘温，性专消导，行脾胃滞气，散脏腑风冷。"说明中药临床应用之药曲是在酿酒业发展的基础上出现的，曲与酒相维系。后来人们在酒曲中加入其他药物制成专供药用的各类曲剂，加入肉类、豆、面则制成多种发酵食品如酱、豉、红曲、腐乳等发酵食品，曲的种类变化则又制成了醋、酱油等，这其中的淡豆豉、红曲等也成了治疗疾病的药物。

中国的发酵技术利用环境中的野生微生物（多为霉菌、酵母、细菌等），采用一组特殊中药组方，进行多菌种固体发酵而成，其制备工艺独特，是我国古代的生物工程技术在药物生产中应用的典型范例。中国是世界上最早利用微生物对天然药物进行生物转化的国家之一，发酵也是中药炮制传统工艺的一大特色。

二、发酵类中药的形成

发酵类中药的应用历史也是比较悠久的。《左传》中就曾记载"麦曲"可以疗"河鱼腹疾"。《本草纲目》云："古人用曲，多是造酒之曲。后医乃造神曲，专以供药，力更胜之。"可见古人早已将微生物发酵应用于中药炮制。后来除了药曲，又发展出了将药材与辅料拌和，在一定温度和湿度下通过微生物的发酵达到提高药效、改变药性、降低毒副作用等目的。

1. 汉代是发酵类中药初步形成时期

现代能够明确追溯的发酵类中药饮片的药用记载，是东汉《伤寒杂病论》使用曲、香豉入药治病。

（1）曲：曲之入药，首见于《金匮要略》血痹虚劳病脉证并治"薯蓣丸"中，其方曰："虚劳诸不足，风气百疾，薯蓣圆主之。薯蓣丸方：薯蓣三十分，当归、桂枝、曲、干地黄、豆黄卷各十分，甘草二十八分，人参七分，芎䓖、芍药、白术、麦门冬、杏仁各六分，柴胡、桔梗、茯苓各五分，阿胶七分，干姜三分，白蔹二分，防风六分，大枣百枚，为膏。右二十一味，末之，炼蜜和丸如弹子大，空腹酒服一丸，一百丸为剂。"

（2）豉：豆豉古名"幽菽"，体现了其制备工艺中包含固体发酵过程的特点。《广雅》云：大豆，菽也。在长期的大豆栽培食用进程中，先民逐渐发现将煮熟的大豆幽闭于盎中，经过微生物发酵后的大豆制品有良好的食用与药用价值。时至汉代，"豆"的含义由"食器"扩充到"豆类作物"，豆豉的名称由"幽菽"演化为"豉"，异形字是"敊"。《说文解字》载："豉，配盐幽菽也。"《释名·释饮食》记载："豉，嗜也，五味调和须之而成，乃可甘嗜，故齐人谓豉，声同嗜也。"解释了"豉"名的由来。汉代以后，史籍及本草文献中存在不少"豉"食用与药用的记载。《武威汉代医简》云："冶龙骨三指撮，和以豉汁饮之。"张仲景《伤寒论》也有应用"豉"治疗疾病的论述，出现在栀子豉汤、栀子甘草豉汤、栀子生姜豉汤、枳实栀子豉汤、栀子大黄汤等 13 首方剂中，治疗太阳病、阳明病、厥阴病、劳复病、黄疸、呕吐下利等。

《本草经集注》中收载了豉、酒、酢酒（醋）、酱等发酵品入药，列入米食部，说明当时就是以这些发酵食品直接入药的，并未按照药物性质做特殊处理。南北朝梁代陶弘景撰著《本草经集注》时辑入《名医别录》中的药物，陶氏将"豉"归为《名医别录》药物，位列米食部中品。后世主流本草大多沿袭"淡豆豉始载《名医别录》"的观点。

《肘后方》中收载了豉、曲等发酵品入药，并有曲可疗"腹中虚冷，不能饮食，食辄不消，羸瘦"之症的记载，并首次出现了"熬令黄"的炮制方法。出现了以豆豉为主要药物的"葱豉汤"方。

酒、苦酒（醋）则作为比较常用的药物溶剂和炮制辅料，出现频率很高。酒用于医疗，最早见于《黄帝内经》，亦有记载扁鹊用酒作为麻醉剂，使人麻醉后再行手术。用酒制药则见于《神农本草经》，"药性有宜……宜酒渍者"，用酒来炮制刺猬皮。酒的药用始载于《名医别录》，曰："味甘辛、大热。主行药势，杀百邪，恶毒气。通血脉，厚肠胃，散湿气。"

2. 唐代是发酵类中药真正列为入药品种的时期

唐《新修本草》收载的炮制方法中就有"作糵""作曲""作豉"等。

（1）曲：《新修本草》卷十九米部在小麦项下载小麦可以作曲，且小麦曲有止痢、平胃、主小儿痢、消食痔的功效。《药性论》收载为"神曲"，《雷公炮炙论》收载曲的详细炮制方法："凡使，捣作末后，掘地坑，深二尺，用物裹，纳坑中，至一宿，明出，焙干用。"但是，唐代的本草中均未载曲的制备方法，颇为遗憾。但是，从收载曲的著作及作者的生平时间来看，唐《药性论》首次载入神曲作为药名，本书作者甄权生于 540 年，卒于 643 年，而贾思勰《齐民要术》著作时间大约在北魏末年（533～544年），其年代相去不远，因此，推测此时入药的神曲应与制酒的神曲为同一物。

北魏《齐民要术》中载 3 种制备神曲的方法。这时的神曲，为小麦粉进行蒸、炒等处理后，与生小麦粉进行混合后发酵制成，制神曲的主要目的还是酿酒。《齐民要术》记载神曲一斗，酿酒可以耗米三石，相对笨曲一斗，耗米六斗，从发酵能力来说，神曲是笨曲的 5 倍。在其下文中做酢（醋）中还有"秫米神酢"，所以此神字并非曲所独有。

虽然《齐民要术》所载制神曲过程中，有的方法是要立"曲人"和"曲王"、对东南西北中五方神灵祝祷，有一定的迷信因素，但是并非所有神曲组方都需要设"曲神"，"曲神"数量也并非限定六个，且并无"六神"之名，造曲时间基本上是阴历七月，与后代文载六月制曲也不相同，因此，我们认为，《齐民要术》中"神曲"之名除去神化的因素以外，很可能只是形容其发酵能力较强，酿酒效率高，并非有真正的"神"。

制曲时添加药草的起源非常早，甚至可以追溯到河姆渡文化时期，后来人为了改进酒曲的质量，增加酒的香气和促进发酵，以后添加药草品种逐步增加，并在长期的传承过程中逐渐稳定下来。

唐代《四时纂要》中"六月造法曲"出现了苍耳、蓼取汁和曲，蒿草盖曲的基本操作，与现代组方区别在于配料中没有杏仁、赤小豆，用的原料是小麦炒、蒸、生三种混合制曲。这或是明代《天工开物》载神曲"法起于唐时"的来源。

（2）豉：孙思邈《千金食治》以"大豆豉"为药名，进一步归纳其药性为"味苦、甘，寒，涩，无毒"。王焘《外台秘要》载："豉心，谓合豉其中者，熟而且好，不是去皮取心，勿浪用之。"据《药性论》《食疗本草》《本草拾遗》《日华子本草》等文献，归纳了"得醯良""味苦甘"等特点，可以治疗痢疾、盗汗、虚劳，调中发汗，通关节，治中毒药蛊气。

古代的造豉法大都经过复杂的炮制工序，通过"发透"，保证药品质量。在制备工艺方面，本草方书中采用"罯""罯""窨""盦""盦""黴（霉）""鬱（郁）"等方法体现发酵生产的特点。古代食品豆豉的制作方法可分为"咸""淡"两类。《齐民要术》卷八用了古代《食经》的作豉方法，详细记载了"淡"豆豉的制作方法。同时期医家大多不区分"咸""淡"豆豉的药性差异，应用食品豆豉治疗疾病。唐代陈藏器《本草拾遗》言："蒲州豉味咸，作法与诸豉不同，其味烈。陕州有豉汁，经年不败，入药并不如今之豉心，为其无盐故也。"在孟诜《食疗本草》中载："陕府豉汁，甚胜常豉。其法以大豆为黄蒸，每一斗，加盐四升，椒四两，春三日、夏两日、冬五日即成。半熟加生姜五两，既洁净且精也。"这两种药用豉都是咸豆豉。

（3）酒：唐代《新修本草》云："凡作酒醴须曲……诸酒醇醨不同，惟米酒入药用。"提出药用酒为米酒。酒的用法主要有内服和外用两类，内服可做煎药溶媒、丸药的赋形剂，还可炮制药物，外用则可用于和药外敷等，这些用法在《千金方》《外台秘要》等方书中均随处可见。

（4）醋：醋的古字有"酢""醯"，并有"苦酒"的说法。《说文解字》言："醯，酸也。"醋与酒同用"酉"，说明与酒关系密切。由于古代酿造酒的酒精度比较低，遇到空气中的产酸菌，酒精进一步氧化呈酸味而成醋。

醋的起源，根据考证，大约在周代之前。《周礼》云："醯人掌共五齐七菹。"醋在医药中最早的应用记载见于《五十二病方》中："取商牢（陆）渍醯中。"早期生产技术见于《齐民要术》，其基本方法也是先要制备麦曲，然后发酵，入药则被认为自《名医别录》始，其文曰："醋，味酸，温，无毒。主消痈肿，散水气，杀邪毒。"从唐代开始，逐步形成了"米醋用药，陈久者良"的共识。《新修本草》载："醋有数种，此言米醋。若蜜醋、麦醋、曲醋、桃醋、葡萄、大枣等诸杂果醋，及糠糟等醋会意者，亦极酸烈，止可啖之，不可入药用也"。《本草拾遗》曰："药中用之，当取二三年米醋良。"这一时期醋的药用法主要有内服和外用两类，内服可做煎药溶媒、丸药的赋形剂，还可炮制药物，外用则可用于熏蒸、含漱、洗浴、和药外敷等。

（5）酱：现代考古学一般认为，酱创始于周代，最初出现的酱是以兽肉或禽肉制成，统称为"醢"。后来才出现了以植物子实和栽培作物为原料的酱类。酱之入药，首载《神农本草经》，言："味咸，酸，冷利。主除热，止烦满，杀百药，热汤及火毒。"《神农本草经集注》云："酱多以豆作，纯麦者少。今此当是豆者。又有肉酱、鱼酱，皆呼为醢，不入药用。"说明入药的酱为豆酱。酱制备方法参见《齐民要术》，其中豆酱是加麦曲于蒸熟黄豆中进行酿造的，肉酱则是将肉晾干切碎，再拌入曲，发酵而成。榆人酱则是在面酱中加入榆荚仁制成。《新修本草》云："又有榆人（仁）酱，亦辛美，利大小便。芜荑酱大美，杀三虫，虽有少臭，亦辛好也。"后世则很少用酱入药，仅作为食品。

三、发酵类中药的发展时期

宋代至金元，传统发酵技术的发展达到了一个新的高度，不单是曲的种类和制曲方法增加，还出现了一些直接用药物发酵的新品种，如胆南星、百药煎，或借用发酵来保存药效的品种，如酿制附子。

1. 曲

宋代的《北山酒经》记载了很多药用植物加入制曲组方的情况，其中的"玉友曲"中则出现了六神曲中除赤小豆外其他所有配料，与现代组方的区别是原料为米粉，并采用了"旧曲末逐个为衣"的方法，保证发酵程度一致。宋代药曲和酒曲并未完全分开，仅对药用曲提出"六月作者良，陈久者入药"，见于《经史证类备急本草》，其后的《宝庆本草折衷》言："以六月六日取河水和面作坚块，如砖样，纸裹，挂于风劲处，经月可用。或作小团，不裹，或以红印印其上。而今诸处亦以七月七日依此法造之者。"朱丹溪《养阴论》则提供了另一种制药曲的方法："修造神曲之法，以六月六日五更旋取消水和白面做饼如拳大，每饼中放生姜一块如指头大，外用纸裹悬于梁间，待隔年用之。"但追溯后续的医药方书，上述两种药曲的制法并未推广开来，元王好古《医垒元戎》收载的"三奇六神曲法"则在《北山酒经》"法曲"和"玉友曲"的基础上，增加了赤小豆，其方已与现代流传的六神曲组方一致："白虎白面一百斤，青龙青蒿自然汁三升，勾陈苍耳汁二升，螣蛇野蓼子汁四升，玄武杏仁四升，去皮尖，看面干湿用水。朱雀赤小豆三升，煮软，去汤，研。右一处拌匀，稍干为妙，用大盆罨一宿，于伏内上寅日踏极实为度，甲寅、戊寅、庚寅乃三奇也，卧铺如曲法。"

2. 豉

宋代《证类本草》"生大豆"项下，载有《本草图经》大豆"作豉极冷"的论述；"豉"项下，据《药性论》《食疗本草》《本草拾遗》《日华子本草》等文献，归纳了"得醯良""味苦甘"等特点，可治疗痢疾、盗汗、虚劳，调中发汗，通关节，治疗中毒药蛊气。

迨至元代，李东垣《珍珠囊补遗药性赋》使用"淡豆豉"药物名称。曾世荣《活幼心书》下卷"信效方"收录乌豉膏与不惊丹的处方中均使用"淡豆豉"作为药物名称。

3. 酒

宋代酒的酿造多有革新，并出现了专门的制酒著作《北山酒经》《东坡酒经》等。《宝庆本草折衷》中收载了十余种药酒，并提出酒可行药势，成为后世用酒炮制药物的理论基础。寇宗奭《本草衍义》则对药用酒提出质量要求："今入药佐使，专以糯米，用清水白面曲所造者为正。"提出药用酒为米酒。元王好古认为酒性大热，可以"通行一身之表，至极高之分"。元代则出现了蒸馏酒，名为阿剌吉酒，见于《饮膳正要》，明代以后称为烧酒。

4. 醋

宋代的制醋技术也在进步，出现了多种制醋方法，据《事林广记》载，制醋有以曲制醋、以糖稀制醋、以酒糟制醋等方法。对于药用醋，《本草衍义》则载："米醋最酽，入药多用。"宋代以后，醋多作为炮制辅料使用，很少单用入药。

5. 胆南星

胆南星最早见于宋代《圣济总录》，有十余方中记有天南星"牛胆制"，尤其牛黄丸方中记有"捣罗为末，纳牛胆中阴干"、犀角丸方中有"黄牛胆内浸三宿，焙"。《小儿药证直诀》记载胆南星的制法为"腊月酿牛胆中，阴干百日"。《普济本事方》首次记载"羊胆制"。

6. 半夏曲

宋代始有生姜和半夏末制曲法。《太平惠民和剂局方》中记载"半夏洗七次，姜汁捣作曲"或"半夏洗为末，姜汁作曲"又或"半夏汤洗七次为末，生姜汁捣和作曲"；钱乙的《小儿药证直诀》中记载"半夏用生姜三钱同捣成曲，焙干"；《女科百问》中记载"缓息丹……半夏汤洗七次，研成末，姜汁和，候干再为末，啜之，不辣为度"。现代本草考证结果表明，半夏曲源自宋代或以前，并非《韩氏医通》或《本草纲目》。

7. 酿附子

《蜀本草》中载附子"以米粥及糟曲淹之"法与酿法。《附子记》曰："酿法，用醯醅安密室，淹覆弥月乃发，以时暴，凉久干定。方出酿时其大有如拳者，已定，辄不盈握，故及两者极难得。"醯醅为古时的醋。由"酿法"和"乃发"等描述推测，醋酿或糟曲腌是一个发酵的过程，这也可从《本草图经》中的记载得到求证，其云："本只种附子一物，至成熟后有此四物（指乌头、乌喙、附子和天雄），收时仍一处造酿方成。酿法：先于六月内，踏造大、小麦曲……预先用大麦煮成粥，后将上件曲造醋……其醋不用太酸，酸则以水解之……便将所收附子等去根须，于新洁瓮内淹浸七日，每日搅一遍，日足捞出，以弥疏筛摊之，令生白衣。"醋是小麦等粮食的发酵制品，新生品中含有大量曲霉、酵母菌等微生物，附子在新制的醋中浸泡七日，取出摊晾后所生"白衣"应是发酵微生物的菌丝。综上可见，附子的发酵炮制法记载首见于唐末宋初，这与此时酿造业比较发达，且附子种植逐渐规模化有密切关系。但该法由于操作烦琐，后世并未流传下来，到了明清，被更为简便的盐腌法取代。

8. 红曲

红曲的出现很早，红曲最早出现在汉末王粲诗赋"七释"中，有"西旅游梁，御宿素餐，瓜州红曲掺揉相伴，软滑膏润，入口流散"的记载，证明汉代已有红曲并用它做红饭或腐乳了。唐代、宋代都载有红曲酒，宋代《事林广记》详细记载了红曲的制备方法，是现存最早的制红曲方法。红曲入药，见于元代《饮膳正要》，其记载：

"味甘性平，无毒。"

9. 百药煎

百药煎始载于《太平惠民和剂局方》："饮酒齿痛者，以井花水洗漱，或百药煎泡汤冷含咽，或缩砂嚼敷通用。"被用于治疗久咳痰多，咽痛，便血，久痢脱肛，口疮，牙疳，痈肿疮疡。五倍子之为物，大约在秦汉以前已被认识，古人最早用于制革及染色，百药煎亦出自皮工之手，并非医工所创，李时珍云："皮工造为百药煎，以染皂色，大为时用。"当时为了保守秘密，乃隐其名，而用了一个与此无关的名称，李谓："百药煎，隐名也。"

四、发酵类中药传统技术成熟与发扬阶段

明代和清代则是传统发酵技术成熟和发扬的阶段。如明《本草蒙筌》收载六神曲的组方和发酵方法，明《医学入门》收载了五倍子发酵制法，明《本草汇言》中出现了多种发酵炮制的中药饮片，如建曲、半夏曲、红曲、南星曲、沉香曲、采云曲，清代又制出了皂角曲、竹沥曲、麻油曲、牛胆曲、开郁曲、海粉曲、霞天曲等药曲，部分品种流传至今。现在记载于药典和地方炮制规范的仍有十几种。

1. 神曲

明《本草蒙筌》收载六神曲的组方和发酵方法："六月六日造神曲者，谓诸神集会此日故也。所用药料，各肖神名。当此之日造成，才可以名神曲。倘或过此，匪但无灵，抑不得以神名也。其方用白面一百斤，以象白虎；苍耳草自然汁三升，以象勾陈；野蓼自然汁四升，以象螣蛇；青蒿自然汁三升，以象青龙；杏仁去皮尖四升，以象玄武；赤小豆煮软熟，去皮三升，以象朱雀。一如造曲法式，造备晒干，收贮待用。"其他明清本草著作如《本草汇言》《本草备要》《本草乘雅半偈》《本草从新》《本草求真》等多采用该法。明《本草经疏》云："古人用曲，即造酒之曲，其气味甘温，性专消导，行脾胃滞气，散脏腑风冷。神曲乃后人专造，以供药用，加倍于酒曲。"明代《天工开物》载："凡造神曲所以入药，乃医家别于酒母者。法起唐时，其曲不通酿用也。造者专用白面，每百斤入青蒿自然汁、马蓼、苍耳自然汁相和作饼，麻叶或楮叶包罨如造酱黄法。待生黄衣，即晒收之。"可见明代神曲加入药物的制备方法与现存方法已基本一致。

2. 淡豆豉

李时珍《本草纲目》收载桑叶、青蒿发酵炮制淡豆豉的方法，是本草记载的主流。

医书中还有其他发酵炮制方法的记载，比如，徐春甫《古今医统大全》九十七卷"制法备录"中详细记载了淡豆豉的三种不同炮制方法，其中一种方法没有使用中药辅料，其余两种分别使用温性辅料紫苏叶和寒性辅料桑叶。

明代继续存在药性"寒""温"的不同认识。这一时期，医家关注到了食用与药用豆豉的区别，对"咸""淡"豆豉药性的看法主要有三种情况。

（1）传承《本草经集注》内容，不区分"咸""淡"豆豉的药性差异。《本草品汇精要》"豉"项下载有"性寒、泄，气薄味厚阴也"，以及"去心懊忱"（《汤液本草》）等特点。

（2）"咸""淡"豆豉药性有所差异，二者均可入药。李时珍结合历代本草书记载及个人实践经验，认为豆豉性温，"咸""淡"均可入药，可见"有淡豉、咸豉，治病多用淡豉汁及咸者，当随方法"的记载。《本草纲目》"大豆豉"项下收有"淡豉""蒲州豉"两种药物，并且以"豉""豆豉""香豉""豉心""盐豉""淡豉""淡豆豉"为药名，在"附方"下归纳总结了50首应用豆豉治疗47种病证的药方。

（3）只有"淡"豆豉可以入药。《本草蒙筌》"生大豆"项下提出："豆豉……味淡无盐，入药方验。"《本草原始》黑大豆项下的淡豆豉条文："以淡名者，为其无盐，故淡也。"缪希雍认为淡者入药，药性微温，《神农本草经疏》中有"豉，诸豆皆可为之，惟黑豆者入药。有盐、淡二种，惟江右淡者治病"的记载。《炮制大法》对淡豆豉的记载与《神农本草经》类似，认为"淡豆豉，出江西者良"。倪朱谟《本草汇言》辑录了21首应用淡豆豉的药方，载有："诸大豆皆可造豉，以黑大豆者入药良。有咸豉、淡豉两种。入药只宜淡豉。"并且明确记载了淡豆豉"乃宣郁之上剂也"。

清代温病大家吴瑭创设名方"银翘散"，进一步促进了淡豆豉的临床应用。同时期医家存在淡豆豉"寒""温"不同药性的认识。① 药性为寒。《本草述》云："淡豆豉，苦，寒，无毒。思邈曰：苦、甘、寒、涩，得醯良。杲曰：阴中之阴也。"《本草备要》云："淡豆豉，宣，解表，除烦。苦泄肺，寒胜热。"《本草求真》云："升散膈上热邪……气虽寒而质能浮。"《本经疏证》淡豆豉项下的药性亦为寒性。② 温而非寒。《本草述钩元》记载："味苦甘而涩，气微温。"《本草思辨录》反驳"豆豉性寒，主烦躁"的观点："窃谓仲圣用作吐剂，亦取与栀子一温一寒，一升一降，当以性温而升为是。……淡豉温而非寒，亦不治躁，确然可信。"

对淡豆豉药性认识的差异，与不同的炮制方法相关，再加上各地复杂的临床应用情况，由此产生了药性寒温的争议，两种不同的淡豆豉制备方法都流传到了现代。

3. 红曲

明代对红曲制备方法叙述较为详尽，如《本草纲目》记载："白粳米一石五斗，水淘浸一宿，作饭，分作十五处，入曲母三斤，搓揉令均，并作一处，以帛密覆；热即去帛摊开，觉温即堆起，又密覆；次日日中又做三堆，过一时分作五堆，又过一时分作十五堆，稍温又作一堆，如此数次；第三日，用大桶盛新汲水，以竹箩盛曲作五六份，蘸湿完又作一堆，如前法作一次；第四日，如前又蘸；若曲半沉半浮，再依前法作一次，又蘸；若尽浮则成矣，取出日干收之。"明代《天工开物·下卷》有更详细的记载："凡造法用籼稻米，不拘早晚。春杵极其精细，水浸一七日，其气臭恶不可闻，则取入长流河水漂净。漂后恶臭犹不可解，入甑蒸饭，则转成香气，其香芬甚……熟后，数石共积一堆拌信。……过矾水一次，然后分散入篾盘，登架乘风。……其初时雪白色，经一二日成至黑色，黑转褐，褐转赭，赭转红，红极复转微黄。目击风中变幻，名曰生黄曲，则其价与人物之力皆倍于凡曲也。凡黑色转褐，褐转红，皆过水一度。红则不复入水。"后世记载基本参照上述两书，其制备方法也基本固定。

4. 胆南星

《本草纲目》《幼幼集成》对胆南星的叙述更为详尽："用生南星半斤，研极细末，盛于碗内，取牛胆一枚，倾出胆汁于碗内，将南星末和匀，仍复装入胆皮之内，悬有风无日之处，俟其阴干。有胆之时，将前胆剖破，取出南星研末，仍以胆汁和匀，装入悬之，能装过九胆，诚为至宝。"

5. 百药煎

百药煎酿造工艺始载于明代陈嘉谟《本草蒙筌》："五倍子造成，新五倍子十斤，春捣烂细，瓷缸盛，稻草盖合七昼夜，取出复捣，加桔梗、甘草末各二两，又合一七，仍捣仍合，务过七次，捏成饼锭，晒干任用。如无新鲜，用干倍子水渍为之。"其后李梴《医学入门》记载："五倍子十斤，乌梅、白矾各一斤，酒曲四两。将红水蓼三斤，煎水去渣，入乌梅煎，不可多水，要得其所，却入五倍子粗末并矾、曲和匀，如作酒曲样，入瓷器内，遮不见风，候生白，取出晒干听用。"配方中首次加入乌梅、白矾，并以酒曲作为发酵菌种来源。至李时珍《本草纲目》详细记载了明代以前百药煎的制备方法，其中有"用五倍子为粗末，每一斤，以真茶一两煎浓汁，入酵糟四两，擂烂拌和，器盛置糠缸中，待发起如发面状即成矣，捏做饼丸，晒干用"；有"嘉谟曰：入药者，五倍子（鲜者）十斤春细，用瓷缸盛，稻草盖，入桔梗、甘草末各二两，又合一七。仍捣仍干者水渍为之"；"又方：五倍子一斤，生糯米一两（滚水浸过），细茶一两，上共研末，入罐内封固，六月要一七，取开配合用"；还有"又方：五倍子一斤（研末），酒曲半斤，细茶一把（研末）。上用小蓼汁调匀，入钵中按紧，上以长稻草封固。另用箩一个，多着稻草，将药钵坐草中，上以稻草盖，置净处。过一七后，看药上长起长霜，药则已成矣。或捏作丸，或作饼，晒干才可收用"。《本草纲目》中记载的百药煎炮制方法，涵盖了嘉谟之法，并最早以细茶、糯米加入配方，以酒糟为发酵菌种来源。罗周彦《医宗粹言》记载的方法："用文蛤不拘多少为末，每一斤用糯米粉三合和匀，用温水拌的，所捻做饼子，以黄荆叶盖之三日，退去晾一日，复盖干收之，止嗽生津，气功速甚，造时要六月为妙。"首次提及"用温水拌"，对发酵环境提出要求。清代张璐《本经逢原》记载："每五倍末一斤，入桔梗、甘草、真茶各一两，为末，入酵糟二两拌合，置糠中窨，待起如发面状，即成，做饼晒干。"配方中有桔梗、甘草、真茶、酵糟，是时珍之法和陈嘉谟之法的组合。陶承熹《惠直堂经验方》中造百药煎法："五倍子不拘多少，敲如豆饭大，以白酒拌匀，置暖处发过。尝无涩味为度，如涩再拌再发。"首次提出来将五倍子破碎后，用白酒发酵。之后清代《本草汇》《本草便读》《本草从新》《修事指南》等多本著作中记载百药煎制备方法，以沿用李时珍《本草纲目》中记载的方法较多。

6. 半夏曲

至明朝，半夏曲不再由半夏末和生姜制曲，而是依据疾病的需求进行化裁，配伍不同的药物造曲，如韩懋的《韩氏医通》卷下中记载："痰分之病，半夏为主。……然必造而为曲，以生姜自然汁、生白矾汤等分共和造曲，楮叶包裹，风干，然后入药。风痰，以猪牙皂角煮汁去渣，炼膏如饧，入姜汁。火痰……以竹沥或荆沥入姜汁。湿痰……以老姜煎浓汤，加煅白矾三分之一……予又以霞天膏加白芥子三分之二，姜汁、矾汤、竹沥造曲，治痰积沉痼者，自能使腐败，随大小便出，或散而为疮，此半夏曲之妙也。"陈嘉谟的《本草蒙筌》卷三中记载："半夏生嚼戟喉……若研末掺少许枯矾，拌姜汁捏作小饼，风际阴干，此又名半夏曲也。"李时珍的《本草纲目》第十七卷中记载："今治半夏，惟洗去皮垢，以汤泡浸七日……或研末以姜汁、白矾汤和作饼……待生黄衣，日干用，谓之半夏曲。"稻宣义的《炮炙全书》卷二中记载造半夏曲法："以半夏洗净，研细，以姜汁矾汤和作饼，楮叶包裹，去叶，晒干用"。陈士铎的《本草新编》卷三中记载："半夏……研末，每一两，用入枯矾二钱，姜汁一合，捏饼，又名半夏曲也。"此外，在《本草蒙筌》《本草从新》《本草求真》《本草新编》等明清本草著作中，基本沿袭了《韩氏医通》和《本草纲目》中的炮制方法。

7. 其他药曲

明《本草汇言》中出现了多种发酵炮制的中药饮片，如建曲、半夏曲、红曲、南星曲、沉香曲、采云曲，清代又制出了皂角曲、竹沥曲、麻油曲、牛胆曲、开郁曲、海粉曲、霞天曲等药曲，此处列举部分药曲制备方法：

（1）建曲：本品为面粉、麸皮与藿香、青蒿等中药混合后，经发酵而成的曲剂。性味辛、甘，温。归脾、胃经。具有消食化积、发散风寒、健脾和胃的功能。用于感冒头痛、宿食积滞、胸腹胀满、脾虚泄泻。与其同类的还有漳州神曲、三余神曲、广东神曲、老范志万应神曲等，主要是在加入的药材种类和数量上有区别。

（2）沉香曲：为沉香等多种药末和以神曲糊制成的曲剂。《饮片新参》称沉香曲有"理脾胃气，止痛泻，消胀满"的功用。处方：神曲、沉香、广木香各二两，广藿香、檀香、降香、羌活各三两，葛根、前胡、桔梗、枳壳、槟榔、炒谷芽、炒麦芽、白芷、青皮、广皮、防风各四两，柴胡、川朴、广郁金、白豆蔻、春砂仁各一两，生甘草一两五钱，乌药十两。

（3）采云曲：是以六神曲为基础，再加桔梗、白术、紫苏、陈皮等二十多种药品加工制成的，性味作用与建曲相似，对于夏秋暑热伤中引起的食滞消化不良作用较好。处方：白术（炒）、薄荷、六神曲（焦）、枳壳（炒）、麦芽（炒）、厚朴（制）、山楂（焦）、广藿香、紫苏、肉桂、青皮、羌活、桔梗、木香、白芷、片姜黄、槟榔、甘草、陈皮、草果（炒）、檀香、半夏（制）、茯苓、干姜、苍术（炒）、白矾、白芍（炒）。

（4）霞天曲：同样是六神曲的应用创新，用"霞天膏"（以黄牛肉等配料煎汁熬膏）和半夏、白术等加工制成，因而得名。能健脾胃，消痰饮。对于脾胃虚弱、消化不良引起的湿痰过多和体肥痰多而大便易溏者最为适宜。"治沉疴痼痰，功效最烈"。

8. 白酒

即酒精浓度较高的蒸馏酒，因其"得火即燃"，又名火酒。自明《本草纲目》列入药用，认为"辛，甘，大热，有大毒"，过度饮用则"败胃伤胆，丧心损寿"。虽具药效，后世少用。

9. 药酒

明清本草书籍中记载了多种药酒。《本草品汇精要》载："牛膝、虎骨、仙灵脾、通草、大豆、牛蒡、枸杞等皆可酿浸作酒。"《本草纲目》中收载了四十余种药酒，除前文所说药物，还有茯苓、菊花、黄精、百部、仙茅、枳壳、砂仁等药物制酒，虎骨、龟肉、鹿茸等动物药制酒，白石英、磁石等矿物药制酒等。

五、发酵类中药的现代发展状况

20世纪初至今，发酵类中药中如六神曲、胆南星、青黛、红曲等仍然是中医用药的常用品种，其传统制备方法和功能主治也在《中国制药学》《饮片新参》《中药炮制经验集成》等中医药著作中被传承和保存下来，各地方炮制规范中也收载了部分发酵中药饮片。但是同一品种的组方和工艺各地各法，基本依赖自然发酵的状况未从根本上改变，生产工艺规范化程度较低，不同制备方法培养出的微生物种类各不相同，质量控制主要靠感官和经验，缺乏与药效相关的质量和工艺控制指标，这些问题长期困扰发酵类中药生产企业，制约了发酵类中药的临床使用，为其临床效果带来不确定性和安全性隐患，因此，对于发酵类中药的深入研究迫在眉睫。

发酵类中药的研究，在近二十多年里逐渐发展，目前已有望成为新兴的交叉学科。因其不但涉及原有基础学科中医药学，还与微生物学、微生物工程学、发酵工程学、有机化学、中药分析化学、制剂学、药理学、毒理学等多个新兴学科进行交叉，从而产生和衍生出不少新的研究成果。这些成果来自中药发酵炮制的原理、菌种、生产工艺、生产设备、质量控制、制剂等各个方向进行的深度研究，中药发酵技术研究对于阐明中药发酵炮制的原理和内涵，推动发酵中药质量的飞跃性进步，具有深刻意义。

第二节　中药发酵现代研究进展

一、概述

中药发酵是借助于酶和微生物的作用，在一定的环境条件下（如温度、湿度、空气、水分等），使药物通过发酵过程，改变其原有性能，增强或产生新的功效，扩大用药范围，以适应临床用药的需要。

在中药发展史上，中药发酵具有光辉的历程。明代李梴的《医学入门》（1575年）中载有从中药五倍子中，用发酵法得到没食子酸的具体方法和过程："五倍子粗粉，并矾、曲和匀，如作酒曲样，入瓷器内遮不见风，候生白取出。"这里的"生白"，就是指没食子酸的生成，是世界科学技术发展史上最早制得的有机酸，比瑞典药学家舍勒氏制备没食子酸（1786 年）早了 200 多年。

中药六神曲、建神曲、半夏曲、红曲、淡豆豉、沉香曲、采云曲等都是通过发酵而制成的药物。传统的中药发酵，大多是利用天然的细菌、霉菌等菌种发酵，是在较温和的条件下进行的生物转化，能最大限度地保护中药中活性成分免遭破坏，在提高药效、产生新的功效等方面发挥了不可替代的作用。但传统的发酵方法也存在菌种不纯、菌种未知等缺点，同时也难以根据需要，有针对性地将各种微生物组合接种在一起，从而限制了微生物或酶的作用。另外，发酵过程中也可能会落入有害菌，所以微生物在药物发酵过程中的潜在效能未能得到最大限度地发挥。

随着现代科学技术的发展，发酵法在中药领域的应用范围越来越广泛。现代中药的发酵中，逐渐开始利用现代研究成果，定向改变药物的性能，或根据药物之间的特性有目的地进行组合，利用单一菌种，或用混合菌种定向发酵。实验研究结果表明，中药发酵具有多方面的优势，如生成新的活性成分、提高中药药效、产生新药效、节省药材资源等。

利用发酵法炮制中药，具有多方面的优点：

1. 提高中药药效

中药经发酵后，所含化学成分的分子量变小，因而有利于人体吸收，可提高治疗效果。药物进入人体后，一些不能直接被利用的药效成分，通过发酵降解成小分子活性物质而被直接利用，同时除去大分子杂质。由于小分子活性物质更易于通过血脑屏障而与人体细胞蛋白结合，因而具有比大分子物质更高的活性。例如，发酵薯蓣后提取薯蓣皂苷，可通过微生物去除薯蓣中的淀粉，提高提取效率。如中药五倍子，采用含有根霉菌和 L- 赖氨酸等物质的酵曲进行发酵，有效地克服了鞣酸在肠道内与食物中的蛋白质结合成鞣酸蛋白的缺点，因此，显著提高了五倍子的收敛作用。

2. 产生新药效

中药发酵过程，由于微生物、酶的转化，产生新的活性物质，从而产生新的药效。优选的人体有益菌种本身也具有补充或增强原有药物作用的功能，与药物混合发酵后产生新的保健、预防和治疗功能。

3. 节省药材资源

研究表明，利用微生物转化技术对中药进行药用菌"双向发酵"与药渣再开发，能充分有效地吸收利用大部分营养物质，并能很好地解决废弃物的难题。药渣也可以作为药性基质，既可节省药材资源，又有利于资源的保护。

4. 保护中药活性成分免遭破坏

中药发酵是在相对温和的条件下进行的生物转化，尤其是对热敏性的挥发油、维生素等活性成分更能有效地加以保护。可以说中药发酵在中药加工工艺上是一个创举，有望解决中药传统工艺中，活性成分难于最大限度提取的难题。

5. 为中药活性成分结构修饰提供新途径

利用微生物生长代谢过程中产生的酶对特定底物进行结构修饰的化学反应，具有区域和立体选择性强、反应条件温和、操作简单、成本较低、公害少等优点。因此，利用发酵方法进行中药活性成分的生物转化和结构修饰，可以为结构复杂的中药活性成分的获得和生产提供新的途径。例如，利用微生物转化技术在吗啡类似物蒂巴因的14位碳原子上成功地定向引入了羟基，使其镇痛活性提高了100倍以上。

6. 为实现中药现代化提供有益的思路和途径

现代中药发酵技术可以采用确定菌种，定向发酵，因而可实现中药生产工艺可控，能确保所得产物的产品质量，而且制剂方便，有利于提高我国中药现代化的水平。利用微生物发酵转化技术来研究、生产中药具有较高的技术水平，便于与国际标准接轨。

总之，利用现代生物技术发酵中药，将对扩大中药治疗范围、改进剂型、创制新药方面提供新的技术手段，为中药吸收现代科技成果提供新途径，在中药现代化发展方面具有广阔的前景。

二、中药发酵过程的药效物质转化研究进展

中药发酵技术是通过微生物作用来充分发挥中药原本的药性作用。微生物发酵过程引起中药成分的变化，必然导致其活性的改变，发酵对中药活性成分的影响，其途径可以概括为四个方面：①中药发酵过程中，微生物的生长产生生物活性物质，主要包括各种酶、抗生素等。这些酶类对中药成分的分解、合成、氧化、还原等转化具有催化作用，如六神曲、半夏曲等曲类中药，经发酵后酶活力大大提高；淡豆豉经过发酵后，其苷类成分发生了变化，转化为游离的苷元，具有更强的生理活性。②细菌、霉菌等微生物的次生代谢过程中，产生一系列活性成分。③中药所含的某些成分，在发酵过程中改变微生物的代谢途径，形成新的活性成分或改变各成分的相互比例。④微生物的代谢，将中药中的有效成分转化成新的化合物。微生物的次生代谢产物和中药中的某些成分发生反应，也可能产生新的活性成分。

中药发酵过程，能完成一些化学合成难以进行的反应，主要涉及水解、水合、脱氢、脱水、氢化、羟基化、环氧化、芳构化、酯基转移、酯化、胺化、异构化等化学反应。

纵观近年来中药发酵研究现状，有较多活性成分可以被微生物修饰转化，包括皂苷、黄酮、木质素、香豆素、苯丙素、低萜、生物碱等，其中，以黄酮和木质素类生物转化的研究较多。如 Negishi 等从 5 种红曲霉属菌种中得到 Monacolin K、Monacolin J、Monacolin L、Monacolin X 以及 Monacolin M 等降血脂成分。其中 Monacolin K 是强效降血脂成分，其类似物是特异性的 HMG- CoA 还原酶抑制剂，对血清胆固醇降低作用显著，并有降低甘油三酯及低密度脂蛋白的作用。

从经发酵的红曲中得到的主要抗菌活性成分梦那玉红（Monascopubrin）和潘红胺（Rubropunctamine）两种色素，对芽孢杆菌属、链球菌属、假单胞菌属有抑菌活性。红曲所含主要抗氧化成分为 Dimerumicacid，其与 Fe^{3+} 有高度的亲和力，而具有抗氧化作用，具有较好的清除 DPPH 自由基的能力。

研究证明，灰树花发酵液及胞内多糖纯化物也具有降血脂作用。利用能产生 β- 葡萄糖苷酶的一株根霉菌种与虎杖共发酵，结果虎杖苷转化为白藜芦醇，结合蒽醌转化为游离蒽醌。

研究发现，利用夏枯草芽孢杆菌 S2-13 发酵炮制的红花，一些有效成分可能经 S2-13 生物转化，从而明显提高红花的抗氧化功效。通过发酵炮制中药红花，使其酚羟基的数目大大提高，进一步提高红花的抗氧化活性。

从中药淡豆豉发酵品中筛选得到纯种菌株，进行纯菌种发酵，并以 HPLC 法研究单一菌种发酵对淡豆豉主要有效成分的影响，研究结果表明，纯种发酵淡豆豉中大豆黄素和染料木素的含量均高于自然发酵品中的含量。

大豆中含有多酚类混合物大豆异黄酮，能发挥雌激素作用。大豆发酵成中药淡豆豉，其 5，7，4′- 三羟基异黄酮 -7- 葡萄糖苷（染料木苷）和 7，4′- 二羟基异黄酮 -7- 葡萄糖苷（大豆苷）等苷类成分转化为游离的苷元，生理活性更强。测定结果显示，淡豆豉中染料木素含量比原料大豆高 48.3%，大豆黄素含量比原料大豆高 94%。

研究表明，利用单一菌种发酵淡豆豉成本低，对黑豆的营养成分破坏较小，还能降解黑豆中存在的一些抗营养因子，提高黑豆的营养价值。与米曲霉相比，黑曲霉发酵淡豆豉不产生真菌毒素，有更加丰富的酶系。对黑豆、自然发酵淡豆豉、黑曲霉发酵淡豆豉、米曲霉发酵淡豆豉酶活力测定结果为：黑豆中的蛋白酶活力为 190.7 U/g，自然发酵淡豆豉的酶活力为 309.4 U/g，米曲霉发酵淡豆豉的酶活力为 474.9 U/g，黑曲霉发酵淡豆豉的酶活力为 500.0 U/g。

另有研究报道，提取黄连等中药中的小檗碱之前，将药材经纤维素酶进行酶解后，可以提高小檗碱的收率。

利用酵母菌联合纤维素酶发酵杜仲叶，其提取物对 α- 葡萄糖苷酶抑制率的 IC50 值较未发酵杜仲叶粗提物提高 8 倍左右，发挥抑制作用的主要成分为黄酮、木质素绿原酸、多酚和多糖。

以中药人参的微生物发酵阐述微生物发酵对中药有效成分含量转化的研究较多。中药微生物发酵对皂苷成分的影响主要为选择性的糖苷水解，得到生物活性优良的低分子量皂苷或苷元。

乳杆菌是引起人参皂苷变化的主要菌种之一。短乳杆菌（Lactobacillus brevis M3）发酵人参能够使人参皂苷 C-K 含量增加 6 倍。植物乳杆菌（Lactobacillus plantarum M1）发酵人参粉，经过发酵后，总糖（total sugar）质量分数从 8.55 mg/g 减少至 4.0 mg/g，而总皂苷质量分数增加到 176.8mg/g，人参皂苷质量分数从 38.0 mg/g 增加至 83.4 mg/g。

红参浸膏经细脚拟青霉（Paecilomyces tenuipes）发酵，可将人参二醇型皂苷转化为人参皂苷 F_2、Rg_3、Rg_5、Rk_1、Rh_2 和 C-K；简青霉（Penicillium simplicissimum GS33）发酵红参，可将人参皂苷 Rb_1、Rc 和 Rd 为 Rg_3 和 C-K，Rb_2 转化为人参皂苷 F_2，人参皂苷 Rg_1 转化为 Rh_1 和 F_1。

除了人参皂苷，其他中药所含苷类，如芦荟苷、苦杏仁苷、黄芪甲苷、白头翁皂苷、洋地黄毒苷等的微生物发酵转化研究也有报道。

黑曲霉是中药发酵常用菌种。中药虎杖（Polygoni Cuspidati Rhizoma et Radix）经黑曲霉（A. niger AN-2436）发酵，可以将虎杖苷转化为白藜芦醇，转化率可达 95%。采用黑曲霉与酵母共同发酵转化率可达 96.7%。黄芩（Scutellariae Radix）经黑曲霉（Aspergillus niger HQ-10）发酵可以将黄芩苷转化为黄芩素，转化率可达到 92%。同属霉菌米曲霉（Aspergillus oryzae CICC 2436）也被报道发酵虎杖可以将虎杖苷转化为白藜芦醇，24h 发酵的转化率接近 100%。采用 40 株菌发酵虎杖提取液，筛选得到一株根霉菌（Rhizopus sp. T-34），直接利用提取液中的碳源和氮源作为生长所需营养物质将虎杖苷转化为白藜芦醇，其转化率达 98%。

采用不同植物真菌发酵小百部（Asparagus filicinus），从中筛选得到尖刀镰孢菌（Fusarium oxysporum），此菌发酵可以将小百部中 20- 羟基蜕皮酮全部转化为红苋甾酮

（rubrosterone）。

研究表明，胆南星发酵后猪胆酸、猪去氧胆酸和鹅去氧胆酸含量增加，可作为胆南星发酵程度及胆汁加入量的判定指标。

三、中药发酵对药理、药效作用的影响

通过发酵来降低中药毒性、增强疗效、产生新的药理药效是研究的重要内容。如微生物发酵人参过程中引起了大量的活性及药理、药效变化，包括抗氧化、抗炎、抗癌、细胞免疫活性等。目前，将发酵技术应用于中药的研究越来越多，借助微生物或酶的性质，可以实现一些复杂的生物转化，如分解有毒成分来降低毒性作用，对某些中药化学成分的结构进行修饰以得到更有活性的成分。

（一）中药发酵的增效作用

1. 药理方面的研究

研究报道，六味地黄发酵液连续给药两周，可显著抑制小鼠肝癌 H22 的生长，抑瘤率为 30%，而等剂量的六味地黄煎剂无明显的抑瘤作用，表明抑瘤作用与发酵有关。

六味地黄发酵液在免疫调节方面的功效明显优于六味地黄煎剂（未发酵）。具体表现为，六味地黄发酵液给小鼠灌胃给药 300 mg/ kg，连续给药两周后，六味地黄发酵液较六味地黄煎剂对迟发变态反应明显增强，半数溶血值明显升高。

以高脂血症鹌鹑模型比较研究了红曲 H–18 和 H–40 的调节血脂作用，结果表明，红曲 H–18 和 H–40 均具有降低高脂血症鹌鹑血清总胆固醇、甘油三酯、低密度脂蛋白胆固醇的作用，而红曲 H–18 比红曲 H–40 具有更强的降血脂活性。

实验结果显示，红曲各剂量组与洛伐他汀组比较抗炎作用相似。由于洛伐他汀为内酯式 Monacolin K，在体内水解为酸式结构后才能发挥其药效。由于该过程需要消耗体内的羟基酯酶，长期使用会增加肝、肾的负担。红曲中的 Monacolin K 多为酸式，无须水解即可在体内可以直接发挥作用。

采用稻瘟霉分生孢子法初筛，四唑盐（MTT）比色法研究中药淡豆豉，结果显示，中药淡豆豉醇提物（SAE）可显著抑制人肝癌细胞 SMMC–7721 和人肝细胞 QSG–7701 生长，并且具有一定的时间、剂量依赖关系，其作用强于原料黑豆醇提物（HAE）。经发酵后产生的中药淡豆豉可显著提高卵巢切除大鼠的骨密度及血清钙（Ca）、磷（P）

浓度，降低血清总碱性磷酸酶的活性，其作用与剂量有关，提示淡豆豉具有改善绝经后骨质疏松作用。利用豆豉提取豆豉溶栓粗酶，在不同温度、酸碱度、金属离子强度及各种不同的化学物质中，测定其溶栓能力的大小，观察加入各种类型的抑制剂的影响，这种研究也有报道。采用蛹虫草发酵处理鹿角可以刺激细胞增殖和碱性磷酸酶产生，增加成骨活性。

中药经发酵后，能影响提高药效成分的生物利用度。有研究利用微生物发酵过程中产生的酶系，建立含苷类中药体外转化模型，将苷类物质转化为相应的苷元，有效提高了活性成分的生物利用度。

国外对于中药发酵的研究也有报道。如日本的纳豆，用 Bacillus 菌种发酵大豆，能增加维生素 K 含量，Bacillus subtilis 菌环能在一定程度上消除小肠内致病菌，其提取物具有明显的抗癌活性和降压作用。

近年来，通过微生物发酵中药，特别是药食两用中药，提高抗氧化活性的报道越来越多。例如：采用燕麦镰孢（Fusarium avenaceum）和尖刀镰孢（Fusarium oxysporum）发酵白及（Bletilla striata），可使其中的联苄化合物降解和糖苷水解，能提高抗氧化活性和抗菌活性。采用玉米小斑病菌（Helminthosporium maydis）发酵，可促使小白及（Bletilla formosana）的抗氧化活性显著提高。

酿酒酵母（Saccharomyces cerevisiae GIM 2.139）和赤红曲霉（Monascusanka GIM 3.592）共同发酵番石榴（Psidium guajava）后，其总酚和槲皮素含量显著提高，抗氧化活性显著提高。采用多种真菌发酵丹参（Salvia miltiorrhizae），筛选得到地丝霉（Geomyces luteus），其发酵可以富集丹酚酸 B 的含量，提高丹参的抗氧化活性。

中药经发酵后能提高抗菌作用或产生抗生素。由于"超级细菌"的出现，中药抗菌作用更受关注。如利用枯草芽孢杆菌发酵中药，并进行抗菌活性的比较。由于枯草芽孢杆菌与中药发生相互作用，使中药成分发生变化而引起抗菌活性的变化，如射干、杏仁等中药的发酵产物抗菌活性明显增强。雷公藤经固态生物发酵转化后的甲醇总提物抗炎作用比未转化者强。

多种中药经微生物发酵后可显著提高其免疫活性。例如：植物乳杆菌 M-2（Lactobacillus plantarum M-2）发酵可以显著提高红参免疫活性。采用毛头鬼伞菌（Coprinus comatus）以固体发酵形式发酵苦参（Sophora flavescens）可以有效增加苦参的抗炎活性。产朊假丝酵母（Candia utilis YM-1）发酵褐藻（Eisenia bicyclis）后，褐藻的乙酸乙酯部位对耐甲氧西林金黄色葡萄球菌具有显著抗菌作用。钱静亚等将鸡腿菇与桑叶联合发酵后，发酵基质中黄酮、多酚和 4，5 - 二羟基，2 - 甲氧基 - 苯甲醛含量升高。其提取液能降低糖尿病小鼠血清中果糖胺、甘油三酯及丙二醛水平，增加超氧化物歧化酶的活性。

2. 药效方面的研究

发酵过程中，微生物能分解、转化中药中的糖类、蛋白质及纤维等，同时，对中药细胞起到破壁作用，促进有效成分溶出；中药中所含成分与微生物的生长、代谢存在相互作用，生成新的化学成分或改变各成分的相互比例；微生物的次生代谢产物和中药所含成分发生协同作用，从而达到改变药性、提高药效或产生新的疗效。

中药经发酵后，分子量相对较小，在人体中吸收较快、较完全。通过发酵可以将某些有效活性组分降解成小分子活性物质而被直接利用，提高药效。例如，2mg 芥子裂变物的药效相当于未提取的芥子 50g 的药效。用麻黄、莱菔子、金银花、连翘等中药发酵灵芝菌，有明显促进灵芝菌生物量增加的作用，而且灵芝发酵液的祛痰、止咳作用高于其与中药混合发酵前。临床报道，把半夏或用药汁浸或加其他药物制成曲，可使半夏针对痰邪的不同性质更好地发挥其祛痰功效，包括生姜曲、皂角曲、竹沥曲、矾曲、海粉曲、麻油曲、牛胆曲、硝黄曲、开郁曲、霞天曲等的不同应用。大豆经发酵成淡豆豉，即可用于治疗感冒、寒热头痛、烦躁、失眠等，同时具有降血脂、抗氧化、抗癌及类雌激素等生理功能，用于治疗心血管疾病、糖尿病、骨质疏松、乳腺癌及女性更年期综合征等。对中药复方玉屏风散煎剂进行发酵，结果玉屏风散发酵液可使小鼠的免疫功能增强，疗效强于玉屏风散煎剂。临床药理研究证实，中药复方的发酵制剂三株赋新康口服液的 S180 抑瘤率达 60% 以上，远远高于不发酵前（抑瘤率为31%）。药效学证实中药发酵能显著提高疗效，发挥抗癌药提高癌症患者免疫力和对化疗的增效减毒功效。

中药经发酵可提高有效成分的吸收和利用。中草药成分如番泻苷、芦荟苷可借助肠道细菌转化为致泻有效成分番泻苷元和芦荟大黄素，从而起到治疗作用。大豆异黄酮主要以 9 种异黄酮糖苷和 3 种相应的配糖体组成，经肠道微生物作用，部分糖苷脱离释放出游离式的二羟基异黄酮（大豆苷元）和三羟基异黄酮（染料木素），这两种异黄酮更易于被机体有效吸收和利用。将发酵与未发酵的两种五倍子配伍于结肠安胶囊中作主要药物对比观察治疗溃疡性结肠炎，结果发酵组的治愈率显著高于未发酵组。

研究表明，中药所含成分能诱导微生物次生代谢产物而改变药效。中药所含各种化学成分，有些可能是诱导物，有些可能作为前体化合物影响微生物代谢，从而改变其代谢产物或者生物活性，有些中药成分甚至可能激活微生物的一些"沉默基因"使之表达而改变微生物代谢。如在 PDB 培养基中加入姜黄（turmeric）后培养丛毛红曲霉（Monascus pilosus），其抗氧化活性、抗炎活性、总姜黄素含量和总酚含量显著增加。在猫须草（Orthosiphon stamineus）内生菌拟茎点霉中添加猫须草提取物，可以提高其代谢产物抗白色念珠菌活性。另一方面，中药对特定微生物（如人体内生菌）的作用研究可以模拟动物体内中药成分的代谢和微生物代谢，从另一个角度探讨中药作用机制。

应该指出，并非所有药材发酵都能增加疗效，筛选针对某一活性功能的发酵的药材是中药发酵研究的重要内容。

（二）中药发酵对中药毒性、副作用的影响

微生物发酵过程有可能将中药中的毒性物质成分进行分解，从而降低毒副作用，或使原来不易消化吸收的物质，经微生物的分解作用而变得易于吸收。如中药五倍子发酵后，可以降低或消除部分患者服用后产生的食欲不振的副反应；利用灵芝对大豆进行深层发酵可以较完全地去除引起食后胀气的低聚糖；苦参灵芝发酵液，具有抗 HBV 的作用，其中苦参经过发酵后毒性降低。大黄泻下成分主要是结合型蒽醌苷类，在临床应用中，常用不同的炮制方法，使结合性蒽醌分解而缓和泻下作用和其他副作用。研究采用酵母菌发酵大黄，结果结合型蒽醌含量降低，分离型蒽醌含量增加，降低了副作用。对雷公藤固态发酵后的分段提取物进行毒性比较，其中，曲霉菌转化产物毒性降低较为明显，而根霉菌、酵母与毛霉菌混合发酵产物，其毒性对不同的指标表现不一。雷公藤所含有的二萜类化合物，尤其是雷公藤甲素及雷公藤内酯，既是其活性成分，也是其主要的毒性成分。研究结果表明，发酵产物的三氯甲烷萃取物中没有分离到雷公藤甲素及雷公藤内酯，而是得到了另一种类型的二萜化合物（8,12-dienabieta-ll，14-dione-19-acid），该成分具有对醌结构，与已知的毒性二萜相比结构上有明显的差异，表明发酵对雷公藤中复杂的有机物质的分解和转化，从而引起雷公藤的活性与毒性发生变化，实现减毒、持效，更加适于临床应用。

对于毒性中药，发酵可以在一定程度上，起到减毒增效的作用。例如：生乌头中含有剧毒的乌头碱，经炮制后可将乌头碱转化为低毒的次乌头碱和原乌头碱，实现乌头减毒炮制。有研究者采用药用真菌对乌头进行发酵处理，可以降低剧毒成分乌头碱、中乌头碱以及次乌头碱的含量。从 60 份土壤菌中筛选得到一株细菌 SIPI-18-5，可以

将乌头碱转化为单酯型或者毒性更小的化合物。用6种真菌（裂褶菌、鸡油菌、竹黄、单色云芝、白僵菌和蝉花）对马钱子进行发酵后，毒性比发酵前明显降低，且保持了原有马钱子的抗炎和镇痛活性。

四、中药发酵方法与技术研究状况

（一）中药发酵菌种研究

菌种的选育及分离筛选是中药发酵品生产的基础和关键。为获得优良菌种，一方面在自然界中分离筛选优良的工程菌，另一方面综合利用物理化学诱变技术、原生质体融合技术或基因重组工程技术进行选育。

近年来，研究人员不断研究和选育不同的菌种，对传统中药发酵品进行纯菌发酵研究。如利用黑曲霉菌、米曲霉、毛霉、芽孢杆菌、乳酸菌、杆状细菌等对淡豆豉进行发酵研究；采用枯草芽孢杆菌、伞枝犁头霉、曲霉等发酵六神曲；采用筛选、紫外-氯化锂复合诱变等方法，得到多种 Monacolin K 高产红曲霉菌株发酵红曲等。以玉米为底物，采用竹黄菌 Shiraia sp. SUPER-H168 进行固体发酵，能够大量产生竹红菌素 A。Negishi 等对红曲霉属菌株进行筛选，从 M.ruber、M.purpureus、M.pilosus、M.vitreus 和 M.pubigerus 5 种红曲霉属菌种中得到强效降血脂成分 Monacolin K 等一系列降血脂成分。对蟾酥所含成分的发酵转化研究，筛选出了链格孢 A.alternata 霉菌，其能对华蟾毒精进行微生物转化，刺囊毛霉能对蟾毒灵进行微生物转化，均生成了 12β-羟基化产物。对炮天雄传统炮制过程中样品进行微生物的分离及菌种初步分类鉴定，结果共分离获得细菌 14 株、酵母菌 11 株、丝状真菌 2 株。14 种细菌分别为克雷伯菌属菌、肠杆菌属菌、节杆菌属、蜡样芽孢杆菌、短小芽孢杆菌、赖氨酸芽孢杆菌、伯格菌属、短黄杆菌、棒状杆菌属、嗜盐球菌、巨大芽孢杆菌、植物乳杆菌、乳酸乳球菌、食窦魏斯式菌；11 种酵母菌分别为浅白色隐球酵母菌、胶红酵母菌、葡萄牙棒孢酵母、热带念珠菌、克鲁维毕赤酵母、毛孢子菌属菌、半乳糖霉菌、地丝菌属、巴氏毕赤酵母、假丝酵母属、白地霉菌；2 种丝状真菌分别为产黄青霉菌、卷枝毛霉菌。研究认为，炮天雄传统发酵炮制工艺涉及多种微生物共同参与发酵过程。采用多叶奇果菌（Grifola frondosa）液体发酵天麻（R hizoma gastrodiae）能使天麻素转化为巴利森苷。

大量文献报道，采用益生菌对中药进行发酵以探讨中药成分在人体内的变化。例如：采用乳酸菌发酵处理柘木（Cudrania tricuspidata）叶增加抗氧化活性、成骨作用和抗脂肪作用；以地衣芽孢杆菌（Bacillus licheniformis）发酵大豆提高促胰岛素活性；枯草芽孢杆菌（Bacillus subtilis）发酵黑米糠可实现抗氧化和细胞毒活性变化。

植物内生菌是构成植物内环境重要组成部分，内生菌不但自身能够产生特殊的生物活性物质，还能诱导和促进药材有效成分的合成或积累。长春花（Catharanthus roseus）内生真菌可诱导长春花碱的合成和积累，促使产量提高 2～5 倍；内生真菌印度梨形孢（Piriformospora indica）可以增加心叶青牛胆（Tinospora cordifolia）中原小檗碱型生物碱的产生。培养分离自南方红豆杉（Taxus chinensis Rehd. var. mairei）内生真菌棘孢曲霉（Aspergillus aculeatinus）能够产生紫杉醇。

植物病原真菌和根际土壤菌在中药的生长过程中起着重要的作用，直接影响着有效成分合成，因此研究这些微生物发酵对中药材的影响有助于探讨植物被病菌侵染后自身的生物应对。目前，文献对此类研究报道甚少，是将来研究中药发酵的新领域。

（二）中药发酵工艺研究

中药发酵通常是在常温、常压等较温和的条件下进行的微生物转化，能最大限度地保护中药中活性成分免遭破坏，特别是对热敏性的芳香类挥发油、维生素等活性成分有效地保护。发酵中药在中药加工工艺上被公认为是一个创举，有望解决中药传统工艺中活性成分难于最大限度提取的一些难题。同时，由于中药中所含的物质可能对微生物的生长和代谢有促进或抑制作用，微生物在中药（基质）的特殊环境中，有可能会产生新的代谢反应，从而改变微生物的代谢途径，形成新的活性成分或改变各成分的相互比例。微生物的分解作用也可能将中药中的有毒物质进行分解，从而降低药物的毒副作用。

中药微生物发酵主要有两种方式，即固体发酵和液体发酵（深层发酵）。固体发酵历史悠久，是一种比较成熟的发酵方式，操作和所需设备简单，目前主要用于中药材直接发酵。中药的现代发酵工艺一般仍采用固体发酵，但在整个发酵过程中力求准确地控制发酵菌种的种类和数量，同时对温度、湿度、酸碱度、通气等工艺因素进行动态控制，提高发酵品质。现代中药发酵工艺基本包含了生物发酵工程的全部环节，包括菌种的选育、培养基的配制、灭菌、扩大培养和接种、发酵、产品的分离提纯等过程。

近年来，中药发酵方法和工艺在不断地进行创新和改进，如对五倍子发酵的现代方法，克服了传统方法菌种不纯、周期长、发酵效率低、发酵结果评判主观、操作烦琐及一致性差等缺点。新工艺方法经过自行培育酵曲，采用适合细菌生长最适温度、pH 值，及各种原料的最佳组合，发酵条件采用机械控制。对五倍子的发酵品药物机理方面的研究发现发酵后可产生没食子酸，增强抗菌、抗病毒、抗真菌、抗肿瘤、抗过敏及利胆和支气管扩张等新的药理作用，且降低或消除了食欲不振的反应。

大豆在自然发酵的过程中，易被杂菌污染。应用现代纯种发酵工艺，可以较好地控制温度、湿度、酸度等因素，保证发酵产品质量的稳定性，生产出安全、有效、质量可靠的药用淡豆豉。有研究报道神曲原料中的青蒿、苍耳、辣蓼，用鲜品或干品未见显著差异；面粉、麦麸配比影响淀粉酶活力；发酵时间对各酶活力有显著影响。

液体发酵技术是在抗生素工业发展起来后才运用到药用真菌发酵中的。其优点是可以进行工业化连续生产，规模大，产量高，发酵周期短，生产效率高。药用真菌在液体发酵过程中，除菌丝或孢子会大量增殖外，还会在发酵液中产生多糖、多肽、生物碱、萜类化合物、酶、核酸、氨基酸、维生素、植物激素及具有抗生素作用的各种化合物等多种具有生理活性的物质。大量研究表明，有很多药用真菌液体发酵的菌丝体多糖含量远高于人工栽培的药用真菌。

中药灵芝深层发酵过程中，当起始 pH 为 5.5 时，有利于胞外多糖的形成；发酵过程中控制 pH 为 4.0 时，胞外多糖的产量最高，达到 2.32g/L，较未控制 pH 时的 1.87g/L 提高了 24%。在中药灵芝的现代发酵工艺研究中，通过摇床培养实验，从 22 个灵芝菌株中筛选出三萜高产菌株 GL31，同时进行了优化发酵条件的研究，结果表明，优化的工艺条件为：接种量为 20%，培养时间为 84h，获得菌丝三萜 3.51×10^{-2}g/ 100 mL。研究表明，静置培养有利于胞内三萜产量的提高，摇床培养 84h 后再静置培养 144h 的菌丝三萜含量及产量分别比仅摇床培养 84h 的菌丝三萜含量及产量提高了 48.6% 和 65%。

对液体培养蛹虫草发酵工艺研究，包括碳、氮源种类及水平、动态变化、培养体系的虫草素及腺苷含量和总量，结果表明，优化工艺的培养液中虫草素总量是菌丝体中虫草素总量的 6 倍多，振荡培养 7 ～ 9 天，可使每瓶培养物的虫草素和腺苷总量达到 10mg 以上。在冬虫夏草发酵液中加入黄芪、当归、海马、柴胡及焦三仙，对冬虫夏草菌丝体生长有明显的刺激作用，对发酵液中多糖含量也有影响，并能显著提高虫草菌丝体中主要有效成分甘露醇的含量。表明中药能促进菌丝体对发酵液中多糖的利用，使其甘露醇含量提高，提高药用价值。

人体需要的多种微量元素不易被人体直接吸收，以药用真菌作为载体，通过液体发酵，将不能直接吸收的无机态微量元素转化为有机态而易于被人体直接吸收利用。如云芝液体培养富硒的研究解决了这一问题。在云芝的培养基中加入一定浓度的 Na_2SeO_3，经液体发酵培养后，云芝菌丝体中有机硒含量随着培养基中添加硒浓度的提高而升高。以硒添加量为 20 mg/kg 最佳，富集在菌丝体内硒的浓度是添加浓度的 20 倍。由此制成的含硒云芝粉适于人体服用。

中药发酵的研究与应用，源于古代传统的曲类中药。由于多年来曲类中药的生产加工相当大的部分是由个体药商加工，极不规范，生产混乱，偷工减料，药品质量难以保证，影响临床用药的安全与有效。2015 年，由中国中药公司联合各高校及科研院所，承担了"十二五"行业专项"六神曲等 7 种中药发酵技术及规范化应用"研究项目，研究内容主要涉及中药发酵炮制品配方规范化、发酵菌种的规范化、生产和制备工艺规范化及检测方法的规范化及发酵技术研究等内容。

综上所述，中药发酵是现代生物技术和中药研究的结合。发酵影响到中药活性成分、药理药效等，可以在温和的条件下，较大幅度地改变药性，提高疗效，降低毒副作用，对扩大中药治疗范围，发现新的药用资源，为中药的发展开辟新的研究思路。由于自然界中真菌的种类、中药材的种类较多，因此应用复方配伍、交叉组合，可以构成极大量的发酵组合，产生多种复杂成分的药性菌质，为人类提供取之不尽、用之不竭的发酵产品，从而可构成中药研究与发展的一个新领域。中药发酵是运用现代生物技术研究与发展中药的理想途径，有利于推进中药现代化进程，具有十分广阔的前景。

第三节　中药发酵原理及应用

一、中药发酵原理

中药发酵是借助于酶和微生物的作用（传统的发酵类中药均为微生物发酵炮制），在一定的环境条件下（如温度、湿度、空气、水分等），使发酵基质经过发酵过程，改变其原有性能，增强或产生新的功效，扩大用药范围，降低毒副作用，以适应临床用药的需要。中药发酵炮制的原理较为复杂，涉及两个方面：一是微生物对发酵基质的作用，即在一定条件下，利用微生物产生的酶定向转化中药的某些成分而提高活性成分的含量、降低毒性成分的含量或生成新的化合物以达到增效减毒的目的，同时微生物也会产生丰富多样、具有一定生物活性的初级和次级代谢产物；一是发酵基质对微生物的作用。中药中复杂多样的成分可以提供微生物生长所需的营养，如碳源、氮源、微量元素等，另外，中药多糖是很好的益生元，可促进有益微生物的增长，而中药中的生物碱等抗菌成分在发酵过程中尚可抑制有害菌的生长。

（一）发酵菌种

微生物是中药发酵的基本工具，也是决定发酵产品质量和疗效的关键影响因素。参与中药发酵的微生物种群有霉菌、细菌、酵母菌等。不同发酵类中药参与发酵的菌群不同，根据文献报道，参与淡豆豉发酵的菌群包括枯草芽孢杆菌、黑曲霉、米曲霉、米根霉、毛霉、乳酸菌、微球菌、子囊菌酵母等，参与六神曲发酵的菌群包括曲霉、青霉、伞状毛霉、毕赤酵母、枯草芽孢杆菌、蜡样芽孢杆菌等，参与百药煎发酵的菌群有枯草芽孢杆菌、地衣芽孢杆菌、黑曲霉、塔宾曲霉和产黄青霉等。

由于传统的发酵类中药通常是在自然环境下由混合菌群发酵而成，其质量受产地、环境、季节、批次等的影响而出现不稳定、不可控等问题，还可能会落入有害菌而影响其安全性，因此需采用现代发酵技术针对不同发酵类中药筛选优势发酵菌（菌群），以获得质量稳定可控、疗效确切、安全性高的发酵中药产品。

（二）发酵基质

发酵基质是微生物生长及生成发酵产物的营养物质和药性基质，包含碳源、氮源、微量元素和水等。中药作为发酵基质组成种类多，成分复杂，除了发酵基质的水分外，基质中各种各样的成分能够保证发酵过程中微生物生长和代谢的营养需求。

1. 碳源

微生物对碳源的需求量最大，包括无机碳源和有机碳源，中药发酵使用的碳源物质通常是各种有机碳源，如中药中的糖、糖的衍生物、脂类、醇类、有机酸、芳香化合物及各种含碳化合物等。

2. 氮源

氮元素是微生物细胞蛋白和核酸的主要成分，对微生物的生长发育有特别重要的意义，微生物利用氮元素在细胞内合成氨基酸和碱基，进而合成蛋白质、核酸等细胞成分以及含氮的代谢产物。中药发酵的氮源较丰富，如植物种子或种仁含有蛋白质、多肽及氨基酸，均可作为氮源。

3. 微量元素

微量元素是微生物生长繁殖所必需的。微生物能够利用无机形态的微量元素在体内转化为具有特殊功能的有机微量元素，从而提高微量元素吸收利用率，如富硒酵母。不同中药所含元素的种类和含量不同，其中钙、磷、镁、铁为大量元素，此外还有锌、铜、锰、钴等元素，能够满足微生物生长的需要。

4. 水分（基质内、外部环境湿度）

微生物在生命代谢过程中，从外部吸收营养或向外部排泄代谢物，都离不开水。适当的水分可保障活体细胞内水平衡，维持细胞正常生长，水也是微生物生长繁殖过程中良好的溶媒体，介导细胞内外物质的转移交换、物质的降解合成、酶促反应等，影响氧的传递和利用。在半固态、液态发酵中，需根据菌种和产物特性适当调节含水量。固态发酵没有游离水，除了保持发酵基质的含水量外，还应控制环境湿度，以防止发酵周期较长时基质水分的流失。微生物能否生长取决于基质的水活度，水活度过高会降低基质的孔隙率，影响氧及二氧化碳的扩散，从而影响菌体正常生长。

（三）发酵条件

中药的微生物发酵是一个复杂的生化过程，涉及诸多因素，除发酵菌种、发酵基质的组成和水分的影响因素外，发酵条件同样是决定发酵成败的关键。主要包括温度、通风、pH、氧气等条件的控制。

1. 温度

温度对微生物在生长和发酵过程的影响是各种因素中最为重要的，不仅表现为对菌体表面的作用，而且对菌体内部所有物质和结构都有影响。温度直接影响微生物体内各种酶的活性，从而影响一些成分的降解和合成，通常选择酶活最适宜温度进行发酵炮制。微生物适宜的生长温度不尽相同，细菌的最适生长温度多高于霉菌，少数也有例外。

2. 通风

通风在固态发酵中起到供氧和降温的作用，通风有利于排出发酵容器底部的二氧化碳，解除其对微生物生长代谢的抑制，加快氧气的循环供应。通风降温的同时必须监测温度变化，使温度稳定在一定的范围内，以免温度过低影响微生物的生命活动。当微生物进入对数生长期后，菌体快速生长和倍增，产生大量的生物热，一般需要连续通风来实现温度的稳定，连续通风所用的风量需要根据不同微生物的种类和代谢情况进行调节。在固态、半固态和液态有氧发酵过程中，可通过翻转、搅拌实现氧的供应。在厌氧发酵体系中，则需控制氧的溶入，保持极低氧分压状态下完成发酵炮制。

3. pH 值

发酵基质的 pH 值是影响微生物生长及各种酶活性的重要因素。主要包括以下几个方面：① pH 值影响酶的活性。当 pH 值过低或过高抑制菌体中某些酶的活性时，会阻碍菌体的新陈代谢。② pH 值影响微生物细胞膜所带电荷的状态，改变细胞膜的通透性，影响微生物对营养物质的吸收和代谢产物的排泄。③ pH 值影响发酵基质中某些组分的解离。④ pH 值使菌体的代谢产物质量和比例发生改变。多数微生物生长都有最适 pH 值范围。液态发酵更易于采用常规手段检测 pH 值，当发酵过程中 pH 值变化较大影响菌体生长时，可采用补料方式调节使 pH 值恢复正常生长范围。而在固态发酵过程中，由于含水量低，难以采用常规检测手段检测基质的 pH 值，固态发酵对于酸碱环境的要求并没有液态发酵严格，但需调节好初始值，发酵过程中可以不检测物料酸碱性变化，但在实际固态发酵过程中，pH 值都有一定的波动。

4. 氧气

溶解氧对发酵的影响分为两方面：一是溶氧浓度影响与呼吸链有关的能量代谢，从而影响微生物生长；一是氧直接参与产物合成。根据对氧的需求，微生物可分为专性好氧微生物、兼性好氧微生物和专性厌氧微生物。专性好氧微生物把氧作为最终电子受体，通过有氧呼吸链获取能量，如霉菌和好氧细菌，进行此类微生物发酵时一般应尽可能地提高溶解氧，以促进微生物生长，增大菌体生物量；兼性好氧微生物的生长阶段性需要氧，如酵母菌；厌氧和微好氧微生物能耐受环境中的氧，但它们的生长并不需要氧，这些微生物在发酵生产中应用相对较少，但有的发酵中药如炮天雄是在液体中发酵炮制的，会有厌氧菌参与，如乳酸菌。

（四）发酵微生物的代谢

发酵微生物代谢包括初级代谢和次级代谢。初级代谢是指微生物从基质中吸收各种营养物质，通过分解代谢和合成代谢，生成维持菌体生命活动所需要的物质和能量的过程。初级代谢产物包括糖、胨、多肽、氨基酸、脂肪酸、核苷酸以及由这些化合物聚合而成的不同分子量的化合物（如低聚糖、蛋白质、肽类、酯类和核酸等）。次级代谢是指微生物在一定的生长时期，以初级代谢产物为前体物质，合成一些对微生物自身生命活动无明确功能的物质的过程。次级代谢产物多为分子结构比较复杂的小分子化合物，重要的次级代谢产物包括抗生素、毒素、激素、色素等，如红曲霉可产生多种聚酮类次生代谢产物，主要包括红曲色素、Monacolin K 和橘霉素等，其中Monacolin K 为红曲的主要活性成分。

（五）微生物转化酶系统在中药发酵中的作用

微生物转化酶系统不仅具有催化反应快、成本低、选择性强、反应条件易控制、操作简单、环境污染小等特点，而且还能够产生一些化学合成法难以生成的物质。微生物丰富而强大的酶系是中药发生化学反应的物质基础，可以将药物的成分分解转化形成新的成分，是新的活性药物筛选的物质基础。

国际生化酶学会根据酶的催化反应类型将酶分为六类，即水解酶、氧化还原酶、转移酶、裂解酶、异构酶和合成酶。水解酶催化大分子有机物水解；氧化还原酶催化底物脱氢，再与氧结合；转移酶催化底物的基团转移到另一有机物上；异构酶催化同分异构分子内的基团重新排列；裂解酶催化大分子有机物裂解成小分子有机物；合成酶催化底物的合成反应，并消耗 ATP 获得能量。不同的微生物产酶的种类和活性不同，对发酵基质分解转化能力也存在差异。如米曲霉可产生蛋白酶、纤维素酶、半纤维素酶、果胶酶、酯化酶、酰胺酶、淀粉酶和糖化酶等，酵母菌可产生蔗糖酶、淀粉酶、脂肪酶、酒化酶等，枯草芽孢杆菌可产生淀粉酶、纤维素酶、脂肪酶、蛋白酶等。这些酶中既有胞内酶也有胞外酶，既有合成酶，也有分解酶。

1. 纤维素酶

纤维素酶是指以纤维素（中药材中含量较高的成分）为基质，水解纤维素的 β-1,4 糖苷键，使纤维素变成纤维二糖和葡萄糖的一组酶的总称。主要由三类具有不同催化反应功能的酶组成，即内切葡聚糖苷酶、外切葡聚糖苷酶、β- 葡萄糖苷酶。其中 β- 葡萄糖苷酶是一类重要的糖苷水解酶，在中药发酵中发挥着重要的作用，主要参与催化水解纤维二糖、纤维寡糖以及烷基和芳基 β– 葡萄糖苷中的 β–1,4 糖苷键，释放出葡萄糖和相应的配基。β– 葡萄糖苷酶在某些特定反应条件下还能表现出很强的转糖苷活性，合成不同的烷基糖苷等化合物。如淡豆豉的发酵基质大豆中存在糖苷型异黄酮，利用微生物 β– 葡萄糖苷酶水解脱去葡萄糖生成游离型异黄酮苷元，提高生物利用度。纤维素酶产生菌有木霉、根霉、黑曲霉、青霉等。

2. 蛋白酶

蛋白酶是以蛋白质（种子类中药含量较高）为基质水解蛋白质肽链的一类酶的总称。按其降解肽键的方式分为内肽酶和端肽酶两类。前者可把大分子蛋白质肽链从中间切断，形成分子量较小的朊和胨；后者经羧肽酶和氨肽酶分别从多肽的游离羧基末端或游离氨基末端逐一将肽链水解生成氨基酸。如淡豆豉的发酵过程中，微生物产生的蛋白酶可将大豆蛋白降解为多肽或氨基酸。蛋白酶产生菌有枯草芽孢杆菌、米曲霉、黑曲霉等。

3. 淀粉酶

淀粉酶是以淀粉（中药中含量较高成分）为基质水解淀粉和糖原酶类的总称。淀粉的分解和利用是中药发酵过程中的代谢主流，因此淀粉酶是影响发酵进程的重要因素。如红曲是以大米为发酵基底，经红曲霉发酵而成，红曲霉在生长过程中能产生淀粉酶，可较好地分解利用基质中的淀粉。淀粉酶产生菌有枯草芽孢杆菌、黑曲霉、红曲霉等。

4. 脂肪酶

脂肪酶是以脂、酯类成分为基质，催化脂肪和酯水解为甘油和脂肪酸，是一类特殊的酯键水解酶。脂肪酶可催化酯类化合物的水解、醇解、酯化、酯交换及合成等。如微生物脂肪酶可催化大豆磷脂水解，使饱和脂肪酸含量下降，不饱和脂肪酸含量上升。脂肪酶产生菌有假丝酵母、青霉、米根霉等。

5. 果胶酶

果胶酶是一类以果胶质为基质分解果胶质的酶的总称，它能将复杂的果胶分解为半乳糖醛酸等小分子。果胶酶广泛存在于各种微生物中，国内外对霉菌发酵产果胶酶的研究主要集中在曲霉属中（以黑曲霉居多），细菌（如枯草芽孢杆菌）也可产果胶酶。果胶是具糖类性质的天然高分子化合物，是存在于植物细胞间质的重要成分，广泛存在于高等植物的根、茎、叶、果的细胞壁中。研究表明，果胶酶降解果胶而得到的果胶分解物具有很强的抗菌作用，特别是对大肠杆菌有显著的抑制作用。果胶分解物可作为天然防腐剂。

6. 其他

微生物除产生上述几种主要酶之外，某些特殊微生物种群还产生木质素酶、葡萄糖氧化酶、葡萄糖异构酶、转化酶、单宁酶等。

（六）中药成分的生物转化

利用微生物发酵炮制中药实质是中药成分的生物转化反应过程，其本质是利用微生物生长代谢过程中产生的酶对特定底物进行结构修饰的生物化学反应。中药是一个复杂庞大的系统，含有多种活性成分，如环烯醚萜类、皂苷类、黄酮类、苯丙素类、生物碱类、醌类、鞣质、酯类等。这些成分多数口服生物利用度低，起效慢，有些成分还具有毒性，是阻碍中药广泛应用的主要障碍。通过微生物发酵可使发酵基质组成成分转变为可吸收入血的活性成分，从而提高药效，去除杂质，增加稳定性，降低毒性或改变药性。另外，通过微生物发酵，可降解发酵基质中的重金属和农药残留，同样可起到减毒的作用。

1. 微生物转化中药的反应类型

中药发酵涉及多种化学反应类型，例如糖苷键反应、羟基化反应、脱氢（脱水）反应、酯化反应、环氧化反应、水解反应、水合反应、异构化反应等。一种中药的转化过程中可能涉及一种或多种生化反应。一般来讲，获得不同的活性成分涉及的生化反应类型也不同（表1-1）。

表1-1　中药生物转化的主要化学反应类型

反应类型	代表化合物的生物转化		
	基质	产物	转化菌株
糖苷键水解反应	栀子苷	京尼平	黑青霉
酯化反应	乌头碱	苯甲酰乌头碱	黑曲霉
羟基化反应	喜树碱	10- 羟基喜树碱	无毒黄曲霉菌株
糖苷键反应	葛根素	α-D- 葡萄糖基 -$(1 \rightarrow 6)$- 葛根素	嗜热脂肪芽孢杆菌
脱氢反应	四氢小檗碱	小檗碱	轮枝霉菌

2. 中药不同成分的生物转化

中药成分复杂，在微生物产生的丰富酶系作用下会发生一种或多种成分的偶联或生物级联生物转化反应。

（1）黄酮类化合物的生物转化：中药中黄酮类化合物种类繁多，如黄芩苷、大豆苷、芦丁、水飞蓟素、葛根素等，在植物体内通常与糖结合成苷类，小部分以游离态（苷元）的形式存在。微生物转化黄酮类化合物主要涉及糖苷键反应、水解反应、甲基化反应及羟基化反应。如淡豆豉在发酵过程中，微生物可通过水解反应将大豆苷、染料木苷转化为大豆苷元和染料木素。

（2）生物碱类化合物的生物转化：生物碱是一类含氮的碱性有机化合物，如喜树碱、小檗碱、乌头碱等。该类化合物的微生物转化主要涉及羟基化反应、酯键水解、脱氢反应、酯化反应。如利用黑曲霉对附子进行生物转化，利用酯化反应使乌头碱含量降低，产生一种毒性较小的苯甲酰乌头原碱，达到减毒增效的目的。炮天雄的炮制过程可能涉及此类反应。

（3）苯丙素类化合物的生物转化：苯丙素是天然存在的一类苯环与3个直链碳连接（C_6–C_3基团）构成的化合物，如香豆素、木质素、牛蒡子苷、香草酸等。苯丙素的微生物转化主要涉及开环反应、糖苷键水解、糖基化反应。如利用黑曲霉将牛蒡子苷转化为牛蒡子苷元。

（4）萜类化合物的生物转化：萜类化合物是由异戊二烯或异戊烷以各种方式连结而成的一类天然化合物，如人参皂苷、熊果酸、青蒿素、栀子苷、穿心莲内酯、莪术醇等。生物反应类型包括羟基化、糖苷键水解、酯化反应、脱氢、氧化反应。如紫杉醇的微生物转化涉及水解、酯化、羟基化、脱氢、差向异构化等反应。

（5）甾体化合物的生物转化：甾体化合物主要包括甾体皂苷、甾体生物碱、蟾毒配基等，如华蟾毒精、蟾毒灵、重楼皂苷等。涉及的反应类型包括羟基化反应、脱乙酰基反应、糖苷键水解反应、支链降解反应。如利用链格孢霉对华蟾毒精进行转化涉及羟基化、脱氢、脱乙酰基反应，得到了6种羟基化和乙酰基产物，达到减毒增效的目的。

（6）膳食纤维的生物转化：膳食纤维是不被人体消化酶消化的多糖类碳水化合物的总称，被称为"第七大营养素"，主要存在植物性原料中，包括水溶性膳食纤维和水不溶性膳食纤维。水溶性膳食纤维如海藻酸盐、黄原胶等，水不溶性膳食纤维包括纤维素、抗性淀粉、木质素、壳聚糖等。膳食纤维可通过肠道微生物降解为短链脂肪酸

（如乙酸、丙酸、丁酸等）而发挥药理活性，如通便、调节肠道菌群、降低血脂、控制血糖、减肥、预防癌症等。通过体外微生物发酵可使发酵基质中的膳食纤维降解为短链脂肪酸，如小米和燕麦经微生物发酵后短链脂肪酸含量明显升高。中药发酵基质以中草药、豆类、面粉等植物性原料居多，含有大量纤维素、木质素、抗性淀粉等膳食纤维，通过发酵可产生短链脂肪酸而发挥作用，在中药发酵原理的研究报道中常常被忽略。

（7）蛋白质的生物转化：发酵基质中的大分子蛋白质可经微生物蛋白酶降解为小分子多肽和氨基酸，从而增强活性，提高生物利用度。如米曲霉产生的蛋白酶可将大豆凝集素、解脂酶及一些球蛋白水解为氨基酸。淡豆豉的发酵炮制涉及此类反应。

（8）鞣质的生物转化：鞣质，又称单宁（tannins），是存在于植物体内具有多种生理活性多元酚类化合物，是制备没食子酸的前体物质，可利用产单宁酶的菌株将其转化为没食子酸而发挥更好药效。鞣质存在于多种树木（如橡树和漆树）的树皮和果实中，也是这些树木受昆虫侵袭而生成的虫瘿中的主要成分，如五倍子中鞣质含量达70%以上，百药煎的发酵基质含五倍子，经黑曲霉发酵炮制后没食子酸含量明显提高。

（9）胆汁酸的生物转化：中药牛黄和熊胆含有胆汁酸，口服经肠道微生物将初级胆汁酸转化为次级胆汁酸。天然胆汁酸通常与甘氨酸或牛磺酸的氨基以酰胺键结合成甘氨胆汁酸或牛磺胆汁酸，在微生物的作用下可水解释放出游离胆汁酸，发生7位羟基脱氧，形成次级胆汁酸，即胆酸转变为去氧胆酸，鹅去氧胆酸转变为石胆酸等。胆南星在炮制过程中加入了牛胆汁或羊胆汁或猪胆汁，涉及此类反应。

（10）微生物对中药中农药残留的降解作用：中药材的农药残留问题目前也是比较突出的问题，如长期服用含有农药残留的中药易造成人体蓄积中毒，通过微生物发酵可有效降解，去除农药残留，如利用酵母和曲霉可显著降解橘皮渣中百菌清和敌敌畏残留。

（11）微生物对中药中重金属的吸附、转化作用：中药材重金属含量超标不但影响其品质，对人体产生系列急、慢性中毒反应，也会影响其国际化进程，因此解决中药材重金属污染的问题迫在眉睫，通过微生物吸附、转化重金属是一种有效的方法。2019年8月三七已被国际认可并列入美国植物药目录，这就意味着三七的质量必须达到国际标准，而国际标准中包含了中药材重金属的检出限度。

微生物可通过多种途径将重金属吸附在其细胞表面。革兰阳性菌细胞壁的磷壁酸，革兰阴性菌细胞壁的脂多糖，以及真菌细胞壁中的甘露聚糖、葡聚糖、几丁质、纤维素和蛋白质等成分，均带有较强的负电荷，能吸附金属阳离子。在自然条件下，很多微生物可通过氧化还原作用、甲基化作用等将重金属离子转化为无毒或低毒的化合物形式。因此，微生物发酵炮制中药，也能够通过吸附、转化发酵基质中重金属离子而降低毒副作用。

3. 中药与肠道菌群的相互作用

中药发酵可以看作是中药与肠道菌群相互作用的体外模型。中药多以口服的形式进入体内，必经肠道菌群的体内发酵过程，通过中药与肠道微生物相互作用而发挥药效，维持肠道微生态平衡。一是中药对肠道菌群的调节作用。中药可提供微生物生长的营养成分，发挥益生元作用，促进肠道有益菌的生长繁殖，或中药中的抑菌成分抑制有害菌生长使肠道菌群处于平衡状态。二是肠道菌群对中药的代谢作用。中药的很多有效成分只有经过肠内菌群代谢（如通过还原反应、水解反应等）转化为可吸收入血的成分才能起到治疗的作用。

二、发酵类中药的应用

传统的发酵类中药包括六神曲、建神曲、半夏曲、采云曲、沉香曲、红曲、淡豆豉、胆南星、百药煎和片仔癀等，其中六神曲、淡豆豉、红曲、胆南星、片仔癀现今仍在临床广泛应用，疗效确切。也有一些发酵类中药为药食同用，可用于食品及保健食品领域，如淡豆豉、红曲。现代的发酵类中药新药已经国家权威部门批准上市的仅见原料药——槐耳颗粒（槐耳菌质及其颗粒剂）。

1. 六神曲的应用

六神曲又叫六曲、神曲，味甘、辛，性温。临床上主要用于消食和胃，对饮食积滞、消化不良有较好的作用。不同炮制品功效具有差异性，生神曲健脾开胃，并有发散作用；麸炒后以醒脾和胃为主，用于食积不化、脘腹胀满、不思饮食、肠鸣泄泻等；炒焦后消食化积力强，以治食积泄泻为主。对丸、散剂处方组成中有矿物药、难以消化吸收的，可以用神曲糊丸，以利于药物的消化和吸收。

重用神曲组成的处方治疗青春期乳腺增生、子宫肌瘤、肝肿大等效果明显，且能防止软坚散结药物对脾胃的副作用，有利于药物的吸收运化。神曲与人参配伍还有治痰的作用；与麦芽、山楂配伍可治疗饮食积滞、小儿便秘等症；与川芎、栀子等配伍可以治疗胸满痞闷、腹中胀满等症；与磁石等配伍治疗肾阴不足、心火偏亢等症；与吴茱萸等配伍可治疗小儿腹泻等症。

含有六神曲的经典方有保和丸、枳实导滞丸、越鞠丸、大安丸、消乳丸、健脾丸等。在国家标准收载的中成药中，六神曲也是应用最多的发酵类中药，如保赤散、保和丸（含水丸）、保和片、保和颗粒、越鞠丸、越鞠保和丸、小儿感冒糖浆、小儿消食片等品种。

2. 淡豆豉的应用

淡豆豉自古药食同用，历代医籍均有其防治疾病的记载，始载于《名医别录》，也是历版《中国药典》的收录品种。性凉，味苦、辛，归肺、胃经，具有解表、除烦、宣发郁热等功效，用于感冒、寒热头痛、烦躁胸闷、虚烦不眠。《本草汇言》云："淡豆豉，治天行时疾，疫疠瘟瘴之药也。"《药性论》载："治时疾热病发汗；熬末，能止盗汗，除烦；生捣为丸服，治寒热风，胸中生疮；煮服，治血痢腹痛。"含有淡豆豉的经典方有栀子豉汤、葱豉汤、葱豉桔梗汤、栀子甘草豉汤、枳实栀子豉汤、豉薤汤等。

京城四大名医施今墨擅长用传统发酵中药治疗各种疾病，收到很好的疗效。他将淡豆豉广泛用于外感疾病的风寒外袭案、半表半里案、热入血室案、流行感冒案、温邪内伏案、暑湿案、瘟毒发颐案，呼吸系统疾病的风热咳嗽案，消化系统疾病的湿热痢案、食积兼外感痢疾案，泌尿系统疾病的急性肾炎水肿案，神经系统疾病的脑出血中脏腑案及皮肤疾病的湿热久蕴感受风邪案。另外，淡豆豉亦常与杏仁伍用，可解表透邪，止咳平喘。对外感表证者，无论寒热，有咽痒之症者均可选用。同时对温热之邪在表郁肺，症见发热、咽痒、胸闷咳嗽者，亦可使用。含有淡豆豉的成方制剂有银翘伤风胶囊、银翘散、银翘解毒丸（片、胶囊、颗粒）、小儿豉翘清热颗粒、鼻炎灵片、维C银翘片、羚羊感冒片等。

现代研究表明，淡豆豉具有调节血脂、抗动脉硬化、抗骨质疏松、抗肿瘤、降低血糖以及免疫调节等多种药理作用，广泛用于食品及医药保健领域。

3. 胆南星的应用

胆南星味苦、微辛，凉。归肺、肝、脾经。具有清热化痰、息风定惊的功效。用于痰热咳嗽，咳痰黄稠，中风痰迷，癫狂惊痫。现代药理研究表明，天南星生品对实验小鼠具有很强的毒副作用，而炮制品胆南星则未见明显毒副反应，并可增强戊巴妥钠催眠作用。在临床上多配伍使用，少有单味药应用。含有胆南星的经典方剂有抱龙丸、牛黄丸、定痫丸、化风丹、小儿回春丹等。胆南星与天竺黄、郁金、黄连、石菖蒲、远志等合用，可用于热型中风昏仆及癫痫病；与瓜蒌、黄芩、桔梗、牛蒡子等配伍，可治疗热痰壅肺、咳痰黄稠。含有胆南星的中成药有清气化痰丸、牛黄抱龙丸、小儿百寿丸、牛黄千金散、牛黄镇惊丸、抗栓再造丸、小儿抗痫胶囊、琥珀抱龙丸等。

4. 建曲的应用

建曲是在六神曲的基础上增加了芳香化湿、健脾理气等多种中药经发酵而成的曲剂。味辛、微苦，性温。归脾、胃经，具有解表和中、开胃健脾、芳香化浊的功能，适用于感冒风寒、食滞胸闷等证，临床上一般用于治疗寒热头痛，食滞阻中，胀满腹泻，食欲不振。炒黄和炒焦可增强其消食化积、健脾和胃的功能。可用于伤食胸痞、腹痛吐泻、痢疾、感冒头痛、小儿伤饥失饱以及水土不服而引起的肠胃不和或消化不良。含有建曲的经典方有疏解清肺饮、泄肝和胃化湿汤、佛手丸等。

施今墨临证中，建曲常用于外感病的暑风案，消化系统疾病的食管狭窄积滞气逆案、消化性溃疡的肝肾两虚案、胃下垂脾胃两虚案、急性肠炎案、痢疾食积兼外感案、病毒性肝炎黄疸案、肝硬化案，心血管系统疾病的低血压眩晕案、心肾不交失眠案。施今墨常将建神曲与半夏曲同用，临床主要用于脾胃虚弱、健运无权者，症见食欲不振、胃中嘈杂、嗳气呕逆、心下逆满、脘腹胀痛、消化不良等。

5. 半夏曲的应用

半夏曲为半夏加面粉、姜汁等制成的曲剂，味苦、辛，性平，可燥湿祛痰、和胃止呕、消食化积、宽中下气、散痞除满，主治脾胃不健、运化失常，用于食欲不振、消化不良、心下痞满、湿痰咳嗽、痰多清稀等症。含有半夏曲的经典方有三仙丸、枳实消痞丸、冷哮丸、藿香正气散、茯苓丸等。三仙丸用于中脘气滞、胸膈烦满、痰涎不利、头目不清，还可用于脾胃虚弱；枳实消痞丸用于食谷不消、泄泻、呕吐、腹胀等症，可用于治疗背受寒邪，遇冷即发喘嗽、胸膈痞满、倚息不得卧；藿香正气散具有解表化湿、理气和中的作用；茯苓丸中半夏曲经麸炒后，产生焦香气，健胃消食的作用增强。

施今墨将半夏曲广泛用于治疗各系统疾病，如呼吸系统疾病的慢性支气管炎咳嗽案、大叶性肺炎肺胀案、肺脓肿肺痈案、支气管扩张肺痈案、支气管哮喘案、浸润型肺结核肺痨案，消化系统疾病的食管狭窄积滞气逆案、脘胁胀痛肝胃不和案、消化性溃疡的寒湿困脾案和中焦郁结案、胃下垂脾胃两虚案、肠结核的气虚表里不和案、病毒性肝炎黄疸案、肝硬化案，心血管系统疾病的虚性高血压案、低血压眩晕案、肺心病案，妇科的妊娠恶阻案、不孕案及皮肤疾病的积滞内停感受风邪案。临证中，施今墨常用半夏曲与他药配伍应用，疗效尤显。

6. 沉香曲的应用

沉香曲为沉香等多种药末和以神曲糊制成的曲剂。《饮片新参》记载其"理脾胃气，止痛泻，消胀满"，具有疏导化滞、疏肝和胃的功能，适用于肝胃气滞、胸闷脘胀、胁肋作痛、呕吐吞酸等症。

沉香曲在施今墨的临证病案中，被用于脘胁胀痛肝胃不和案、消化性溃疡的寒湿困脾案和中焦郁结案。临证常与半夏曲同用，二药合用，可明显增强健脾燥湿、疏肝和胃、化滞消胀、行气止痛之效果，临床主治脾胃不健、消化不良、脘腹胀痛、气机不畅等症。施今墨认为，半夏曲、建神曲合用，重在健脾和中；半夏曲、沉香曲合用，重在健脾消胀。二者均可治疗脾胃虚弱、健运无权、消化不良等症，但用时须辨证施治，注意区分。

7. 霞天曲的应用

霞天曲始载于《本草备要》，是以霞天膏为主药与半夏等药物合而制成的曲剂。《饮片新参》记载其健胃化痰，消宿饮痰核。霞天曲的功效与半夏曲有明显区别，临床主要用于脾胃虚弱、消化不良，因湿痰过多或体肥痰多而致大便易溏者，尤为适宜。施今墨在肠结核气虚表里不和案和慢性胃炎案中，将霞天曲与半夏曲或鸡内金、麦芽同用，使其健脾胃、化痰饮、补虚祛邪作用更加明显。

8. 红曲的应用

红曲为曲霉科真菌红曲霉寄生在粳米上而成的红曲米，有健脾消食、活血化瘀的功效。《本草纲目》称："治女人血气痛及产后恶血不尽，擂酒饮之，良。"《本草经疏》称："红曲，消食健脾胃与神曲相同，而活血和伤，惟红曲为能，故治血痢尤为要药。"红曲无毒，味甘性温，入肝、脾与大肠经。临床用于治疗食积饱胀、消化不良、脘腹疼痛、下利水谷、赤白痢疾，又可用于妇女气血不和、产后恶露不净、瘀滞腹痛等症。

施今墨认为，痢疾多为湿热积滞，治疗需清热利湿，消积化滞。炒红曲与车前子合用，则是清利湿热的常用药对，临证若与血余炭、益元散、香附、乌药、左金丸等共用，则疗效更佳。施今墨临证常用炒红曲以增强其健脾消食、活血化瘀之功。

现代研究表明，红曲有降血脂、降血压、降糖、抗骨质疏松、减肥、抗炎、抗肿瘤、防止老年痴呆等作用。血脂康是仅以红曲为原料的中成药，具有化浊降脂、活血化瘀、健脾消食的功能。脂必妥是将红曲与白术、山楂配伍制成的中成药，具有健脾消食、除湿祛痰、活血化瘀、降脂的功能。两药均用于痰阻血瘀所致的高脂血症，症见气短、乏力、头晕、头痛、胸闷、腹胀、食少纳呆，也可用于高脂血症及动脉粥样硬化所致的其他心脑血管疾病的辅助治疗。

9. 采云曲的应用

采云曲是以六神曲为基础，再加 20 多种中药发酵炮制而成。气香，味苦，具有祛风散寒、健胃消食的功能。用于感受风寒，饮食停滞，胸闷腹胀，呕吐嗳酸，消化不良。对于夏秋暑热伤中引起的食滞、消化不良作用较好。目前，该品种在市场上并不多见。

10. 百药煎的应用

百药煎为五倍子同茶叶等经发酵制成的块状物。百药煎载于《本草蒙筌》，具有润肺化痰、止血止泻、解热生津的功效。《本草纲目》云："百药煎，功与五倍子不异，但经酿造，其体轻虚，其性浮收，且味带余甘，治上焦心肺咳嗽，痰饮热渴诸病，含噙尤为相宜。"

现代研究表明，百药煎治疗呼吸系统疾病和消化系统疾病（如支气管炎、哮喘、咽喉炎、胃肠炎）有显著的疗效。含有百药煎的中成药有金霜煎、清音丸等。金霜煎治疗胃食道反流性咽喉炎，清音丸含化主治慢性咽炎，疗效确切，未出现不良反应。

11. 炮天雄的应用

炮天雄为附子的炮制加工品。炮天雄在岭南、港澳、东南亚的临床应用较为广泛。岭南炮天雄作为具有岭南地区的习用炮制品，其使用历史较为悠久。但由于历史原因造成 20 世纪 80 年代末，停止生产岭南炮天雄，影响了医生和广大消费者的使用。尽管国家对炮制品的原材料为毒性中药的管制不断加强，为满足临床上医生的处方需求，近年来重新生产后的炮天雄也只是供医疗单位使用。在岭南地区，临床使用炮天雄的患者主要是脾阳虚和肾阳虚者。

常用含有天雄的制剂有天雄丸、天雄口服液、天雄散、加味天雄散等，目前岭南、港澳、东南亚仍有沿用"炮天雄"入方（如济生肾气丸、桂附地黄丸、天麻丸）的习惯，在治疗元阳素虚、肾亏阳虚证的患者较常使用。炮天雄具有"补先天命门真火"的功效，因此亦被部分人称之为"中药中的伟哥"，驰名中外，因此人们常将其作为保健品使用，直接取适量用温水冲服。由此不难看出，功效好、毒性大的中药可以通过发酵炮制实现减毒增效或减毒存效的目的，未来发展潜力巨大。

12. 片仔癀的应用

片仔癀是国家一级中药保护品种，由三七、麝香、牛黄、蛇胆等名贵中药经发酵炮制而成，具有清热解毒、凉血化瘀、消肿止痛作用。临床多用于治疗热毒血瘀所致急慢性肝炎、痈疽疔疮、无名肿毒、跌打损伤及各种炎症。传统的片仔癀是锭剂，目前在临床上应用的还有胶囊剂，两种剂型处方及功效一致。

片仔癀在临床应用非常广泛，尤其在传染性疾病方面具有较好疗效，先后被列入《中医药治疗埃博拉出血热专家指导意见（第一版）》《登革热诊疗指南（2014年第2版）》等相关指南。片仔癀可清除体内的"湿、毒、热、瘀"，具有抗肿瘤、保肝、抗炎、神经保护、镇痛、免疫调节、抗乙肝病毒、利胆等多种药理作用，临床上已广泛用于疔疮、痈疽、急性胆囊炎、病毒性肝炎、无名高热、跌打损伤、各种炎症、烫伤烧伤、无名肿毒等多种疾病的治疗，效果显著，同时具有美容养颜、醒酒、促进手术愈合的作用。专家对于片仔癀的使用提出如下建议：各种类型的病毒性肝炎的保肝降酶治疗；痈疽疔疮，无名肿毒，跌打损伤及各种炎症；复发性、放射性口腔溃疡推荐使用片仔癀。而对于以下情况建议临床酌情使用片仔癀：各种类型的原发性肝癌，尤其是中医辨证为肝热血瘀或热毒瘀结型者；结直肠癌，中医辨证为毒热瘀结型者。

13. 槐耳菌质

槐耳菌质为槐耳菌（Trametes robinioplila Murr）在玉米芯轴、麦麸等发酵基质上，于一定条件下经培养后所得的干燥菌质，是继传统发酵类中药后经现代研究开发的发酵类中药，已被卫生部批准为原料药（国药准字 Z20000108）。气微腥，味微苦。槐耳颗粒是卫生部批准的以槐耳菌质提取的清膏为原料制成的颗粒剂（国药准字 Z20000109）。标准编号分别为 WS3-215（Z-029）-2001（Z）和 WS3-216（Z-030）-2001（Z）。二者的功能和主治均为扶正固本，活血消癥。适用于正气虚弱，瘀血阻滞者，如原发性肝癌不宜于手术和化疗者辅助治疗用药，有改善肝区疼痛、腹胀、乏力等症状的作用。在标准的化学药品抗癌治疗基础上，可用于肺癌、胃肠癌和乳腺癌所致的神疲乏力、少气懒言、脘腹疼痛或胀闷、纳谷少馨、大便干结或溏泄、气促、咳嗽、多痰、面色㿠白、胸痛、痰中带血、胸胁不适等症，改善患者生活质量。近年来，槐耳颗粒的抗癌作用引起了人们的广泛关注，越来越多的基础及临床证据表明，槐耳颗粒是一种有前景的抗癌药物，也逐渐应用到临床多种肿瘤的治疗中。

本书仅列出已收载于国家或地方标准的传统及现代发酵类中药品种的临床应用，而对于目前尚在研究中的发酵类中药暂未列出。

第四节　中药发酵饮片的生产和质控现状

据不完全统计，直到现在临床仍在应用且有本草文献记载的发酵中药制品近20种。发酵类中药沿用至今，品种逐渐减少。《中药炮制学》中发酵炮制的中药载有六神曲、半夏曲、淡豆豉、红曲、建神曲、胆南星6种。《中国药典》（2015年版）所载的中药发酵制品有3种，即淡豆豉、青黛、胆南星。部颁药品标准收载有六神曲、半夏曲、建曲、采云曲、沉香曲5种。至今仍在应用的发酵类中药包括六神曲、淡豆豉、半夏曲、建曲、红曲、胆南星、沉香曲、百药煎、采云曲、臭芜夷、豆黄11种。

中药发酵炮制的产品如六神曲、胆南星、青黛、红曲等仍然是中医用药的常用品种，其传统制备方法和功能主治也在《中国制药学》《饮片新参》《中药炮制经验集成》等中医药著作中被传承和保存下来，各地方炮制规范中也收载了部分发酵中药饮片。但是同一品种的组方和工艺各地各法，基本依赖自然发酵的状况未从根本上改变，生产工艺规范化程度较低，不同制备方法培养出的微生物种类各不相同，质量控制主要靠感官和经验，缺乏与药效相关的质量和工艺控制指标，这些问题长期困扰发酵类中药生产企业，制约了发酵类中药的临床使用，为其临床效果带来不确定性和安全性隐患，因此，对于发酵类中药的深入研究迫在眉睫。

对于发酵类中药的研究，在二十多年里逐渐发展，目前已有望成为新兴的交叉学科。因其不但涉及原有基础学科中医药学，还与微生物学、微生物工程学、发酵工程学、有机化学、中药分析化学、制剂学、药理学、毒理学等多个新兴学科进行交叉，从而产生和衍生出不少新的研究成果。这些成果来自中药发酵炮制的原理、菌种、生产工艺、生产设备、质量控制、制剂等各个方向进行的深度研究，对于阐明中药发酵炮制的原理和内涵，推动发酵中药质量的飞跃性进步，具有深刻意义。

一、产品概况

中药发酵炮制的中药饮片按照配方不同可分为两类，即米面曲类和其他中药发酵类，其中米面曲类多有健胃消食的功效，其他中药发酵曲类则通过发酵过程，产生了与原药材不同的药效作用，或者降低毒性，如胆南星、炮天雄。而青黛，则是在提取加工中引入发酵技术，以除去枝叶，利于有效成分的溶出。发酵类中药饮片以复方调配入药为主，很少单用。

各类发酵中药饮片功效见表1-2：

表1-2　常用发酵中药饮片组方及功效

类别	名称	功效	原药材组成
米面曲类	六神曲	生神曲健脾开胃，并有发散作用，麸炒六神曲醒脾和胃，焦六神曲消食化积	面粉、杏仁、赤小豆、青蒿、辣蓼、苍耳草
	半夏曲	化痰止咳，消食积	法半夏、面粉、杏仁、赤小豆、青蒿、辣蓼、苍耳草
	红曲	活血化瘀，健脾消食	粳米、红曲霉菌
	建神曲	消食化积，发散风寒，健脾和胃	面粉、杏仁、赤小豆、青蒿、辣蓼、苍耳草、发散解表药（荆芥、防风等）、消食导滞药（山楂、麦芽等）、行气除满药（苍术、厚朴等）
	沉香曲	理脾胃气，止痛泻，消胀满	神曲、沉香、广木香各二两，广藿香、檀香、降香、羌活各三两，葛根、前胡、桔梗、枳壳、槟榔、炒谷芽、炒麦芽、白芷、青皮、广皮、防风各四两，柴胡、川朴、广郁金、白豆蔻、春砂仁各一两，生甘草一两五钱，乌药十两
	采云曲	祛风散寒，健胃消食	白术（炒）、薄荷、六神曲（焦）、枳壳（炒）、麦芽（炒）、厚朴（制）、山楂（焦）、广藿香、紫苏、肉桂、青皮、羌活、桔梗、木香、白芷、片姜黄、槟榔、甘草、陈皮、草果（炒）、檀香、半夏（制）、茯苓、干姜、苍术（炒）、白矾、白芍（炒）
其他中药发酵类	淡豆豉	解表除烦	黑大豆、桑叶、青蒿
	胆南星	清热化痰，息风定惊	胆汁、天南星
	百药煎	清痰解渴止嗽	五倍子、茶叶
	青黛	清热解毒，凉血消斑，泻火定惊	马蓝（蓼蓝、菘蓝）、石灰
	炮天雄	祛风散寒，益火助阳	附子、生姜

二、市场现状

通过检索国家药品标准和国家中成药标准汇编，含六神曲的中成药有159个，含胆南星的中成药有53个，含淡豆豉的中成药有44个，含半夏曲的中成药有17个，含百药煎的中成药有1个，总方数达274个，说明发酵类中药饮片临床应用比较广泛。

有调研数据表明，胆南星中成药投料量年需求约为20000吨，临床配方年需求300多吨，市场需求较大。红曲因其降脂的功效，近几年发展迅速，某家生产红曲饮片的企业在2018年销售额已达2.3亿元，以红曲为原料的中成药血脂康2018年销售额超过5亿元。中药发酵品市场需求和发展潜力巨大。

1. 生产企业类型

发酵类中药饮片的管理，现分为两类，一类实施批准文号管理，另一类按普通中药饮片管理。生产企业也相应分两类，一类是有批准文号的生产企业，一类是有发酵资质的中药饮片企业（药品GMP认证范围明确有"发酵"）。SFDA数据库中查询到实行批准文号管理的发酵类中药有13种，共计71个批文，涉及近40个厂家，超过50%集中在四川省。截止目前通过GMP认证饮片生产企业3139家，其中认证范围明确有"发酵"的超过300家。

四川省为发酵类中药生产大省，发酵类中药产量占全国80%以上。其中具有批准文号的六神曲、建曲、青黛、半夏曲、胆南星等品种主要集中在四川。批准文号企业分布情况见表1-3。

表1-3　发酵类中药饮片批准文号分布情况

品名	批准文号厂家数量	
	全国	四川
六神曲	10	7
半夏曲	12	10
胆南星	11	8
建曲	24	10
青黛	2	2
广东神曲	2	0
三余神曲	2	0
湘曲	2	0
沉香曲	2	0
采云曲	1	0
漳州神曲	1	0
老范志万应神曲	1	0
泉州百草曲	1	0

在红曲、百药煎、淡豆豉等未实施批准文号管理的发酵类中药品种方面，四川也具有产品和产能优势。

2. 市场价格情况

目前常见曲类饮片市场销售价格较低。如六神曲，从中药材天地网查询的数据可知，2013 年至 2019 年，六神曲的价格才从 6.5 元升至 11.5 元，其中 2015 年至 2018 年 3 年多的时间一直在 10 元左右徘徊。部分品种市场价格甚至与生产企业成本倒挂。究其原因，与部分无资质的企业甚至是个体加工者将偷工减料、不按规范生产出的发酵类中药从非法途径输入市场，低价倾销有关。

三、质量概况

1. 发酵类中药饮片的配方各地不统一

发酵类中药，多数为复方配伍组成，极少单一原料，如六神曲、半夏曲、建曲、淡豆豉、百药煎、胆南星等均为复方。红曲虽以粳米为单一原料，加入的曲母（曲公）也不是单一菌种构成。但发酵类中药饮片的配方各地各法并不统一。如建曲，组方来源于范志曲，单在四川省，如成都、绵阳、南充、剑阁、宜宾、泸州、新都、大足，加上重庆市，九个地区的处方就都不一致，现四川省炮制规范的处方是在综合整理上述组方的基础上重新修订的，与现在在产的老范志神曲、泉州百草曲组方又不一致，导致了实质上的同名异物。医生开具处方中的建曲，在不同地区给付的不同生产企业生产的建曲其实并不是同一种饮片。

2. 发酵类中药饮片的生产工艺不规范

从目前了解到的情况来看，发酵类中药饮片的生产工艺同样缺乏一致性和规范性。以六神曲为例，《中华人民共和国卫生部药品标准》（部颁标准）第十九册规定的六神曲的制备方法，就与《北京市中药饮片炮制规范》（2008 年版）在药材处理方式、加入顺序、发酵时间、成品性状等方面有明显差异。再如胆南星，其发酵工艺药典收载就有两种，一种原料是生天南星，与胆汁发酵而成，一种原料是制天南星，与胆汁混合制成，两种方法大相径庭，而胆汁的加入量和生产周期，药典并未规定，实际生产和各地规范中的记载很不一致，以 100kg 药材计，胆汁用量从 100kg 到 700kg 不等，生产周期从数日至 3 年不等，造成不同生产工艺生产的发酵类中药其质量差异较大。

3. 发酵类中药饮片的发酵主导菌种不确定

从现代工业的角度来看，中药的发酵过程属于自然富集固态发酵的范畴，即利用当地空气和物料中的自然微生物区系，多种微生物演替成最适于生长代谢或共生协作的微生态环境。其微生物富集区系不仅与当地空气和物料中的自然微生物区系有关，而且与微生态环境的变化密切相关。

发酵类中药中的微生物来源于外界空气和基质本身。室外空气中的微生物主要是真菌孢子，室内空气中的微生物则主要是细菌，也有真菌。正常生活条件下，室内空气中的细菌来源于人体上呼吸道和皮肤小鳞片，上呼吸道和口腔中的细菌主要群体既有革兰阳性菌，也有革兰阴性菌，还有酵母菌，其中链球菌所占比例较大。植物性基质中的微生物则受到土壤及植物内生细菌和内生真菌的影响，主要是真菌和酵母菌。这些真菌和细菌也是引起人类食品发酵的主要微生物群。

例如，生产六神曲的面粉为小麦加工而成，其中的微生物通过空气和与曲块接触的生产工具自然接入，已知分离鉴定得到的微生物就有几十种，主要的大类包括丝状真菌、酵母菌和细菌等。根据相关研究，主要是曲霉群、结合酵母属，例如根霉、毛霉和共头霉，次要的微生物还有青霉菌、短柄帚霉和拟内胞霉，有报道表明分离的大多数曲霉菌为米曲霉，个别有黄曲霉、文氏曲霉等。

表 1-4　六神曲中分离得到的部分微生物

品名	发酵过程中微生物种类		
	丝状真菌	酵母菌	细菌
六神曲	青霉菌、产黄青霉菌、分枝青霉菌、黄曲霉菌、黑曲霉菌、杂色曲霉菌、肉色曲霉菌、烟曲霉菌、巢曲霉菌、米根霉菌、总状毛霉菌、伞枝梨头霉菌	酿酒酵母、浅白隐球酵母、东方伊萨酵母、扣囊拟内孢霉	蜡质芽孢杆菌、枯草芽孢杆菌、大肠杆菌、放线菌、乳酸杆菌、戊糖片球菌

上述研究结果只能说明在发酵类中药的成品和发酵过程中有这些微生物的参与，真正在发酵过程中产生主导作用的微生物群的研究还在初级阶段，并未形成具有共识的结论。

4. 发酵类产品质量存在安全隐患

现有的发酵类饮片中，部分品种采用的是毒性中药，如半夏曲、胆南星、炮天雄等，通过发酵过程，降低了毒性，增强或者转变了药效，如果发酵工艺控制不能达到要求，则毒性成分不能得到转化，用药安全得不到保证。

传统中药的发酵炮制是多菌种参与的自然发酵，参加发酵的菌种种类和数量都存在一定的波动。主要发酵过程采用传统自然发酵，制曲时杂菌数量多，生产周期长，生产季节性很强，还没有实现产业化和自动化，经过发酵后的产品微生物杂菌数量多。由于在发酵过程中，不同微生物进行生存竞争，不可能完全避免不良的微生物甚至是病原微生物的侵入。有人从六神曲中检出了有强致癌作用的黄曲霉毒素，严重影响了用药安全性。同时传统中药的发酵炮制采用的是传统的固体发酵，整个发酵炮制的过程都是凭经验来控制。因此，传统中药发酵炮制后其质量的稳定性难于保证。除此之外，由于产品质量标准不健全，以次充好现象存在。也有厂家在炮制加工过程中偷工减料，生产劣质饮片，如在六神曲制备过程中随意增加麦麸的用量等现象不断发生。因此人民的用药安全存在很大的隐患。

四、标准现状

发酵类中药饮片的质量标准急需提高。发酵类中药收入药典的品种较少，仅有胆南星、淡豆豉等寥寥几种。相对临床用药量较大，主要发挥健胃消食作用的曲类中药，药典均未收载。申请发酵类中药批准文号的生产企业则多以部颁标准和地方规范为依据。部颁标准由于颁布年代较早，质量标准并不完善，很多仅有性状等标准，无法反映发酵类中药的质量特征。地方规范的标准也有同样问题，部分地方规范虽收载有发酵类中药品种规格，但是对其处方和生产工艺语焉不详，造成企业生产和执行标准存在障碍。

从标准本身来说，很多曲类产品现行标准不能与功效直接对应，如曲类中药，其健胃消食的物质基础至今未能明确，质量标准也仅限于性状、水分、总灰分等指标。随着研究的深入，即使物质基础未能明确，通过研究确定微生物发酵及代谢基质的情况下，也可以通过检测其代谢产物的产生量来控制发酵程度，作为质量控制的一种手段。

五、监管法规

1. 药品相关规定

学术界或药学法规中并没有对中药发酵炮制品作明确、准确的定义，更缺乏对其所涉及的范畴予以系统的界定，导致在监管方面带来不少混乱和争议。目前监管思路一直围绕着发酵品是"生物制品"的线索在展开，而并未把它作为"中药炮制品"而纳入药学法规中去；部分学者也呼吁中药的发酵制品应按《新药审批办法》的规定进行新产品注册，并将它列为创新（一类）中药；目前在临床应用的发酵炮制品如淡豆豉、半夏曲、六神曲等生产是按中药饮片实行的许可管理。

2. 红曲为原料的保健食品相关规定

《关于以红曲等为原料保健食品产品申报与审评有关事项的通知》（国食药监许

[2010] 2 号）规定，申请注册以红曲为原料的保健食品，除按照保健食品注册有关规定提交资料外，还需提供下列资料，并符合下列要求：

（1）提供红曲菌种及原料红曲的橘青霉素检测报告和产品洛伐他汀的检测图谱。

（2）红曲推荐量每日暂定不超过 2g。产品中洛伐他汀应当来源于红曲，总洛伐他汀推荐量每日暂定不超过 10mg。如超过上述限量规定，应提供充分的食用安全性依据。

（3）产品中增加橘青霉素指标的测定，限量暂定为 50μg/kg。

（4）产品说明书中不适宜人群增加"少年儿童、孕妇、乳母"，注意事项增加"本品不宜与他汀类药物同时使用"。

第二章　六神曲发酵技术

一、古今文献研究

（一）品种来源与本草考证

六神曲，又名神曲、六曲，为苦杏仁、赤小豆、青蒿、苍耳草、辣蓼等药加入面粉（或麦麸）混合后经发酵而成的曲剂，味甘、辛，性温，入脾、胃经，具有健脾和胃、消食调中的功效，用于治疗饮食停滞、胸痞腹胀、呕吐泻痢、小儿腹大坚积。2010版《中国药典》和部颁标准中共收载了6种不同的六神曲炮制品。生六神曲健脾开胃，并有发散作用；炒六神曲健脾和胃作用增强，发散作用减弱；麸炒六神曲具有甘香气，以醒脾和胃为主，用于食积不化，脘腹胀满，不思饮食，肠鸣泄泻；焦六神曲消食化积力强，以治食积泄泻为主。

六神曲起源于古代的曲。《本草纲目》中记述了神曲得名的由来："昔人用曲，多是造酒之曲。后医乃造神曲，专以供药，力更胜之。盖取诸神聚会之日造之，故得神名。"中国使用酒曲的历史悠久，曲古字为"麯"，"曲"的记载可以追溯到商周时代，如《礼记·月令》云："秫稻必齐，曲蘖必时，湛炽必洁，水泉必香，陶品必良，火齐必得。"曲之入药，首见于《金匮要略》中的薯蓣丸。神曲之名，则首见于北魏《齐民要术》，其中载3种制备神曲的方法。

《齐民要术》记载神曲一斗，酿酒可以用米三石，相对笨曲一斗，用米六斗，从发酵能力来说，神曲是笨曲的5倍，因此，"神曲"之名除去神化的因素以外，很可能是由于其酿酒效率高而得。

唐代《药性论》首次载入神曲作为药名，历代均有沿用。从医药文献来看，在明代以前，神曲还是酿酒的面曲，基本不添加其他药物。明代《本草经疏》云："古人用曲，即造酒之曲，其气味甘温，性专消导，行脾胃滞气，散脏腑风冷。神曲乃后人专造，以供药用，加倍于酒曲。"明代《天工开物》载："凡造神曲所以入药，乃医家别于酒母者。法起唐时，其曲不通酿用也。造者专用白面，每百斤入青蒿自然汁、马蓼、苍耳自然汁相和作饼，麻叶或楮叶包罨如造酱黄法。待生黄衣，即晒收之。"可见神曲加入药物的制备方法到明朝开始比较完备，与现存方法的配方相比较，药品种类基本一致。

（二）古今炮制历史沿革

1. 古代炮制沿革

（1）炮制方法沿革：对167部古代方书和本草著作中的六神曲历代炮制方法进行整理，文献显示，六神曲的炮制首见于《肘后方》，方法主要包括熬、焙、炒、炮、煨、制炭、半夏制、枣制、煮等方法。其中以炒制为多，我们整理的记载六神曲炮制的84部古代方书中，仅有4部未记载炒法。炒法从炒制程度分为炒黄、炒焦和炒炭，从文献来看，六神曲以微炒、炒黄为主，炒焦和炒炭的记载仅在部分著作中出现，可见，古代医家对六神曲的使用，以炒制程度较轻为主，现在常用的炒焦的炮制方法，古代并不常用。

（2）炮制药效理论记载：宋代唐慎微《证类本草》云："神曲疗脏腑中风气，调中下气，开胃消宿食。主霍乱，心膈气，痰逆，除烦，破癥结及补虚，去冷气，除肠胃中塞，不下食，令人有颜色。六月作者良，陈久者入药。用之当炒令香。六畜食米胀欲死者，煮曲汁灌之立消，落胎并下鬼胎。"

元代王好古《汤液本草》载："《象》云：消食，治脾胃食不化，须于脾胃药中少加之。微炒黄用。《珍》云：益胃气。《本草》：火炒以助天五之气，入足阳明。"

明代张景岳《本草正》中记载神曲"味甘气平。炒黄入药。善助中焦土脏，健脾暖胃，消食下气，化滞调中，逐痰积"。

清代张璐《本经逢原》载："神曲入阳明胃经，其功专于消化谷麦酒积，陈久者良。酒曲亦能消食去滞气，行药力，但力峻伤胃。红曲乃粳米所造，然必福建制者为良，活血消食，有治脾胃营血之功，女人经血阻滞，赤痢下重，宜加用之。"

生品神曲健脾开胃，并有发散作用，可治疗感冒食滞。发散走表生用，健脾消食则需炒用。炒焦神曲消食化积力强，以治食积腹泻为主。麸炒后具有香气，以醒脾和胃为主，用于食积不化、脘腹胀满等症。

2. 现代炮制研究进展

（1）所含化学成分及炮制对化学成分的影响

1）化学成分：六神曲的原料包括面粉、麦麸、苦杏仁、赤小豆、青蒿、辣蓼、苍耳草。六神曲中含酵母菌、淀粉酶、维生素 B 族、麦角固醇（ergosterol）、蛋白质及脂肪、挥发油等，并含多种元素，如锌、锰、铁。

2）六神曲发酵后化学成分变化：高慧等采用高效液相色谱法对神曲、生品苦杏仁、蒸制苦杏仁中的苦杏仁苷进行了 7 天的跟踪测定，结果显示，神曲组方中无论采用生苦杏仁还是蒸制苦杏仁，其苦杏仁苷均在发酵不久后即消失。通过实验结果可以看出，神曲的组方中加入生苦杏仁时，从发酵第 1 天起，就检测不到苦杏仁苷的峰。而把经蒸制过、其苦杏仁酶已被灭活的制苦杏仁作为神曲的原料进行发酵，通过高效液相色谱图发现，自从第 2 天起苦杏仁苷的峰也消失，但由于蒸制苦杏仁的苦杏仁酶已被灭活，因此认为其苦杏仁苷可能是被神曲发酵过程中新产生的酶类所酶解或者是被微生物生长繁殖所利用而降解。高慧等进行了神曲发酵与不发酵样品酶活性等项目的比较，发现不发酵神曲样品的淀粉酶、蛋白酶活力均几乎为零，经过发酵神曲样品的两种酶活力显著提高，可以确定是在发酵过程产生了淀粉酶和蛋白酶。陈缤等发现发酵后六神曲中测不到青蒿素，并从发酵之后的六神曲中分离得到了一个有机酸类成分十八碳烯酸。

徐云等对六神曲发酵过程中产生的淀粉酶、糖化酶、纤维素酶、脂肪酶和蛋白酶 5 种消化酶的活力变化规律进行研究，将六神曲在温度 35～37℃、湿度 70%～80% 恒温恒湿发酵 13 天，发现发酵过程中产生的 5 种消化酶存在规律性变化：糖化酶活力在发酵第 3 天时达到高峰，淀粉酶、纤维素酶和脂肪酶的活力在发酵 4 天时达到高峰，之后 4 种酶活力均有所下降并逐渐趋于平稳，蛋白酶活力在发酵前 4 天变化不大，之后随发酵时间的延长活力显著增加，至第 9 天后达到高峰并趋于平缓，因此认为六神曲发酵成熟时间以 4～6 天为宜。对发酵第 0～7 天的六神曲 HPLC 指纹图谱与淀粉酶活力的研究表明，物质成分及酶活力在发酵第 1 天无显著性变化，而从第 2 天开始发生成分的转化及酶活力的增加，第 3 天后成分变化不明显，酶活力大小无显著差异。

采用 HPLC 色谱法对不同来源的六神曲进行分析，发现采用青蒿、苍耳、辣蓼鲜品煎汤拌曲、干品煎汤拌曲、干品粉碎直接拌曲三种方法制得神曲样品的 HPLC 图谱存在差别，色谱峰的保留时间和峰数都有所不同。通过比较神曲不同发酵时间的 HPLC 色谱图发现，色谱峰面积前 3 天变化明显，第 4 天起变化趋缓，第 7 天时已基本无变化。比较不同面粉、麦麸配比为原料制得的六神曲样品的 HPLC 谱图发现，含有不同麦麸配比的发酵品的谱图较近似，而全部以面粉发酵的样品与其他样品有所不同。分析几种纯菌发酵工艺制备得到的样品的 HPLC 色谱图发现，这些神曲样品的色谱峰保留时间基本相同，但峰面积有较大差异。研究结果还表明，样品的色谱峰面积和酶活力存在着一定的关联度。

刘燕的研究表明，自制六神曲和市售六神曲中含有氨基酸、糖、酚类、有机酸、皂苷、黄酮类和蒽醌，两者成分差异不显著。维生素 B_1 含量为 $21.1\mu g/100g$，六神曲发酵过程中 pH 保持在 $5.05 \sim 6.50$，蛋白质由 $29.36g/100g$ 降低到 $12.12g/100g$，氨基态氮由 $3.83g/100g$ 升高到 $7.18g/100g$，淀粉由 $63.13g/100g$ 降低到 $29.83g/100g$，单糖和低聚糖的总量在发酵前后分别为 $0.87g/100g$ 和 $1.62g/100g$。六神曲发酵前后 17 种氨基酸总量分别为 $23.23mg/g$ 和 $44.59mg/g$，含量增加，其中 7 种必需氨基酸和 10 种非必需氨基酸总量均增加，3 种支链氨基酸总量也大幅增加。

3）炮制对化学成分的影响：陈廉等采用测定还原糖的方法，测定六神曲炮制前后所含淀粉酶消化淀粉的效价，测定结果表明，炮制后消化淀粉效价有不同程度的降低，六神曲炒黄后效价为生品的 60%，炒焦后效价几乎全部消失。

王寅等对购自上海、浙江杭州、江苏南京、四川成都的 4 批六神曲生品及炮制品，以分光光度法测定蛋白酶活力，以容量滴定法测定淀粉酶活力，结果表明，不同产地六神曲消化酶活力没有显著性差异，六神曲生品蛋白酶、淀粉酶活力均显著高于炮制品。

对炮制前后神曲中 17 种元素的分析结果表明，Zn、Mn、Cu、Fe 等人体必需的元素含量较高，且焦神曲中元素含量较生品高。

（2）药理作用及炮制对药理作用的影响

1）药理作用：六神曲属于健胃消食类常用中药，常用于治疗饮食积滞、伤食腹泻和腹胀不适等消化不良症状，研究认为上述功效与六神曲所含的酵母菌和消化酶及维生素有关。神曲中含多量酵母菌和维生素 B 族。一般认为，本品具有维生素 B 族样作用，如增进食欲，维持正常消化机能等。

2）发酵对药理作用的影响：现代发酵工艺制备的神曲样品在对小鼠胃肠推进功能及胃中总酸分泌的影响方面相当于或优于传统工艺所制样品。近年来有学者从六神曲中分离出大量酵母菌、大量杂菌及少量乳酸菌，并发现六神曲不仅可调整脾虚小鼠肠道的菌群失调，并且具有肠道保护作用。胡静等用神曲水煎液给小鼠灌胃后 12 天发现，其肠道中肠杆菌、肠球菌等需氧型细菌的数量显著减少，双歧杆菌、乳杆菌和类杆菌等厌氧型细菌的数量显著增多。该组与丽珠肠乐治疗组相比，小鼠肠道主要菌群数量无明显差别。庄彦华等用神曲口服液治疗肠易激综合征患者，发现患者2周后粪便中乳酸杆菌和双歧杆菌数量较治疗前增多，肠杆菌则减少，临床症状改善且有效率明显升高，其结果与疗效肯定的丽珠肠乐治疗组比较，差异无显著性，与未用益生菌制剂的思密达组比较差异有显著性。郭双丽等认为，神曲首先可以调整菌群失调，对双歧杆菌、类杆菌等有益于机体的厌氧菌水平具有明显促进作用，可以降低肠杆菌、肠球菌的数量。再次，其能提高超氧化物歧化酶（SOD）、黄嘌呤氧化酶（XOD）和一氧化氮（NO）的水平，降低丙二醛（MDA）浓度，具有肠组织保护作用。因此认为神曲及其复方制剂是一种良好的微生态调节剂。王秋红等发现自制和市售六神曲乙酸乙酯提取部位具有很强的抗菌效果，正丁醇部位也有较强的抑菌、杀菌活性。

　　3）炮制对药理作用的影响：神曲炒焦后，能增强消食导滞作用。在对小鼠进行的药理实验中发现炒品、炒焦品能较好地促进胃的分泌功能并增强胃肠的推进功能。比较六神曲生品、炒黄品和炒焦品等样品对小鼠消化功能影响的动物实验表明，神曲炒焦后，对小鼠胃肠推进功能显著增强。张露蓉等应用碘量法测定淀粉酶活力，应用福林－酚试剂比色法测定蛋白酶活力结合小鼠小肠推进实验方法，比较自制六神曲生品和炒制品在消化酶活力和促进胃肠动力方面的差异，评价六神曲生品和炒制品对胃肠蠕动的影响，结果表明，六神曲炒制后淀粉酶活力明显下降，蛋白酶活力增强，六神曲生品和炒制品均能改善病理模型小鼠小肠的推进功能，且生品优于炒制品。刘峰等以生、炒香、炒焦三个状态的山东产六神曲和自制的未经发酵的六神曲为实验材料，采用离体方法研究实验材料对家兔回肠平滑肌收缩活动的影响，采用在体方法研究实验材料对小鼠肠内容物推进的影响，以观察不同产地和不同炮制方式的六神曲对实验动物肠运动功能的作用。离体实验结果表明，三种六神曲都能引起大鼠肠平滑肌的收缩作用增强。小鼠肠内容物推进实验结果表明，与模型组比较，三种六神曲都对小鼠肠内容物推进具有提高作用，未经发酵的六神曲作用不明显。因此可认为六神曲能增强家兔离体回肠平滑肌的收缩和小鼠小肠的推进作用；六神曲中促进肠道运动的物质产生于发酵过程中，炮制和煎煮的过程对其影响不大。

（三）炮制工艺研究概况

1. 六神曲的发酵方法研究

传统生产神曲的方法是先将杏仁、赤小豆研成粉末与面粉混匀，再把鲜青蒿、鲜苍耳和鲜辣蓼用适量水煎汤，将汤液陆续加入混合物中，制成扁方块，用粗纸包严，放木箱或席篓内，每块间保留一定空隙，上覆湿麻袋等物，保温 30 ～ 37℃进行自然发酵，待表面生黄白色菌丝时取出，切成小方块，干燥即成。目前普遍认为传统的方法具有许多缺点：发酵时间长，占地面积大，劳动强度大，卫生条件差。为此，不断有人提出新的方法对制曲工艺进行改革：王元铭建议先整体发酵，然后再切成小块，这样可以减少工序、缩短时间；马新华提出将事先发酵好的曲料，以 1∶5 的比例掺入新鲜的未发酵的曲料中，混匀，制成湿料，再进行发酵，能够缩短发酵时间；高万山提出若无新鲜青蒿、苍耳、辣蓼，也可将其干品粉碎过筛后与面粉混匀；刘湛文等尝试以麦麸代面粉作为主料（麦麸 90 份，面粉 10 份），并对基质进行流通蒸汽灭菌，在无菌条件下接种，发酵 36h，干燥，可明显缩短发酵周期，减少原料成本，且能保证神曲卫生质量；也有人认为神曲的组方及制作不尽合理，提议将处方稍作改动，不必发酵，直接作散剂使用。

高慧等以蛋白酶活力、淀粉酶活力、薄层层析为考察指标，对神曲的原料、发酵时间等进行研究，原料中青蒿、苍耳、辣蓼用鲜品榨汁拌曲、干品煎汤拌曲或干品粉碎拌曲未见显著差异，因此可以选择操作较为简便的干品粉碎拌曲；不同面粉、麦麸配比的样品淀粉酶活力有差异，蛋白酶活力、薄层层析未见显著差异，以面粉∶麦麸比例为 1∶3，加水量控制在 35% ～ 45% 为佳；发酵时间对各酶活力有显著影响，以33 ～ 34℃发酵 7 天为宜。

高慧等从自行发酵神曲中分离出 4 种菌种，其中 2 种细菌，一种为革兰阳性芽孢杆菌，一种为革兰阴性杆菌；2 种霉菌，一种为毛霉菌属霉菌，一种为曲霉菌属霉菌。进行单一菌种发酵，以成品神曲的化学成分、酶活力及对小鼠消化功能影响等为评价指标，进行质量比较，以其中 1 种毛霉属的霉菌作为发酵菌种所得神曲质量较优。可认为霉菌是其发酵的主要菌种。单一菌种发酵能够解决真菌毒素问题，保证神曲质量和用药安全。但是，接种细菌样品、接种霉菌样品与传统发酵样品相比，无论薄层斑点，还是酶活力和药理实验结果均有明显差别，初步推断，单菌种发酵不能达到神曲发酵产生新成分及提高酶活力的目的。

　　王海洋等采用单因素试验，考察发酵时间及原料药的拌曲工艺等因素对六神曲淀粉酶活力的影响，并从淀粉酶活力、可溶性淀粉量、可溶性多糖量等3个方面对不同工艺制备的六神曲质量进行比较，确定六神曲的制备工艺为将赤小豆煮烂，加入面粉、苦杏仁粉末混合均匀，加入青蒿、辣蓼、苍耳草鲜品水煎液混合均匀后拌曲，发酵时间为7天，温度控制在30～37℃。

　　刘腾飞等选择麦麸与面粉用量比（麸面比）、麸面与赤小豆的用量比（碳氮比）为考察因素，将不同配料比制备的神曲在恒温恒湿箱中发酵5天，取出，低温烘干后制备酶液，测定淀粉酶、糖化酶和蛋白酶的酶活力，综合3个指标优选神曲配料比，并对其甲醇提取部位进行HPLC特征图谱分析，以最佳配料比神曲的特征图谱为参照谱，采用《中药指纹图谱相似度评价系统》2004年A版进行相似度评价，其结论为：六神曲发酵工艺中最佳麸面比为70∶30，碳氮比100∶2，这样制备出的六神曲酶活力较高。但是酶活力高的神曲在化学成分上与其他样品差异不大，在赤小豆（氮源）添加量、发酵温度、发酵时间单因素的基础上，采用Box-Behnken响应面设计试验，从而确定最佳发酵参数。采用Design-Expert V8.0.6.1软件进行回归模型分析，最后确定最佳发酵条件为赤小豆（氮源）添加量2.6g/100g麸面，发酵温度32℃，相对湿度70%～85%，发酵时间3天。

　　天津中药研究院采用黑曲霉发酵神曲，以麦麸代替面粉作为发酵营养源，结果表明该方法制得的神曲消化酶含量较高，不仅可缩短发酵周期，降低生产成本，且可避免发酵中杂菌和产毒真菌的污染。刘湛文对辽宁传统六神曲生产工艺进行改革，即用麦麸代替面粉，用黑曲霉和米曲霉进行纯种发酵，结果表明新工艺合理可行。

2. 六神曲的炮制方法研究

　　神曲的炮制方法主要有炒黄、炒焦、麸炒。炒神曲：取生神曲置炒药锅内，用文火加热，炒至表面微黄色，取出，放凉。焦神曲：取生神曲置炒锅药内，用文火加热，不断翻炒，至表面焦黄色，内部微黄色，有香气逸出时，取出，放凉。麸炒神曲：先将麸皮撒入预热的炒药锅内，待冒浓烟时投入生神曲，迅速翻炒，直至药面棕黄色时取出，筛去麸皮，放凉，神曲每100kg用麸皮10kg。

　　神曲呈扁平的方块状，且体积较大，不利于翻炒，炒制程度不利于控制。曹连民等人提出将神曲粉碎为细粉（80目），制成直径为5mm的神曲丸，干燥后再进行炮制，这样不仅利于翻炒，便于服用，同时还能防止外部太过、内部不及的现象。若在炒制神曲时，选秫米粒大小的砂，油制，将砂置锅内用中火炒烫，再倒神曲共同翻炒

（神曲：砂 =5：3），可使炒出的神曲不易炭化，外黑内老黄色，且此法易于掌握。

（四）质量标准研究概况

1. 传统质量控制标准

分析《齐民要术》所载制神曲法，主要有以下质量控制关键点：

（1）原料：制曲原料均采用小麦面粉，原料处理上采用蒸、炒等加热方法，除去部分杂菌，但由于古代是自然发酵，还需部分不经加温处理的生面，带入发酵菌种。这种方法，已经对于发酵菌种的量有所控制。

（2）制曲时间：主要在阴历七月上旬。此时气温较高，利于微生物生长和繁殖。后世记载为五月五日、六月六日或三伏天制曲，当是根据地域不同、气温升高等物候出现的时间不同而确定的制曲时间。

（3）制曲方式：先制曲饼，然后发酵。从现代微生物学的观点来看，这种制曲方法，外部为曲霉生长创造良好条件，内部则有利于根霉、红曲霉、酵母以及乳酸菌、醋酸菌等细菌生长繁殖，因此，神曲的发酵过程，应该是不同菌群的综合作用。

（4）和曲的水分控制："以相着为限，大都欲小刚，勿令太泽"，即以能够成团即可，和坨要硬，不要太湿，控制水分与现代所说"捏之成团，掷之即散"基本一致。

（5）成曲的质量标准：发酵 21 天之后，掰开曲饼，饼内干燥，有五色衣，就可以认为曲成。内部无水分、密布有菌丝体和孢子，即可认为制曲成功。保存过程中，如出现黑色菌丝则会烂掉，应注意保持干燥，不能密闭。一般经验认为神曲：①气味：闻之芳香，无霉烂发臭的气味为良；②外观：表面布满黄衣（菌丝），曲块边缘呈鲜黄色，以放大镜观察，可以见到黄色分生孢子柄的膨胀部；③内部：良曲的块坚实，成品可整块取出而不碎，如果神曲不成块或成块不结实，都是菌丝发酵不好的缘故，曲的内部用放大镜观察，亦应有菌丝及未成熟的孢子；④药材性状：呈方形或长方形块状，外表土黄色，粗糙易断，断面不平，可见发酵后的空洞及未被粉碎的褐色残渣，无虫者为佳。

2. 六神曲质量控制方法的研究

在衡量神曲的内在质量及判断制备工艺的合理性方面，还可用蛋白酶和淀粉酶为指标。

3. 质量标准的研究

（1）国家标准：历版药典均未收载六神曲的质量标准，部颁标准收载了六神曲质量标准。

（2）地方规范：地方炮制规范中，收载六神曲制备方法比较详细的有北京、山东、河南、江苏、天津、四川、吉林、江西、湖南等9省市。其他地方炮制规范或未收载，或未详细说明制备方法。

部颁标准和各地方炮制规范中除江西省炮制规范中加入甘草粉、江苏和湖南炮制规范加入酵母粉或酒曲之外，其他地方炮制规范中六神曲的处方区别主要在于是否加入麦麸。资料显示，六神曲共有成分中，除了四川标准外，碳源（面粉＋麦麸）与药材的比例一般在8∶1～4∶1；碳源（面粉＋麦麸）与氮源（赤小豆＋苦杏仁）的比例差异较大，最大为部颁标准，为37.5∶1，最小为吉林规范，为5∶1；麦麸与面粉的比例在4∶1～1∶1，另有不加麦麸，直接使用全麦粉者，可视为该比例为0。上述比例可以作为发酵工艺实验设计的参考。

（五）炮制原理研究概况

1. 传统工艺的菌种情况

（1）细菌类：胡静等对市售6个神曲样本中的微生物研究显示，其均含有较多的酵母菌，部分神曲中含有少量的乳酸杆菌。神曲中均含有大量的杂菌，检出的杂菌种类有5～14种。张丽霞等对市售六神曲样品中分离出的酵母菌，采用形态特征鉴定、生理生化鉴定及26Sr DNA基因序列分析等进行综合鉴定，分别鉴定出了酿酒酵母、浅白隐球酵母、库德里阿兹威毕赤酵母（东方伊萨酵母）、扣囊拟内孢酵母（扣囊复膜酵母）等酵母菌，并认为酵母菌是六神曲发酵炮制过程中的主要作用菌。

（2）霉菌类：芦艳卿等报道，从六神曲中分离得到真菌3属4个组，包括青霉属的分枝青霉组，曲霉属的烟曲霉组和巢曲霉组，毛霉属的总状毛霉组。邬吉野等从自制六神曲中分离出黄曲霉、伞枝犁头霉、杂色曲霉、蜡质芽孢杆菌、枯草芽孢杆菌、大肠杆菌、放线菌等；从市售六神曲样品中分离出伞枝犁头霉、杂色曲霉、肉色曲霉、芽孢杆菌、大肠杆菌等。陈娟等采用传统分离培养方法结合PCR-SSCP技术对市售六神曲中的真菌类群进行分析，从生神曲中获得黄曲霉、米根霉，从焦神曲中获得黄曲霉、黑曲霉，采用PCR-SSCP技术又从生神曲中获得A.ambiguous、A.ivoriensis、Cladorrhinum foecundissimum、Eurotium xerophilum 4种真菌，焦神曲中则不含上述4种真菌。王秋红等采用平板划线法和菌丝顶端纯化法分离真菌，使用生物显微镜进行显微形态学鉴定、DNA测序进行分子生物学鉴定，从传统发酵六神曲中分离并确定3

株真菌分别为曲霉属真菌黄曲霉菌、青霉属真菌产黄青霉菌以及枝孢属真菌枝孢霉菌。程义雄等从自制传统发酵六神曲中分离得到7种纯菌落，分别鉴定为白地霉、青霉、白腐霉、烟曲霉、大毛霉、赛氏曲霉、黄曲霉。

2. 现代工艺菌种筛选研究情况

邬吉野等采用分离得到的黄曲霉、伞枝犁头霉、杂色曲霉、肉色曲霉和其他5种未知霉菌进行六神曲纯种发酵，测定其淀粉酶和蛋白酶活力。其中黄曲霉单独发酵，能显著提高神曲淀粉酶和蛋白酶的活力，而从自制六神曲中分离的杂色曲霉纯种发酵的六神曲中蛋白酶活力最高，伞枝犁头霉纯种发酵的六神曲淀粉酶与蛋白酶活力接近传统自然发酵。

王秋红等采用自行分离的黄曲霉菌、产黄青霉菌和枝孢霉菌进行六神曲纯种发酵。黄曲霉菌和产黄青霉菌发酵六神曲气味纯香，表面遍布白衣，略有黄衣出现，与传统发酵相似；枝孢霉菌发酵六神曲产生霉腐气味，曲块表面暗灰褐色，与传统发酵差别大，推测枝孢霉菌为六神曲发酵中产生的杂菌。

程义雄等选定赛氏曲霉进行六神曲纯种液体发酵。以K_2HPO_4为神曲液态发酵所需的无机盐，以淀粉酶、蛋白酶活性为指标，采用单因素试验考察面粉和麦麸比例、不同无机盐对发酵工艺的影响；以蛋白酶活力为指标，采用正交试验考察面粉和麦麸用量比、发酵温度、摇床转速、无机盐用量对神曲深层液体发酵工艺的影响。确定最佳发酵工艺为向150 mL水中加入面粉麦麸12g和K_2HPO_4 0.15g，温度28℃，摇床转速180r/min。

刘燕的研究发现，自制六神曲发酵过程中，细菌总量呈现先增加后减少的趋势，发酵0～6天细菌总数一直增加，第八天开始降低，而真菌和放线菌均呈持续增长趋势。

（六）临床应用研究概况

1. 六神曲入药现状

六神曲入药方式主要有粉末入药和煎煮入药两种，以粉末入药为主。

含六神曲的成方制剂多数为消食类中成药，如大山楂丸、保和丸及启脾丸等临床常用药，可见其健脾开胃、消食导滞的功效显著。不但如此，六神曲还具软坚散结、回乳及祛痰的功能。六神曲常与其他药物合用治疗各种小儿腹泻。炒神曲治疗婴儿腹泻，治愈率高，而病毒唑加制神曲可用于治疗婴幼儿秋冬季腹泻。六神曲还可与吴茱黄合用敷脐治疗风寒性腹泻和食积不化性腹泻。此外，神曲性辛温，可制磁石咸寒之性，凡丸剂中有金石、贝壳类药物者，可用神曲糊丸和胃以助消化，使金石之药不碍胃气，利于药力运行。吴勇指出，六神曲可治疗青春期乳腺增生、子宫肌瘤、肝肿大以及甲状腺结节等，且能防止其他软坚散结药物对脾胃的过度伤伐，利于药物运化吸收。徐爱灵经研究发现，用白酒将焦神曲调成糊状服用，回乳效果大增，这也印证了《本草纲目》中"神曲炒研酒服可回乳"的记载。鲜为人知的是神曲有治痰的作用，在治痰方中，实加神曲，虚佐人参，其效大增。临床观察发现六神曲与一些药物不宜同用，与山豆根同煎口服，可致心慌、恶心、乏力、出汗等不良反应。而与红霉素同用，不仅六神曲酶活性降低，且红霉素抗菌作用大减。六神曲也常被用于健胃消食、调理脾胃的食疗药粥中，如神曲茵陈粥、神曲山楂粥、治疗脾失健运的厌食症神曲粥以及治疗儿童疳积的二芽神曲粥等。六神曲还可制成药酒，《本草纲目》记载了具有治疗闪挫腰痛功效的神曲酒。

2. 药典和部颁标准方剂应用情况

六神曲广泛应用于临床，是在国家标准收载的成方制剂中应用最多的发酵类中药。在 2010 年版《中国药典》和部颁标准中，共收载了含有发酵类中药的成方制剂计 400 个，其中含六神曲的成方制剂为 204 个，比例达到 51%。两个国家标准中共收载了 6 种不同的六神曲炮制品，其中炒六神曲使用得最多，其次是麸炒六神曲、生品六神曲、焦六神曲和六神曲炭。

（七）六神曲原料青蒿、辣蓼、苍耳草的相关研究概况

1. 基原考证

（1）青蒿：青蒿为菊科一年生草本植物黄花蒿（*Artemuia annua* L.）的干燥地上部分，历代文献均有记载。其性寒，味苦。用于解暑、退蒸、凉血、截疟等临床病证，现代研究表明青蒿还有免疫抑制和细胞免疫促进等作用。

青蒿始载于《五十二病方》。《神农本草经》名草蒿，将青蒿列为别名，为下品。宋代的《大观本草》和《重修政和经史证类备用本草》均有记载。沈括在《梦溪笔谈》中明确指出："青蒿一类，自有两种，有黄色者，有青色者，本草谓之青蒿，亦恐有别也。"《本草纲目》谓："青蒿二月生苗，茎粗如指而肥软，茎叶色并深青。其叶微似茵陈，而面背俱青，其根白硬。七八月开细黄花，颇香。结实大如麻子，中有细子。"又另载黄花蒿，谓："此蒿与青蒿相似，但此蒿色绿带淡黄，气辛臭。"张衍箴认为，在宋代以前，

青蒿与黄花蒿是同作草蒿（青蒿）入药的。胡世林通过比较两者主要分类学特征，认为《本草纲目》所述青蒿即今天的黄花蒿（*A.annua* L.），而所述黄花蒿为今天的青蒿（*A.apiacea* Hance），并提出造成这种纷乱关系的根源之一在于李时珍另立黄花蒿。屠呦呦认为，植物学名的来源，多出自白井广太郎等所著《头注国译本草纲目》，其在中药"青蒿"项下，错误注以植物学名 *A.apiacea* Hance，而在"黄花蒿"项下却注以植物学名 *A.annua* L，从而造成这种纷乱关系，并建议 *A.annua* L. 为青蒿的植物学名。

（2）辣蓼：也称水蓼、辣蓼草、蓼芽菜等，1977 年版《中国药典》曾记载辣蓼为水辣蓼或旱辣蓼（*Polygonum flaccidum* Meisn.）的干燥全草，1999 年版《中华本草》将其基原更正为蓼科（Polygonum）蓼属（Polygonum L.）水蓼（*Polygonum hydropiper* L.）的地上部分。辣蓼是我国传统的药用品种，广泛分布于我国南北各地区。《神农本草经》中经首载水蓼的果实蓼实，《新修本草》首载水蓼。

现代对六神曲组方中辣蓼的考证研究却比较少。六神曲中辣蓼基原不定，在全国不同地区辣蓼入药品种不同，大部分地区以水蓼 *Polygonum hydropiper* Linn. 和旱辣蓼 *P. flaccidum* Meissn 入药；在福建、广东、江西、河南等地以柳叶蓼（绵毛酸模叶蓼）*P. lapathifolium* L.var.salicifolium Sibth. 作辣蓼；江苏、浙江还以长鬃蓼 *P. longisetum*.De Bruyn 作辣蓼；广东、湖北以丛枝蓼 *P. caespiotsum* Blume 作辣蓼入药。

现代本草记载辣蓼来源不一致，比较混乱，有三种来源，一种是水蓼 *P. hydropiper* L，一种是伏毛蓼 *P. pubescens* Blume，另一种是柳叶蓼 *P. 1apathifolium* L. var. salicifolium Sibth。但这三种蓼中只有水蓼有辛辣味，故辣蓼的来源只有水蓼一种。

（3）苍耳草：苍耳 *Xanthium sibiricum* Patrin ex Widder. 以果实（原名莫耳实）入药，始载于《神农本草经》草部中品。苍耳叶入药始于《名医别录》："叶味苦辛，微寒，有小毒，主膝痛、溪毒。"《千金方·食治》谓："味苦辛，微寒，有小毒。苍耳叶绞取汁以渍之，治热毒。"《新修本草》载曰："主大风癫痫，头风湿痹，毒在骨髓……人令省睡，除诸毒螫，杀疳湿䘌，久服益气，耳目聪明，轻身强志，主腰膝中风毒，亦主俐狗毒。"《证类本草》引陈藏器《本草拾遗》曰："叶按舌下，令涎出，去目黄好睡。"孟铣《食疗本草》曰："苍耳温，主中风，伤寒头痛。又丁肿困重，生捣茎叶，和小儿尿绞取汁，冷服一升，日三度，甚验。"此处即是取苍耳的茎叶部分作为药用。《本草图经》谓："生捣根叶，和小儿尿，绞取汁……以治丁肿困甚者。"《圣惠方》云："妇人风瘙瘾疹，身痒不止，用苍耳花、叶、子等分，捣为末，豆淋酒调服一钱匕。"此处则是分别将苍耳的花、叶、果实入药。在唐代的医药书籍中，记载着苍耳可治疗毒虫叮咬，全草煎服，能杀虫，治疗牙齿肿痛及狂犬咬伤等。南宋《履巉岩本草》言："去风活血。"《本草蒙筌》云："痔发肛门，煎汤熏妙。"《本草纲目》记载苍耳的果实及茎叶均可入药，茎叶主治"溪毒、中风、伤寒、头痛、大风、癫痫、头风、湿痹，毒在骨髓腰膝，风毒"，"久服去风热有效，最忌猪肉及风邪，犯之则遍身发出赤丹也"。《得配本草》曰："治诸风攻脑，头晕闷绝……大风痛疾。"《本草易读》云："苦辛微寒，除大热癫痫，去头风湿痹，追骨髓腰膝之风毒，解中风伤寒之表邪。"由此可见苍耳草有着悠久的用药历史，其茎叶入药的本草记载与现代临床应用大体一致。

2. 产地变迁

（1）青蒿：青蒿全球主产地为中国。其中，陕西、云南、河北等省都出产青蒿，品种上并没有多大差别，但关键在于青蒿素（Arteannuin）含量上的差异，如果青蒿素含量低于5‰，青蒿植株就没有工业提取价值。目前我国80%的青蒿相关产品来自重庆市酉阳县，其青蒿素含量在8‰左右，部分植株甚至高达19‰。国家有关部委从20世纪80年代开始就明文规定青蒿素的原植物（青蒿）、种子、干鲜全草及青蒿素原料药一律禁止出口。

（2）辣蓼：辣蓼广泛分布于我国南北各地，多数生于湿地。《新修本草》曰："生下湿水旁。"《本草纲目》记载："此乃水际所生之蓼。"《中华本草》同样记载其生于水边、路旁湿地，且我国各地均有分布。

（3）苍耳草：苍耳产地的记载始于《名医别录》，其曰："一名茄，一名常思，生安陆川谷及六安田野。"其中安陆即为现今湖北省安陆县西北，六安即为现今安徽省六安县东北。《本草蒙筌》记载："本生蜀川，今发各处。"苏颂《本草图经》则记载："莫耳，生安陆川谷及六安田野，今处处有之。"由此可知苍耳生长分布区域甚为广泛，古本草中记载的产地多指道地产区滁州（今安徽滁县内），现代文献则记载苍耳全国均有分布，其主要产区有山东的荣成、文登、菏泽，湖北黄岗、孝感，江苏苏州、徐州，江西宜春，安徽等地，这与本草古籍的记载是较为一致的。

3. 品质评价

（1）青蒿：虽然青蒿适宜生态区域广，但生长在不同生态条件下的青蒿，青蒿素含量差异较大。亚热带湿润季风气候区域人工种植的青蒿，其青蒿素含量较当地野生或其他适生区栽培的高，一般可达0.8%～1.12%。收获质量要求无枝干，无杂质，无枯叶，无霉叶，叶呈青绿橙黄色。药材以身干色青绿、质嫩未开花、香气浓郁者为佳。

（2）辣蓼：药材以叶多，带花，辣味浓者为佳。

（3）苍耳草：关于苍耳草采收时期的确定，《新修本草》云："三月以后，七月以前。"《证类本草》引唐本注说明采收时间应为："三月以后，七月以前，日干为散，夏水服，冬酒服。"依据本草所记载的采收时节，入药部位应为苍耳地上茎叶部分，尚未结实或有嫩果。《本草纲目》记载为五月五日采集苍耳；据《广东中医月刊》报道五月五日或六月六日采集苍耳草用于治疗大风厉疾；据江西省中医药研究所报道，苍耳草多在立秋前采割，过早或过晚采收药材均会影响其临床疗效。易混品有东北苍耳 *Xanthium mongolicum* Kitag.，主产于黑龙江、吉林、辽宁及内蒙古，其果实较苍耳子大，常混作苍耳子入药。

二、原料与样品采集

（一）六神曲生产企业调研情况

发酵类中药饮片相关产品的管理分为两类：一是类同中成药实施批准文号管理，二是按中药饮片管理。六神曲的生产企业包括有批准文号的生产企业和有发酵资质的中药饮片企业。我们了解到生产六神曲的厂家有19家，其中9家在产且有批文，5家仅拥有饮片 GMP 资质，2家没有任何资质，2家有药品批文但实际并不生产。

（二）市场上六神曲的产品概况

经在网上查询，六神曲产品厂家、商标、图片比较齐全的品牌主要有6种，除此之外还有散装统货。从网络上收集的六神曲图片主要有12种，主要以正方形块状为主，个别为短圆柱形的段。颜色、质地差别较大，有的质地较紧密，有的质地疏松，有的甚至能在表面看到未粉碎的药材碎片。

（三）六神曲的质量现状分析

从以往文献来看，有报道收集4批六神曲样品均未检出赤小豆和苦杏仁。另有报道在六神曲中检出黄曲霉素。报道六神曲劣质品两种：①夹心：成品白棕色，剖开后有扁豆大小黄绿色溏心或白色溏心；②变质：外观光整或粗糙，密布黄黑相间斑点，味苦，有异腐气。伪品七种：①仅采用麦麸制作，不含其他成分；②采用滑石粉加黏胶剂再加麦麸制作；③为小麦全粉经发酵制成；④全稻粉经蒸熟而成，不发酵加工；⑤由麦麸、土和少量沙子制成；⑥麦麸加红小豆制成；⑦用玉米粉、高粱粉代替面粉。

（四）收集样品情况

课题组先后从各地六神曲生产企业及中药饮片企业收集样品共 47 批。其中六神曲 26 批，炒六神曲 11 批，焦六神曲 10 批。样品产地包括陕西、四川、河北、北京、广西、安徽、福建、浙江 8 个省市。

三、发酵菌种（群）筛选研究

由于各地六神曲制备工艺不同，文献报道分离鉴定菌种各异，本项目为了解六神曲中发酵菌种的种类及与六神曲发酵之间的相关性，采集了 3 个不同中药饮片企业，以及工艺优化后的六神曲发酵的新鲜样本，进行了菌种分离和鉴别实验，并从中确定了优势菌种。

（一）三批样品的发酵菌种分离和鉴别

1.经过初步鉴定，三批样品中的溶血葡萄球菌可能为同一株菌；第一批和第二批样品中的枯草芽孢杆菌、伯顿生丝毕赤酵母可能为同一株菌；第一批和第三批样品中的成团泛菌、亮白曲霉可能为同一株菌；第二批和第三批样品中的粪肠球菌、伞状毛霉、米曲霉可能为同一株菌。其中，第一批样品和第二批样品均分得阪崎肠杆菌和卷枝毛霉，但是这些菌株在形态上有差异。即总共分得细菌 14 种，酵母菌 4 种，真菌 9 种。其中阪崎肠杆菌、大肠杆菌和烟曲霉为已知致病菌，在后期研究中应去除这些菌株。

2.具有酶活力的菌株见表 2-1：

表 2-1　具备酶活力的菌株

酶活力	菌株
同时具有淀粉酶和蛋白酶活性	SIPI-JDD-B-5、SIPI-JDD-2-B-5（枯草芽孢杆菌），SIPI-JDD-B-6（蜡样芽孢杆菌），SIPI-JDD-3-B-5（甲基营养型枯草芽孢杆菌），SIPI-JDD-2-Y-2（扣囊拟内胞霉），SIPI-JDD-F-3（尔青霉），SIPI-JDD-F-4、SIPI-JDD-3-F-1（亮白曲霉），SIPI-JDD-3-F-2（青霉菌）
具有蛋白酶活性	SIPI-JDD-2-F-3（烟曲霉），SIPI-JDD-2-F-4、SIPI-JDD-3-F-3（伞状毛霉）
具有淀粉酶活性	SIPI-JDD-Y-1、SIPI-JDD-2-Y-1（伯顿生丝毕赤酵母），SIPI-JDD-2-F-2、SIPI-JDD-3-F-4（米曲霉）

3. 青蒿、辣蓼、苍耳草混合浸膏粉对六神曲中分离出的菌种绝大部分没有抑制活性，只对编号为 SIPI-JDD-F-4 和 SIPI-JDD-3-F-1 的菌株有轻微的抑制活性，而这两种菌株可能为同一种菌，即亮白曲霉。

4. 青蒿油对于六神曲中分离出的酵母菌均没有抑制活性，但对于绝大部分细菌和丝状真菌有轻微抑制活性，细菌有成团泛菌、溶血葡萄球菌、大肠杆菌、蜡样芽孢杆菌、阪崎肠杆菌、粪肠球菌、醋酸钙不动杆菌、路德维希肠杆菌、甲基营养型芽孢杆菌；丝状真菌有卷枝毛霉、总状毛霉、亮白曲霉、烟曲霉、伞状毛霉、青霉菌。

5. 三批样品细菌、丝状真菌、酵母菌变化情况分析：3 个企业的样品中菌种分离的种类、数量都不尽相同。由于发酵时间不同、发酵工艺不一致，导致其中微生物总量变化趋势也不一致。而同样采用北京市中药饮片炮制规范的 2 家企业，其微生物变化基本规律比较相近，相同的处方中微生物种类和变化规律有相似之处，说明处方和工艺是影响微生物种类和数量的主要因素。

（二）工艺优化后的六神曲菌种分离鉴别及优势菌分析

目前六神曲微生物的研究多集中在基于微生物的形态和分子鉴定的基础上，该技术将微生物限定在特定的条件下进行培养，导致微生物之间的自然协作方式发生改变，从而使其不易培养，因此不能够全面地反映微生物多样性，使大量的具有要重要功能的微生物资源被埋没，这也是六神曲微生物多样性研究的主要瓶颈所在。而微生物高通量测序技术避开了传统微生物培养技术的局限性，不仅仅关注群落中的优势物种，而且能够检测出同样拥有重要作用的大量的稀有物种，但该技术无法对特定微生物的理化特性进行深入研究。因此，本课题以优化工艺和部颁工艺六神曲发酵过程中的微生物群落为研究对象，采用可培养微生物分离与高通量测序技术相结合的方法进行研究，以揭示神曲发酵过程中微生物的类群结构及优势物种，为六神曲的标准化生产提供理论基础。

1. 可培养微生物分离情况

本次实验共保存鉴定菌种 463 株。具体鉴定为：酵母菌 233 株、霉菌 33 株、细菌 197 株。在可培养微生物的分离过程中扣囊复膜酵母的占比最多，在六神曲的整个发酵过程中均占有主导地位，且随发酵时间的推移其数量上呈现逐渐升高的变化趋势，且在发酵后期趋于稳定。发酵前期部颁工艺的数量高于优化工艺六神曲，但在发酵 17 小时之后反之。

2. 高通量测序微生物群落结构研究

利用非培养技术，分别对六神曲发酵过程中真菌、细菌的演替规律进行了测序分析（16S 序列，ITS2 序列），结果表明，六神曲发酵 0 小时优化工艺和部颁工艺的真菌微生物种类均比较多，共鉴定出 58 个 OTUS 且以曲霉为主，但在 17h 时真菌的种类下降至 20 余种。优化工艺六神曲中扣囊复膜酵母逐渐成为主体种类，米根霉在 17h 时占比较大，但随后含量逐渐降低。部颁工艺六神曲在 17h 后其主体微生物主要为扣囊复膜酵母和米根霉。卷枝毛霉在优化工艺六神曲发酵后期出现，酿酒酵母在六神曲发酵各个时期中均有出现但占比较低。六神曲发酵过程中细菌微生物共有 29 个 OTUS 且多分布于 0h，后期主要为 6 种 OTUS，包括肠杆菌、片球菌、阪崎克罗诺杆菌、潘氏菌等。肠杆菌为优势物种，发酵后期片球菌和阪崎克罗诺杆菌的含量也逐渐增加。部颁工艺细菌微生物的种类多于优化。

3. 结果讨论

本研究首次证实了扣囊复膜酵母、米根霉为六神曲的主要优势真菌类群。扣囊复膜酵母以谷物或豆类等为基质进行生长，利用葡纤维二糖、海藻糖和可溶性淀粉等物质，可产生 α- 淀粉酶、酸性蛋白酶、纤维素酶和 β- 葡萄糖苷酶。因其具有较强的糖化能力和产蛋白酶能力，被广泛应用到工业食品发酵中，如大曲。我们认为，扣囊复膜酵母在六神曲的药效功能上发挥了重要的功能，值得进一步深入研究。米根霉是中药和酒曲中的重要霉菌之一，菌落疏松或稠密，最初白色后变为灰褐色至黑褐色，能糖化淀粉，转化蔗糖，产生乳酸、反丁烯二酸及酒精等物质。本研究发现部颁工艺六神曲米根霉的数量大于优化组，结合米根霉生长的颜色变化，推测部颁工艺相较于优化工艺六神曲颜色较暗的原因与米根霉相关。

细菌的优势物种为肠杆菌科微生物，其大多为有害类群，与六神曲药效功能的关系不大。但六神曲中存在的阪崎克罗诺杆菌 Cronobacter sakazakii 应引起足够的重视。

四、工艺优化研究

对不同产地不同工艺的质量差异较大的六神曲，选取何种成分（常见有挥发油、苷类或酶活力）作为检测指标来评价六神曲质量优劣还需进一步研究明确。目前已知，微生物会产生多种酶类，因此以酶类作为指标，衡量发酵程度和发酵工艺，具有一定的科学性。以往的六神曲研究主要测定的是 α- 淀粉酶，其主要作用是水解淀粉分子链中的 α-1，4- 葡萄糖苷键，将淀粉链切断成为短链糊精、寡糖和少量麦芽糖、葡萄糖，使淀粉黏度迅速下降达到"液化"目的。要使淀粉全部降解为微生物可以应用的单糖，还需 γ- 淀粉酶、麦芽低聚糖酶等多种酶类才能完成。麦芽低聚糖酶为淀粉酶的一种，其酶解产生的麦芽低聚糖具有"整肠"作用，可抑制肠道有害菌生长，符合中医药对于六神曲"和胃消食"的药效描述。希望通过检测不同产地六神曲的 α- 淀粉酶、γ- 淀粉酶、麦芽低聚糖酶和蛋白酶活力进行比较分析，明确哪些酶类可作为六神曲质量评价指标，为六神曲质量评价深入研究提供依据。

（一）六神曲工艺筛选优化初步实验

1. 六神曲传统发酵工艺对比初步试验

根据部颁标准和北京、四川地方规范，完成 3 个配方 9 种传统发酵工艺的样品制备，初步实验结果显示：从发酵效果来看，采用青蒿、辣蓼、苍耳草鲜品和干品效果类似；加麦麸（与面粉比例 2：1）效果好于标准粉和全麦粉；先切小块再发酵效果好于发酵后切块；加水量在 30% 以上发酵效果较好；2 号样品和 8 号样品香气较浓，与六神曲传统质量要求相近，说明北京炮规的工艺基本可行。根据上述结果，部颁标准、四川炮规均未明确具体发酵工艺，初步确定本项目研究以《北京市中药饮片炮制规范》所载六神曲工艺为基本工艺，进行进一步详细研究。

2. 六神曲拆方发酵研究

采用逐味增加的方式，对六神曲拆方发酵的情况进行了观察，发现不同组方的六神曲发酵后颜色差别很大，说明不同组方对于微生物生长的程度和种类有明显影响。面粉在发酵组方中起主要作用，加入面粉发酵的拆方样品，发酵后的表面菌丝和颜色与六神曲发酵的结果相近。而苦杏仁和赤小豆的加入对于生长的丝状真菌的种类有明显影响。

（二）六神曲质量控制指标的筛选和市售样品的含量测定

根据发酵相关文献，经过综合分析，我们认为六神曲无论是何种微生物参与发酵过程，它们具有共同的几个特点：都会把六神曲中的主要成分面粉作为碳源，赤小豆、苦杏仁等蛋白类成分作为氮源，分解并产生代谢产物；能够直接分解淀粉和蛋白质；反应发生的环境均为湿热环境等。霉菌或细菌产生的酶的含量和活力决定了代谢产物的多少，因此，我们选择 α- 淀粉酶、γ- 淀粉酶、麦芽低聚糖酶和蛋白酶的酶活力作为质量控制指标的备选指标，采用分光光度法，对发酵工艺初步实验样品 9 份和收集的市售不同产地生产厂家（涉及北京、河北、陕西、四川、广西5个地区）的六神曲生品、炒制品共17份样品进行分析，找到与发酵程度相关的质量控制指标。

按照实验方法对发酵预实验样品及收集的16批样品进行酶活力检测，结果表明：炒制品淀粉酶、蛋白酶活力明显低于生品，但不会完全消失；不同厂家生产的六神曲中酶活力有明显区别，北京人卫的六神曲α-淀粉酶活力高，北京太洋树康的六神曲γ-淀粉酶活力高，广西芳菲的六神曲麦芽低聚糖酶和蛋白酶活力高；实验室制备六神曲样品中与传统比较相近的8号样品，其麦芽低聚糖酶活力和蛋白酶活力较高。聚类分析的结果显示，除了γ-淀粉酶的聚类结果与其他不同，麦芽低聚糖酶与蛋白酶的聚类结果比较一致，α-淀粉酶聚类虽然只有3类，四川3、北京2和广西产六神曲均在酶活力比较高的范围内，但是麦芽低聚糖酶活力和蛋白酶活力是否能作为质量控制指标，还需进一步验证。

（三）六神曲质量控制指标的药效学实验

为了验证上述4项指标哪些符合六神曲"健胃消食"的药效，我们选择了测定结果麦芽低聚糖酶和蛋白酶活力较高的北京人卫、北京太洋树康、广西芳菲和实验室8号样品，采用小鼠胃排空实验和小肠排空实验的方法进行验证。

以六神曲高剂量为比较点，基于等剂量的药效比较，在4g/kg剂量下，各六神曲的药效优劣，促胃排空率实验：8号六神曲≥芳菲六神曲＞太洋树康六神曲≥人卫六神曲；促小肠推进实验：太洋树康六神曲≥人卫六神曲＞8号六神曲＞芳菲六神曲。

由以上结论可知，两个实验所得结果并不相同，实验所用阳性对照药物为吗丁啉，其主要作用部位为胃而不在肠道，因此，倾向认为胃排空实验的结果比较可信，经过重复实验，结果基本一致，结合8号六神曲的性状、气味与企业制备六神曲进行比较，其酵香味更加明显，可以推测麦芽低聚糖酶和蛋白酶活性较高的样品有发酵程度较优的倾向。

（四）六神曲组方优化筛选实验

通过整理分析部颁标准和各地方规范，这些规范中除江西省炮制规范中加入甘草粉，江苏和湖南炮制规范中加入酵母粉或酒曲之外，其他地方规范六神曲的处方区别主要在于是否加入麦麸，以及各组分之间的比例。将其处方整理，对处方中各种共有药材之间的比例关系进行数学处理，列表如表2-2。

表 2-2 六神曲处方比例关系表

编号	规范名称	组方中共有成分比例	碳源：氮源：药材	碳源：药材	碳源：氮源	麦麸：面粉
1	部颁	辣蓼：青蒿：苍耳草：赤小豆：苦杏仁：麦麸：面粉=1：1：1：0.2：0.2：10：5	15：0.4：3	5：1	37.5：1	2：1
2	江苏（1）	辣蓼：青蒿：苍耳草：赤小豆：苦杏仁：麦麸：面粉=1：1：1：1.2：1.2：10：10	20：2.4：3	6.7：1	8.3：1	1：1
3	江苏（2）	辣蓼：青蒿：苍耳草：赤小豆：苦杏仁：麦麸：面粉=1：1：1：1.2：1.2：10：10	20：2.4：3	6.7：1	8.3：1	1：1
4	四川	辣蓼：青蒿：苍耳草：赤小豆：苦杏仁：麦麸：面粉=2：2：2：0.3：0.3：7：3	10：0.6：6	1.7：1	16.7：1	2.3：1
5	江西	辣蓼：青蒿：苍耳草：赤小豆：苦杏仁：麦麸：面粉=1：1：1：0.6：0.6：10：2.5	12.5：1.2：3	4.2：1	10.4：1	4：1
6	湖南	辣蓼：青蒿：苍耳草：赤小豆：苦杏仁：麦麸：面粉=1：1：1：0.2：0.2：10：5	15：0.4：3	5：1	37.5：1	2：1
7	吉林	辣蓼：青蒿：苍耳草：赤小豆：苦杏仁：麦麸：面粉=1：1：1：2.5：2.5：0：25	25：5：3	8.3：1	5：1	－
8	北京（1）	辣蓼：青蒿：苍耳草：赤小豆：苦杏仁：麦麸：面粉=7：7：7：4：4：0：100	100：8：21	4.8：1	12.5：1	－
9	北京（2）	辣蓼：青蒿：苍耳草：赤小豆：苦杏仁：麦麸：面粉=7：7：7：4：4：0：100	100：8：21	4.8：1	12.5：1	－
10	山东	辣蓼：青蒿：苍耳草：赤小豆：苦杏仁：麦麸：面粉=1：1：1：1：1：0：20	20：2：3	6.7：1	10：1	－

从表中数值可见，六神曲共有成分中，除了四川规范外，碳源与药材的比例一般在 8：1～4：1，碳源（面粉＋麦麸）与氮源（赤小豆＋杏仁）的比例差异较大，最大为部颁标准，为 37.5：1，最小为吉林规范，为 5：1，麦麸与面粉的比例在 4：1～1：1，上述比例可以作为发酵工艺实验设计的范围。根据上述比例范围，设计一组三因素四水平正交试验，以碳源与氮源比值、碳源与鲜药的比值以及麦麸与面粉的比值为因素，分别设计 4 个水平，涵盖现有标准中所有上述比值范围，以此作为筛选优化组方

的依据。

对 16 批样品测定了其 α- 淀粉酶、γ- 淀粉酶、麦芽低聚糖酶和蛋白酶的酶活力，按照综合加权评分法（α- 淀粉酶：γ- 淀粉酶：麦芽低聚糖酶：蛋白酶 =2：2：3：3）对正交结果进行处理。分析正交试验结果，从影响因素来说，碳源：氮源（A）＞麦麸：面粉（C）＞碳源：药（B），最优组合为碳源：氮源 =40：1（A1），碳源：药 =5：1（B3），麦麸：面粉 =1：1（C3）。分析因素对各个指标的影响，碳源与氮源的比例对 α- 淀粉酶、γ- 淀粉酶指标无显著性影响，对麦芽低聚糖酶、蛋白酶有显著影响；碳源与药的比例对各指标均有显著影响；麦麸与面粉的比例对 α- 淀粉酶、γ- 淀粉酶指标有显著性影响，对麦芽低聚糖酶、蛋白酶无显著影响。

根据上述实验确定的最优配方组合：碳源：氮源 =40：1，碳源：药 =5：1，麦麸：面粉 =1：1。

（五）六神曲发酵工艺优化

根据不同炮制规范的记载以及工艺优化的要求，继续优化工艺步骤，比较麦麸加面粉与全麦粉、药材煎煮汁加入与药材粉碎加入、赤小豆先发酵与共同发酵、药材鲜品与干品投料、麦麸粉碎 10 目和 40 目、烘干温度等步骤，确定六神曲发酵配方及工艺。

1. 青蒿、辣蓼、苍耳煎液浓缩率对六神曲成型性的影响

当将青蒿、辣蓼、苍耳秧煎液浓缩至面粉加麦麸量的 75% 时，所制得的六神曲原料可以较好地成型，为正方形小块。

2. 赤小豆发酵方法对六神曲酶活性的影响

赤小豆先发酵制备出的六神曲酶活性更高。

3. 麦麸粉碎程度与发酵赋型工序对六神曲酶活性的影响

将原料麦麸粉粹为 40 目的粉末，制备软材后先切块再发酵较好。

4. 药材加入方式对六神曲酶活性影响

六神曲应采用药材煎液加入，制备软材后先切块再发酵较好。

5. 使用全麦粉代替麦麸与面粉发酵对六神曲酶活性的影响

明确不采用全麦粉，而使用经处方优化的面粉：麦麸 =1：1 的组方进行六神曲发酵。

6. 干燥温度对六神曲酶活性的影响

在其他操作不变的情况下，控制最终产品在 35℃下进行干燥为宜。

7. 发酵配方和工艺步骤

依据上述实验结果，确定了六神曲的各药材处理方式、发酵工艺流程及参数，进行了 3 批重复性实验。根据中试工艺和设备的情况，最终确定六神曲的发酵配方和工艺步骤：

处方：面粉 3000g，麦麸 3000g，青蒿 400g，辣蓼 400g，苍耳草 400g，赤小豆 75g，苦杏仁 75g。

方法一：赤小豆加工成粗粉，加水煎煮 2 小时成粥状，发酵 2 天，麦麸粉碎成 10 目，苦杏仁与面粉混合粉碎，所有物料混匀，加入青蒿、辣蓼、苍耳秧煎液（青蒿、辣蓼、苍耳秧切碎，加入 8 倍量的水煎煮，煮沸 15 分钟后，滤过，滤液浓缩至面粉加麦麸量的 75%）搅拌均匀，制成握之成团、掷之即散的软材。装入模内，压实成块，取出，置发酵箱内，保持温度 30～35℃、湿度 70%～80%，发酵 2～3 天（约 60 小时），待表面生出白霉衣时，取出，切成 6～9mm 的立方块，35℃烘干。

方法二：赤小豆加工成粗粉，加水煎煮 2 小时成粥状，发酵 2 天，麦麸粉碎成 10 目，苦杏仁与面粉混合粉碎，所有物料混匀，加入青蒿、辣蓼、苍耳秧煎液（青蒿、辣蓼、苍耳秧切碎，加入 8 倍量的水煎煮，煮沸 15 分钟后，滤过，滤液浓缩至面粉加麦麸量的 75%）搅拌均匀，制成握之成团、掷之即散的软材，切成 6～9mm 的立方块。置发酵箱内，保持温度 30～35℃、湿度 70%～80%，发酵 2～3 天（约 60 小时），待表面生出白霉衣时，取出，35℃烘干。

（六）六神曲不同处方及发酵过程对酶活性的影响

项目组进行了优化处方与部颁、北京炮规处方酶活性比较，综合各种酶活力检测结果，样品酶活性整体上不受干鲜药材的影响，但使用干药材的样品 α- 淀粉酶、麦芽低聚糖酶和蛋白酶的活力均优于使用鲜药材。

（七）优化处方与部颁处方不同发酵程度比较

检测结果显示，采用部颁处方制备的六神曲酶活性低于优化处方所制备六神曲。4 个指标（α- 淀粉酶、γ- 淀粉酶、麦芽低聚糖酶、蛋白酶）的发酵过程变化显示，只有麦芽低聚糖酶的活性随发酵程度增加而增加，可以作为判断六神曲发酵程度的指标。

也提示六神曲的处方优化，可以提高酶活性，促进有效代谢产物的产生，从而增强六神曲的药效作用。

（八）优化组方酶活性与市售品的比较

将采用优化组方和部颁组方优化工艺制备的六神曲与收集的 41 份市售样品同步测定酶活性，实验结果显示优化组方比市售品酶活性明显增高。

（九）六神曲发酵中试验证实验

3 批中试产品酶活力相近，表示工艺比较稳定。

（十）六神曲炮制工艺研究

六神曲发酵后的成品，一般还需炮制，制备成麸炒六神曲及焦神曲，测定其中酶活性的变化情况，以确定炮制时间及炮制程度。

1. 炒制过程中麸炒六神曲 4 种酶类的变化规律

结果显示，随着炒制时间的延长，六神曲中淀粉酶和蛋白酶活性总体是降低的，但是在 10 ～ 20min，α- 淀粉酶、麦芽低聚糖酶、蛋白酶含量基本稳定，结合观察炒制过程中麸炒六神曲的颜色，在这个阶段逐渐均匀，因此，从中选择炒制 15min、处于稳定期的中间时点为麸炒时间工艺点。

2. 焦六神曲炒制过程中 4 种酶类的变化规律

实验结果显示，随着炒制时间的延长，六神曲中淀粉酶和蛋白酶活性总体是降低的，但是在 5 ～ 10min，α- 淀粉酶、麦芽低聚糖酶、蛋白酶含量相对稳定，观察炒制过程中焦六神曲的颜色逐渐均匀，从中选择炒制 10min 为炒焦时间工艺点。

3. 麸炒六神曲、焦六神曲工艺验证

验证实验中，3 批麸炒六神曲与 3 批焦六神曲测定结果相近，工艺基本稳定。

（十一）六神曲接种发酵实验

根据六神曲发酵的原理，本实验试图在六神曲的基础上对其进行接种发酵，接种包括常用发酵剂，如大曲酒曲、米酒曲、发面酵母、醋曲、毛霉曲等，观察其酶活力情况，另外，也采用了发酵淀粉类常用的工程菌如米曲霉、枯草芽孢杆菌等，观察其对发酵过程的影响。

1. 接种发酵预实验

由于一般接种发酵采用蒸制灭菌再接种的方法进行，而六神曲发酵一般不经蒸制灭菌过程，需要考察蒸制以及赋型对发酵程度的影响。结果显示，确定以样品接种处理方式为不灭菌，模具压实。

2. 发酵剂接种发酵与优化处方发酵酶活性比较

在我们关注的糖化酶和低聚糖酶活力上，除了个别发酵剂，发酵的结果都不如本次优化处方筛选所得的结果。

3. 发酵工程菌接种发酵与优化处方发酵酶活性比较

本次选用的发酵菌为米曲霉和枯草芽孢杆菌，由于这两类微生物在进行六神曲菌种分离过程中存在，且不同厂家六神曲中都有出现，因此，选择该类微生物进行了接种发酵实验。根据结果，米曲霉：枯草芽孢杆菌 =1：1 混合接种发酵时，麦芽低聚糖酶活力较高。该结果可以作为接种发酵的备选指标。

五、药效物质基础研究

（一）六神曲及原料的成分对比研究

六神曲最早记载于唐代《药性论》，历经年代演变其处方组成逐渐稳定，现主要由面粉、赤小豆、苦杏仁按一定比例混以鲜青蒿、鲜苍耳、鲜辣蓼的煎汁发酵制成。有研究表明六神曲发酵过程有多种微生物的参与。由于微生物菌系与原料的复杂性，使六神曲的有效成分研究存在较大困难。故虽然六神曲是临床常用的消食健脾代表药，但到目前为止，有关六神曲的化学成分报道极少，使六神曲的质量控制缺乏可靠的依据，导致市场上销售的六神曲质量参差不齐，甚至出现伪品。为了深入揭示六神曲的主要活性成分，本实验对六神曲中主要成分类型进行分析，为六神曲的活性成分和质量控制研究提供依据。

1. 薄层色谱研究

（1）萜类等成分研究：TLC 色谱表明，不同厂家六神曲的成分相似度较大。其中蓝色斑点可在麦麸中检出，R_f 值较小的斑点来自面粉。由此可见，此方法可鉴别六神曲是否按标准工艺生产。

（2）氨基酸及小肽类成分研究：由 TLC 色谱可见，六神曲中的氨基酸类成分与原料中氨基酸有较大相似性，但是也有其特殊成分。不同厂家生产的六神曲中氨基酸类成分比较相近，因此氨基酸类成分可以作为六神曲的鉴别内容。

（3）有机酸类成分研究：由 TLC 色谱可见，六神曲中含有较大量有机酸，而原料中有机酸含量较低，提示六神曲中有机酸主要是发酵过程中产生的。

（4）苯丙素、酚酸成分研究：由 TLC 色谱可见，不同厂家六神曲中几乎都含有多个蓝色荧光斑点，提示可能是苯丙素类成分，而在原料中只有苍耳草中含有此类成分。

2. 理化反应研究

（1）三萜、甾体类成分研究：由显色反应可见，六神曲的 L-B 反应为阳性，结合薄层色谱分析，提示六神曲中确实含有萜或甾体类成分。

（2）酚类成分研究：由显色反应可见，苦杏仁、麦麸中几乎不含有酚类成分或含量极低，而赤小豆、辣蓼、青蒿和六神曲中含有较大量酚类成分。

（3）黄酮类成分研究：由显色反应可知，除苦杏仁外其余五种均含有黄酮类成分，尤以苍耳、青蒿、辣蓼显色明显，提示其含量较高。

（4）糖类成分研究：实验结果表明，所有原料中均含有糖苷类成分，尤以青蒿、苍耳显色明显，提示其含量可能较高。

（二）六神曲发酵过程中成分动态变化分析

为了深入揭示六神曲发酵的生化过程，本实验对六神曲发酵过程的水溶性糖、总有机酸和氨基酸等成分的含量进行测定，并从生化反应角度对实验结果进行分析，为六神曲的活性成分和质量控制研究提供依据。

将六神曲发酵全部过程分为 1/4、1/2、3/4 和终点 4 个时间点，进行取样，采用 TLC 法分析其成分变化，结果显示，随着发酵时间的延长，成分发生明显变化。说明六神曲发酵过程中产生了多种成分。由此可见，六神曲发酵过程产生的某些成分可以作为其发酵程度的控制指标。

（三）基于 NMR 技术的六神曲成分鉴定

六神曲临床应用广泛，但主要成分不清楚，无法指导活性物质筛选，致使其质量控制标准与生产工艺规范化研究一直是重要难题，《中国药典》也因此至今未收载该品。六神曲是由面粉、赤小豆、苦杏仁、辣蓼、苍耳草、青蒿等原料经固体发酵工艺制成的。在复杂处方的基础上引入微生物代谢过程是其化学成分和活性物质研究困难的主要原因。六神曲提取物黏度大，出膏率多，常规分离困难，致使鉴定的成分极少。

故六神曲的活性成分及其形成过程一直是争论性问题。传统发酵的终产物是微生物与底物的综合作用结果，传统发酵过程中的微生物与产物均非常复杂。以终产物指导优势微生物菌种的寻找，或根据优势菌种的发酵特征发现有效成分是经典的研究方法。但到目前为止，六神曲在这两个方面都没有确定的结果。因此，深入研究六神曲的物质组成具有重要的意义。NMR 技术具有成分无歧视性、数据重现性好等优势，不仅可以识别复杂体系的化学成分类型，而且可以通过与文献对照来鉴定具有特征信号的成分，常用于复杂体系的成分分析与鉴定。NMR 技术鉴定六神曲的主要成分，并通过对比分析六神曲原料与成品间成分差异，揭示生产工艺、产地六神曲成分的影响，为六神曲主要成分及其形成原因研究提供依据。

为减少混合物的 NMR 谱图信号重叠干扰，准确鉴定六神曲的成分，本实验依次采用极性差异较大的甲醇和氯仿作为提取溶剂，首次鉴定出六神曲中含有甘油酸、乳酸、琥珀酸、甲氧基醋酸、甲氧基醋酸铵、α-D- 果糖、脂肪酸和长链烯烃类等成分。上述成分及 α-D- 葡萄糖、β-D- 葡萄糖等与六神曲中存在多种微生物基本吻合。由于糖、脂类的水解产物及三羧酸循环特征物质是微生物发酵的常见产物，因此，糖的水解程度和琥珀酸含量变化可作为六神曲发酵程度的考察指标。NMR 分析的检测限度一般在 1μm 以上，由此提示六神曲中其他未检出的产物含量较低。

甘油是酵母菌的代谢产物。在有氧条件下，酒酵母可以将葡萄糖和蔗糖发酵为甘油。另外，酵母菌受高糖或高盐环境胁迫也可以分泌出甘油。本研究发现六神曲中含有较大含量的甘油，提示六神曲发酵过程中涉及酵母菌和高糖环境。这与六神曲中鉴定出多种酵母菌及本次研究发现六神曲中含有大量的葡萄糖和果糖相吻合。乳酸是乳酸菌的 EMP 或 HMP 途径主产物。在 EMP 途径，1mol 葡萄糖可转化为 2mol 的乳酸。但一般情况下产率只有 80%。在 HMP 途径，1mol 葡萄糖可转化为 1mol 乳酸、1mol 二氧化碳和 1mol 乙醇。从目前研究情况看，曲霉是水解淀粉能力最强的一类微生物，可将淀粉水解为麦芽糖和葡萄糖。

通过六神曲中成分分析发现，六神曲的化学成分不仅与原料的物理、化学特性密切相关，更与微生物群落变化密切相关，发酵过程中合成代谢、分解代谢相互交织。其发酵过程中可能有曲霉、酵母菌和乳酸菌的参与，主要涉及三条代谢途径，即三羧酸循环、糖酵解和微生物自身代谢。甘油酸是丝氨酸降解的中间产物，具有促进醇类成分代谢等生物学功能。磷酸化后生成甘油酸 -3- 磷酸，有促进糖酵解作用。α-D- 葡萄糖、β-D- 葡萄糖、α-D- 果糖是低聚糖、多糖的基本单元。丁二酸（琥珀酸）是三羧酸循环的重要标志物。脂肪酸和长链烯类成分主要为微生物代谢产物。综上分析说明，六神曲的主要成分是由原料降解和微生物代谢产生的。

不同地区六神曲生产工艺不同，其组方也有一定差异。北方地区生产六神曲时往往不加麦麸，而南方地区六神曲的麦麸用量较大。为深入揭示不同产地六神曲成分的差异性，从国内六个省市收集 36 个样品进行分析，从结果看，产地、工艺、处方组成对六神曲成分影响均很小，发酵过程是产生六神曲终产物的主要因素。因此不同地区六神曲可以采用统一的质控标准。

（四）六神曲成分分离与鉴定

为了深入研究六神曲的活性物质，对六神曲的化学成分进行系统地分离，采用硅胶、Sephadex LH-20 凝胶、反相 ODS 柱色谱和高效液相制备色谱相结合的方法，从六神曲中分离得到 8 个化合物。

对六神曲的化学成分和发酵微生物进行的系统研究，首次揭示了六神曲的主要成分除 EMP 和 HMP 途径产物——甘油酸、乳酸、琥珀酸、甲氧基醋酸、甲氧基醋酸铵、α-D- 果糖、D- 葡萄糖、甘油等外，还包括（9S，12S，13R）-（E）-9，12，13-Trihydroxy-10- octadecaenoic acid、（9S，12S，13R）-（E）-9，12，13-Trihydroxy-10-octadecaenoic acid 等一系列三羟基 - 十八碳烯酸类成分（THOD）。从发酵机理分析，THOD 是脂肪酸经由氧化、羟基化等代谢过程产生的。微生物研究显示，六神曲与其他传统发酵产品类似，发酵过程中涉及多种微生物，包括真菌中的曲霉属、酵母属和细菌等。上述研究结果虽然为六神曲的质量控制提供了有效依据，但在生产工艺方面依然缺乏有效指导，仍需深入研究。

（五）六神曲组方药味的微生物调控作用研究

六神曲生产的最大难题是杂菌泛滥导致产品变质。在传统发酵过程中常添加天然植物抑制杂菌。如在甜酒曲的制作过程中，加入一定量的辣蓼，可防止米酒的酸败与产生异味，还能促进发酵过程中霉菌和酵母的生长，提高甜酒曲的质量。在淡豆豉的发酵过程中，也加入具有抑菌活性的青蒿。苍耳草、辣蓼和青蒿在六神曲中所占比例不足 6%，其成分和代谢物在成品中含量极低，加之苍耳草、辣蓼和青蒿中含有酚酸、单萜等抑菌成分，提示三味药在六神曲中的主要作用可能是控制发酵中的杂菌。为深入探索苍耳草、辣蓼和青蒿在六神曲发酵中的作用，本文先确认苍耳草、辣蓼、青蒿的抑菌作用,再分离鉴定其抑菌活性部位的成分。在此基础上,以成分为指导,针对性富集三味药的不同组分,并对其抑菌作用进行探索,深入揭示六神曲发酵过程中微生物调控的机理,从而为六神曲发酵原料的质量和工艺控制提供依据。

1. 苍耳草、辣蓼、青蒿的抑菌作用

研究表明,苍耳草、青蒿、辣蓼的水煎液与醇提液对金黄色葡萄球菌、大肠杆菌、福氏志贺菌均有明显的抑制作用,但水煎液的抑菌作用稍弱;三种中药的混合水煎液与混合醇提液对三种致病菌的也呈抑制作用,醇提液的抑菌作用强于水煎液。而且从抑菌率看,三种药物的混合醇提液与混合水煎液的作用均为三味药的综合作用,而不是简单的加和。

此外,三种药物对不同致病菌的作用相比而言,苍耳草对金黄色葡萄球菌的抑菌作用最强,而辣蓼对志贺杆菌的作用最好,青蒿则对大肠杆菌的作用最突出。

三味药对有益菌(酿酒酵母)的作用不一致,其中辣蓼的水煎液和醇提液均表现出促进作用,而且水煎液强于醇提液。苍耳草的水煎液对酿酒酵母的生长有促进作用,但其醇提液则表现为较强的抑制作用。青蒿的水煎液对酿酒酵母有微弱的抑制作用,而其醇提液则表现为促进作用。但三味药的合煎液和合提液都对酿酒酵母的生长表现为促进作用。

综上研究结果可见,三味药物对不同微生物的作用及强度有明显差异,但三药合用,则表现为综合作用,不仅表现为抑制杂菌的广谱性优势,而且体现了对有益微生物的促进作用。这可能是六神曲同时使用三种药物的原因。

六神曲采用的是自然接种发酵,没有灭菌过程,其原理是阴历五月初五或六月初六时环境中有益微生物活性较强,发酵过程中可以逐渐成为优势菌,杂菌活力随优势菌的生长及其代谢产物的作用增强逐渐衰落,从而实现发酵的。发酵之初,环境中的有益微生物和杂菌均被接种于曲坯中。金黄色葡萄球菌、大肠杆菌和福氏志贺菌均为环境中常见致病菌,在六神曲的曲料中也鉴定出过,而酿酒酵母,根据文献,其可能是神曲发酵的有益微生物。另外,根据细菌的分类,金黄色葡萄球菌属于革兰阳性菌,大肠杆菌和福氏志贺菌属于革兰阴性菌。因此,本实验选择上述四种菌为观察指标,考察苍耳草、辣蓼和青蒿对六神曲发酵过程中的不同类型微生物的作用,初步评价其对六神曲发酵过程中微生物的综合调控作用。

由于青蒿等三种中药的主要成分为酚酸和倍半萜类成分,具有在高温下易挥发或易氧化的性质,为减少灭菌引起的实验误差,实验中受试样品除菌方法采用滤过除菌法，而没有采用加热灭菌法。

本实验采用平板菌落计数统计结果，因在适宜菌浓度下，接种受试菌，经过培养，生长繁殖而形成肉眼可见的一个单菌落应代表菌液中的一个单细胞，也可来自菌液中的 2～3 个或更多个细胞，因此平板菌落计数的结果往往偏低。为了清楚地阐述平板菌落计数的结果，项目组使用菌落形成单位而不以绝对菌落数来表示活菌含量。

2. 青蒿、辣蓼、苍耳草抑菌活性部位

研究表明，三味药的不同极性部位对金黄色葡萄球菌与大肠杆菌的抑菌作用有较大差异。苍耳草、青蒿、辣蓼醇提物的乙酸乙酯层和正丁醇层对金黄色葡萄球菌、大肠杆菌和福氏志贺菌均有抑制作用，正丁醇层的作用稍弱于乙酸乙酯层；三者的剩余水层无明显抑菌作用。由此说明，苍耳草、青蒿和辣蓼醇提物的乙酸乙酯层和正丁醇层是抑菌活性部位。

3. 讨论

现代发酵机理研究表明，传统发酵过程中微生物体系复杂，有些微生物决定产品的主要成分，也有的对产品的风味具有重大影响。因此传统发酵产品具有特殊芳香醇厚的气味和口味，这是传统发酵的优势。但是由于其采用的是自然接种的方法，菌种来源于自然环境，因此发酵体系中不仅包括有益微生物和杂菌，甚至有致病菌。这些不良微生物不仅可能造成产物腐败变质，还能导致产品有严重的致病性。现代发酵中杂菌繁殖的抑制方法是针对性加入抑菌剂，但麻烦的是现代微生物组学对传统发酵中微生物的揭示也只是冰山一角。在不知道详细微生物的情况下，难以选择合适的抑菌剂，这是传统发酵研究最大的难题之一。有意思的是，传统发酵也有多种不良微生物控制方法，如隔绝空气，减少有氧发酵；或者采用蒸、煮的方法杀灭一定不良微生物，如白酒的发酵中就常采用此法；亦或者加入食盐，抑制不良微生物生长；也有加入药物辅料的，这在豆豉、白酒、黄酒、腐乳的发酵中多见。这种加入辅料药物的发酵方法在机理上可能与抑菌剂相同，但研究极少。六神曲发酵前和过程中均无加热或者其他抑制不良微生物的处理，这可能就是其制备困难的重要原因。因此，深入研究六神曲发酵过程不良微生物的控制机理，不仅可以有效指导六神曲的发酵工艺，而且可能为寻找安全抑制传统发酵不良微生物的方法提供有效依据，意义重大。

由于六神曲生产最大的问题是杂菌的控制，故活性部位筛选实验中以三味药对金黄色葡萄球菌、福氏志贺菌、大肠杆菌的抑制作用为指标，筛选三味药的抑菌活性部位。另外，根据前期的实验结果，三味药乙醇提取物的抑菌作用强于水煎液，故在活性部位筛选时研究对象选择了三者的醇提物。

采用纸片法进行抑菌实验时，抑菌圈可能会呈现出不规则的圆形，这是由于滤纸片中的药物在琼脂培养基中扩散不均匀而导致的，这为抑菌圈直径的测量造成了一定的困难。因此，本实验抑菌圈测量时，采用不同位置多次测量、取平均值的方法，以消除由测量带来的误差。

（六）青蒿等调控微生物的活性组分研究

通过对比《中华人民共和国卫生部药品标准》《全国中药炮制规范》，北京市、上海市、吉林省、安徽省、浙江省、四川省、广西壮族自治区等省、市、自治区中药饮片炮制规范，黑龙江省、山东省、宁夏回族自治区等省、自治区中药标准等 12 部中药规范标准可见，不同地区制备六神曲的标准不同，其中代表性差异为，有的用青蒿、辣蓼和苍耳草鲜品绞汁，有的用干品水煎汁。由前期的研究结果可见，水煎煮可能造成抑菌活性成分损失，最好采用醇提取。为进一步揭示青蒿、辣蓼和苍耳草调控微生物生长的物质基础，本节采用牛津杯法筛选青蒿、辣蓼和苍耳草的抑菌活性组分，并考察三种药物活性组分在混合提取时是否受影响，以确定是否可用活性组分的作用评价原料药质量，从而为六神曲生产管理提供依据。

1. 青蒿、辣蓼及苍耳草的活性组分筛选

三种中药的不同组分对金黄色葡萄球菌、大肠杆菌、福氏志贺菌均有一定的抑菌作用。①对金黄色葡萄球菌的影响：苍耳草中的酚酸和倍半萜两类组分（C-FS、CBB）对其有明显的抑制作用，倍半萜组分的抑制效果强于酚酸组分。青蒿中的酚酸和萜类两类组分（Q-FS、Q-TL）对其也有明显的抑制作用，萜类组分的效果较强。辣蓼中的黄酮组分（L-HT）也对金黄色葡萄球菌的生长有抑制作用。②对大肠杆菌的影响：苍耳草的酚酸、青蒿的酚酸和萜类以及辣蓼的黄酮组分对大肠杆菌都有明显的抑制作用，苍耳草的倍半萜组分抑制作用不明显。③对福氏志贺菌的影响：苍耳草的酚酸与倍半萜组分、青蒿的酚酸组分以及辣蓼的黄酮组分对其都有明显的抑制作用，青蒿的萜类组分作用较弱。④对酿酒酵母的影响：苍耳草的酚酸组分、青蒿的酚酸组分、辣蓼的黄酮组分对酿酒酵母有促进作用，苍耳的倍半萜组分和青蒿的萜类组分对酿酒酵母有抑制作用。

实验中组分的筛选富集是根据苍耳草的化学成分研究结果，并参考辣蓼、青蒿化学成分的研究文献确定的。苍耳草中主要含有倍半萜类与酚酸类化合物，咖啡酰基奎宁酸

类居多；辣蓼中主要含有黄酮类成分；青蒿中主要含有萜类与酚酸类化合物。故实验分别从苍耳草、辣蓼和青蒿中利用 CHP 20P 型 MCI 凝胶柱富集上述含量较大的组分，再结合各类组分结构特点，分别采用聚酰胺和凝胶色谱实现进一步纯化。组分富集过程中，以 TLC 薄层为指导，以所分离化合物为对照品，进行组分收集和纯化。

2. 总提取物与混合组分的调控微生物作用

实验结果表明，不同批次青蒿、辣蓼和苍耳草的混合乙醇提物对金黄色葡萄球菌、大肠杆菌和福氏志贺菌均有良好的抑制作用，且由三批药材所制的提取液及其混合组分的作用相近。鲜药材的水煎汁作用稍弱于混合组分和混合醇提物。由此说明，所富集的组分是三味药调控上述微生物的总活性组分。而且三味药的混合提取物活性组分是三味药各自活性组分的综合。水煎汁与混合醇提物的差异可能是由组分改变造成的。

鲜药材绞汁与新制干药材的混合组分作用相近，均略好于鲜药材的水煎汁。这一实验结果表明，青蒿、辣蓼和苍耳草的全成分调控微生物生长作用好于大极性成分，绞汁与醇提物活性相当，故可以用干药材替代鲜药材。但要深入研究药材贮存时间对活性的影响，从而确定干药材的贮存期。

上述研究结果提示，可以通过活性组分含量或微生物生长效价控制六神曲中青蒿、辣蓼和苍耳草原料的质量。这不仅可避免鲜药材贮存困难的问题，还可有效保证原料质量，也更适于实际生产。

（七）酸模叶蓼与辣蓼抑菌活性比较

研究表明，不同批次辣蓼的黄酮组分对实验中微生物的作用趋势一致，对致病菌均表现为抑制作用，对酿酒酵母表现为促进作用，只是作用强度略有不同。由此说明，酸模叶蓼的黄酮组分对实验中微生物的作用与辣蓼黄酮组分相近。由于成分相似，作用相近，提示可以考虑用资源丰富的酸模叶蓼替代辣蓼用于六神曲的制备。但是相关的研究还需深入。

六、药效学及安全性评价

（一）六神曲抗溃疡性结肠炎作用研究

由于前期研究显示六神曲发酵后产生了三羟基十八碳烯酸类成分，为深入揭示此类成分产生与六神曲活性的关系，依据文献选择溃疡性结肠炎模型考察六神曲抗炎、健脾作用，为六神曲炮制机理解析提供依据。结果显示，其富含十八碳烯酸的氯仿层具有良好的抗炎活性。其能良好改善溃疡性结肠炎的炎症作用，机理可能与调节炎症因子 IL-6、IL-8、TNF-α 分泌有关。

（二）不同六神曲对正常小鼠药效比较

在正常小鼠上进行的不同制剂的六神曲的药效比较的结果显示，除了炒焦、优化部颁、优化生品六神曲在促进胃排空上没有作用趋势以外，其他品种的六神曲对胃排空及小肠推进均显示出较好的促进作用，以生品、优化生品、米曲酶、优化部颁六神曲的促小肠运动作用最为显著。在影响胃肠内环境方面，优化生品六神曲对胃蛋白酶、胃酸及肠道微生物均有较好作用趋势，但只有对胃酸浓度的影响具有显著意义，米曲酶六神曲对肠道微生物的作用更显著，但其对胃酸没影响。综上，以优化生品六神曲对胃肠运动及胃肠内环境的影响最为普遍，显示较好的综合药理活性。

（三）六神曲对食积小鼠药效学评价

本实验采用了自由喂饲特制饲料并连续给小鼠灌服牛奶方式复制食积模型，从胃肠运动、胃肠内环境的变化来看，食积小鼠出现胃排空率下降、胃酸分泌增多及胃蛋白酶活性下降等表现，与食积后的病理生理变化基本一致，表明造模成功。在给予不同品种的六神曲后，优化生品、生品、优化部颁六神曲均能一定程度上提高食积小鼠的胃排空率，以生品六神曲作用最为显著；而对小肠推进率的影响，各六神曲品种表现均一般，只有炒焦、优化生品及焦六神曲呈一定作用趋势，分析原因可能与食积阻滞于胃部，模型小鼠小肠运动障碍，同时又阻碍了六神曲向小肠的转运，进而使六神曲的小肠推进作用无法表达有关。在对胃蛋白酶活性、胃酸分泌的影响上，以优化生品的作用较好。需说明的是，因食积反射性引起胃酸分泌及胃蛋白酶活性发生多样变化，本实验中除了优化生品外，其他六神曲对胃酸、胃蛋白酶的作用并不显著。在对肠道微生物的影响上，以米曲酶六神曲的作用最为显著，优化生品六神曲对大肠杆菌、乳酸杆菌作用较好，优化部颁、生品六神曲对除了肠球菌之外的其他三种微生物作用良好。综上，在食积小鼠模型上，以优化生品六神曲对胃肠运动及胃肠内环境的影响最为普遍，显示较好的综合药理活性。

（四）小结

本项目分别在正常小鼠和食积小鼠上观察不同工艺获得的六神曲制品的药效表达差异，以此评价六神曲的工艺优劣，并筛选最佳工艺的六神曲品种。从本研究结果来看，几种六神曲均有改善正常小鼠和食积小鼠胃肠道功能的作用，只是作用点和作用强弱不同，其中优化组（新工艺）对于正常和食积小鼠的促进胃蛋白酶分泌和肠推进作用强于市售品（传统工艺），并有增强小鼠肠道中有益菌生长的趋势；六神曲能够促进食积小鼠的胃肠动力，扶植正常菌群生长，进而调节胃肠环境，修复并维持正常的胃肠道微环境，提高机体的免疫功能，因此，六神曲是一种良好的微生态调节剂。综合比较六神曲在胃肠运动及胃肠内环境方面的药理活性，认为优化生品六神曲的综合表现较稳定。

七、质量标准提升研究

（一）六神曲质量标准研究（质量标准草案）

六神曲

Liushenqu

本品为苦杏仁、青蒿、辣蓼等药与面粉和麦麸混合，经发酵制成的干燥曲块。

【处方】面粉3000g，麦麸3000g，青蒿400g，辣蓼400g，苍耳草400g，赤小豆75g，苦杏仁75g。

【制法】赤小豆加工成粗粉，加水煎煮2小时成粥状，发酵2天，麦麸粉碎成10目大小，苦杏仁与面粉混合粉碎，过10目筛，所有物料混匀，加入青蒿、辣蓼、苍耳秧煎液（青蒿、辣蓼、苍耳秧切碎，加入8倍量的水煎煮，煮沸15分钟后，滤过，滤液浓缩至面粉加麦麸量的75%）搅拌均匀，制成握之成团、掷之即散的软材，用模具压成长方形块或切成6～9mm块；置发酵箱内，保持温度30～35℃、湿度70%～80%，发酵2～3天（约60小时），待表面生出白霉衣，切块或不切块，35℃烘干。

【性状】本品呈方形或不规则块状。外表黄白色，粗糙，质脆易断。断面黄白色，颗粒状，可见未被粉碎的残渣及发酵后的空洞。质硬脆，易破碎。有发酵气，味苦。

【鉴别】

（1）本品粉末黄色。有大量淀粉粒，淀粉粒多单粒，呈球形，直径 2～40μm。单细胞非腺毛长 43～950μm。种皮栅状细胞胞腔含淡红棕色物。

（2）取六神曲样品 4g，加甲醇 20mL，加热回流 1h，放冷，滤过，旋干，残渣加 2mL 甲醇使溶解，即得。另取按照本次标准制得的六神曲作为对照饮片。分别吸取供试品溶液 2μL，对照饮片溶液 1μL 分别点于同一硅胶薄层 G 板上，以氯仿 – 丙酮 – 甲酸（3：1：0.1）为展开剂，预饱和 20min，展开，取出，晾干，置紫外灯下（365nm）检视，将薄层板取出，喷以 5% 香草醛硫酸溶液，加热至斑点清晰，在与对照饮片色谱相应的位置上，显相同颜色斑点。

【检查】

水分 照水分测定法（《中国药典》2015 年版四部通则 0832 第一法）测定，不得过 11.0%。

总灰分 不得过 7.0%（《中国药典》2015 年版四部通则 2302）。

黄曲霉毒素 照黄曲霉毒素测定法（通则 2351）测定。取本品粉末（过二号筛）约 5g，精密称定，加入氯化钠 3g，照黄曲霉毒素测定法项下供试品的制备方法测定，计算，即得。本品每 1000g 含黄曲霉毒素 B_1 不得过 5μg，含黄曲霉毒素 G_2、黄曲霉毒素 G_1、黄曲霉毒素 B_2 和黄曲霉毒素 B_1 的总量不得过 10μg。

【浸出物】照醇溶性浸出物测定法（通则 2201）项下的热浸法测定，用 70% 乙醇作溶剂，不得少于 15.0%。

【炮制】

麸炒六神曲 先将炒制容器加热，撒入麸皮，炒至麸皮起烟，加入六神曲，文火炒至表面微黄色，取出，筛去麸皮，晾凉。每 100kg 六神曲，用麸皮 10kg。本品形如六神曲。外表面微黄色。质坚脆。有焦香气。

焦六神曲 先将炒制容器加热，加入六神曲，武火炒至表面焦褐色，取出，晾凉。本品形如六神曲。外表面焦褐色，带焦斑。断面微黄色，粗糙。有焦香气。

【鉴别】同药材。

【检查】

水分 麸炒六神曲不得过 10%，焦六神曲不得过 7%。

总灰 同药材。

【浸出物】照醇溶性浸出物测定法（通则 2201）项下的热浸法测定，用 70% 乙醇作溶剂，不得少于 15.0%。

【性味与归经】辛、甘，温。归脾、胃经。

【功能与主治】消食化积，健脾和胃。用于食积不化，脘腹胀满，呕吐泄泻，小儿腹大坚积。

【用法与用量】6 ～ 12g。或入丸、散。

【贮藏】置通风干燥处，防虫蛀，防潮。

（二）辅料辣蓼、苍耳草、麦麸质量标准研究（标准草案）

辣蓼

Laliao

本品为水蓼 *Polygonum hydropiper* Linn. 的干燥地上部分。

【性状】本品茎圆柱形，有分枝，长 25 ～ 70cm；表面灰绿色或棕红色，有细棱线，节膨大；质脆，易折断，断面浅黄色。叶互生，叶片皱缩或破碎，完整者展平后呈披针形或卵状披针形，长 5 ～ 10cm，宽 0.7 ～ 1.5cm，先端渐尖，基部楔形，全缘，上表面棕褐色，下表面褐绿色，有棕黑色斑点及细小半透明的腺点；托叶鞘筒状，紫褐色。总状花序顶生或腋生，花被 5 裂，淡绿色或淡红色，裂片密被腺点。气微，味辛辣。

【鉴别】本品粉末黄绿色。叶上表皮细胞呈不规则多角形，垂周壁较平直，气孔平轴式或不等式；下表皮细胞垂周壁弯曲，气孔较多。叶肉组织中可见草酸钙簇晶及少量方晶。螺纹导管。中柱鞘纤维中含草酸钙簇晶，薄壁细胞中含草酸钙簇晶。

【检查】

水分　照水分测定法（《中国药典》2015 年版四部 第一法）测定，不得过 9.0%。

总灰分　不得过 9.0%（《中国药典》2015 年版四部）。

【浸出物】照醇溶性浸出物测定法（通则 2201）项下的热浸法测定，用 40% 乙醇作溶剂，不得少于 15.0%。

【性味与归经】辛，温。归肺、肝、大肠经。

【功能与主治】解毒，祛湿，散瘀，止血。用于痢疾，泄泻，乳蛾，疟疾，风湿痹痛，跌打肿痛，崩漏，痈肿疔疮，瘰疬，毒蛇咬伤，湿疹，脚癣，外伤出血。

【用法】用于制备六神曲。

【贮藏】置干燥处。

苍耳草

Cang'ercao

本品为菊科植物苍耳 *Xanthium sibiricum* Patrn ex Widder 的干燥地上部分。夏、秋两季未开花时采割，除去杂质，鲜用或晒干。

【性状】本品茎呈稍扁的圆柱形，长 20 ～ 65cm，直径 0.2 ～ 0.7cm；表面棕黄或棕褐色，散有黑褐色斑点，具纵纹，被白色短毛，上部有分枝；质脆，断面髓部疏松，类白色。叶互生，叶片多皱缩，展平后呈卵状三角形，长 6 ～ 10cm，宽 5 ～ 10cm，先端尖，基部浅心形，边缘 3 ～ 5 浅裂，有不规则粗锯齿，上表面灰绿色，下表面色较淡，均被疏毛；叶柄长 3 ～ 11cm。气微，味微苦。

【鉴别】本品粉末黄绿色。纤维众多，成束或单个散在，细长梭形。木薄壁细胞长方形，具单纹孔。可见具缘纹孔导管，梯纹导管。

【检查】

水分　照水分测定法（《中国药典》2005 年版一部附录Ⅸ H 第一法）测定，不得过 9.0%。

总灰分　不得过 10.0%（《中国药典》2005 年版一部附录Ⅸ K）。

【含量测定】

对照品溶液的制备　精密称取绿原酸对照品 4.4mg 置 10mL 量瓶中，用 50% 甲醇水溶液溶解，定容，摇匀，作为绿原酸对照品溶液（0.44g/L）。精密吸取绿原酸对照品溶液 100μL、200μL、300μL、400μL、500μL 分别置于 10mL 棕色容量瓶中，用 50% 甲醇定容，以 50% 甲醇做空白对照，于 326nm 处测定吸收值。以对照品溶液浓度 C（μg/mL）为纵坐标，326nm 测得的吸光度 A 为横坐标，绘制标准曲线。

供试品溶液的制备　取苍耳草药材粉碎后过 50 目筛，精密称取药材粉末 0.1g，置 250mL 圆底烧瓶中，加入 25mL50% 甲醇，称重，水浴回流加热 1h，放置室温，用 50% 甲醇补足原重。摇匀后过滤，取上清液 1mL 置于 10mL 棕色容量瓶中，定容，作为供试品溶液，于 326nm 测定吸光度，按标准曲线计算总酚酸含量。

按干燥品计算，总酚酸含量不得少于 0.15%。

【性味与归经】苦、辛，微寒；有小毒。归肺、脾、肝经。

【功能与主治】祛风散热，解毒杀虫，通鼻窍。用于头风鼻渊，目赤目翳，皮肤瘙痒，麻风病，疔疮，疥癣，痔疮。

【用法】用于制备六神曲。

【贮藏】置干燥处。

麦麸

Maifu

本品为禾本科植物小麦 *Tciticum aestivum* L. 的种皮。

【性状】为黄白色，直径 2 ～ 5mm，片状，大小不等。质柔软，有特殊香味。

【鉴别】取本品粉末 1g，加甲醇 10mL，85℃水浴回流 30min。过滤，滤液浓缩到 0.5mL，作为供试品溶液。另取丙氨酸、亮氨酸对照品适量，加 70% 甲醇制成 2mg/mL 溶液，作为对照品溶液。照薄层色谱法（《中国药典》2015 年版四部通则 0502 薄层色谱法），吸取丙氨酸、亮氨酸对照品溶液各 1μL，供试品溶液 2μL，分别点于同一硅胶 G 薄层板上，以正丁醇－冰醋酸－水（19：5：5）为展开剂，展开，取出，晾干，喷茚三酮试液，105℃加热至斑点显色清晰。供试品色谱中，在与对照品色谱相应的位置上，显相同颜色的斑点。

【检查】

水分　照水分测定法（《中国药典》2015 年版四部通则 0832 水分测定法第一法）测定，不得过 12.0%。

总灰分　不得过 7.0%（《中国药典》2015 年版四部通则 2302 灰分测定法）。

【含量测定】照紫外－可见分光光度法（《中国药典》2015 年版四部通则 0401 紫外－可见分光光度法）测定。

对照品溶液制备　取芦丁对照品 2.8mg，精密称定，置 25mL 量瓶中，加 60% 乙醇使溶解，并稀释至刻度，摇匀，即得（每 1mL 中含芦丁 0.1mg）。

标准曲线制备　精密量取对照品溶液 0.4mL、0.8mL、1.2mL、1.6mL、2.0mL，分别置 10mL 量瓶中，加 60% 乙醇至刻度，以相应的试剂为空白，照紫外－可见分光光度法，在 258nm 波长处测定吸光度，以吸光度为纵坐标，浓度为横坐标，绘制标准曲线。

测定法　取本品粉末约 50mg，精密称定，置 50mL 三角瓶中。准确加入 60% 乙醇 25mL，称重，于 85℃水浴回流 1h，放置，待其冷却至室温，称重，用 60% 乙醇补足减失重量，滤过，取续滤液，于 258nm 测定吸收度，从标准曲线上读出供试品溶液中含芦丁的重量，计算，即得。

本品按干燥品计算，以芦丁计含总黄酮不得少于 0.8%。

【用法】用于制备六神曲。

【贮藏】置干燥处贮存。

第三章　炮天雄发酵技术研究

一、古今文献研究

（一）天雄本草考证

天雄作为药材，始载于《神农本草经》，是扶正、温阳、止痛的要药，至今已使用近 2000 年。后代医药方书如《名医别录》《药性论》等均记载"有大毒"，临床应用前须炮制。虽有学者对其基原和炮制进行考证，但一些传统术语仍无明确释义。天雄与附子、川乌同出一源，均系毛茛科植物乌头 *Aconitum carmichaeli* Debx. 的药用部位，乌头为母根，附子为子根，附子变形无侧根者为天雄，附子类药物毒性较大，三者功效差异微妙，如无谨慎考证，必将影响临床辨证使用。因此，需对天雄的本草考证、炮制方法、功能主治、现代研究等进行深入的剖析，为后续的研究提供依据。

1. 汉至魏晋时期以"生长五年以上的附子"命名天雄

《广雅》云："奚毒，附子也，一岁为侧子，二岁为乌喙，三岁为附子，四岁为乌头，五岁为天雄。"这是现存最早解释天雄基原的文献。可见三国之前所用的天雄、乌头、附子来源于同种植物乌头。天雄与乌头同为两年生块根，而乌头为附子之母，一棵植株的养分要同时提供几个块根生长，很难有三寸以上者，只有没生侧根的块根养分集中，才有可能达到三寸以上。所以，汉至魏晋所用的天雄应为多年生（三年以上）野生乌头（草乌头）已丧失块根繁殖能力的两年生块根。

2. 南北朝至明清时期以"长者、大者的附子"命名天雄

大多认为天雄与乌头、附子同属一物，因大小而异名，细长者、大者为天雄。古文献以形状大小命名天雄的具体描述见表 3-1。

表 3-1　南北朝至明清时期文献中天雄来源沿革情况

朝代	著作	作者	具体内容
南朝·梁	《本草经集注》	陶弘景	天雄似附子，细而长者便是，长者乃至三四寸许，此与乌头、附子三种，本并出建平，谓为三建
刘宋	《雷公炮炙论》	雷敩	天雄，身全矮，无尖，周匝四面有附孕十一个，皮苍色，即是天雄
唐	《新修本草》	苏敬等	天雄似附子，细而长者便是。长者乃至三四寸许
北宋	《证类本草》	唐慎微	日华子云："天雄，大长少角刺而虚。"陈藏器曰："天雄，身全短无尖，周匝四面有附子，孕十一个，皮苍色即是。"
北宋	《太平惠民和剂局方》	太平惠民和剂局	天雄，十两，长大者
北宋	《本草图经》	苏颂	其长三二寸者，为天雄
北宋	《本草衍义》	寇宗奭	风家即多用天雄，亦取其大者
元	《珍珠囊补遗药性赋》	李东垣	天雄，似附子，但广，身长三四寸许，有须，性烈一如乌附
明	《本草蒙筌》	陈嘉谟	天雄亦系一种，其体略细而长
明	《医学入门》	李梴	取身全、短、无尖，周匝有附子孕十一个，皮苍色者佳
明	《雷公炮制药性解》	李士材	天雄即附子之长而尖，颠顶不正者
明	《本草纲目》	李时珍	长三寸以上者为天雄是也
明	《本草分经》	姚澜	附子细长者为天雄
清	《玉楸药解》	黄元御	天雄即附子长大者
清	《本草从新》	曲京峰	细长者为天雄
清	《本草新编》	陈士铎	大者为天雄，小者为川乌
清	《侣山堂类辩》	张志聪	近时俗人，咸谓一两外者为天雄。不知天雄长三寸以上，旁不生子，故名曰雄

3. 明清时期以"栽培变异的附子"命名天雄

古人认为天雄乃种附子而生出或变出，其形长而不生子，故曰天雄，其长而尖者，谓之天锥，象形也。即附子的一种栽培变异者称为天雄。具体见表 3-2。

表 3-2　明清时期文献中天雄来源沿革情况

朝代	著作	作者	具体记载
明	《本草纲目》	李时珍	天雄有二种：一种是蜀人种附子而生出长者，或种附子而尽变成长者，即如种芋形状不一之类；一种是他处草乌头之类，自生成者，故《别录》注乌喙云，长三寸以上者为天雄是也
明	《本草汇言》	倪朱谟	乃种附子而生变出其形，不生附侧经年独长而大者，故曰天雄。其长而尖者，谓之天锥，象形也

续表

朝代	著作	作者	具体记载
明	《疟疾指南》	郑全望	大而旁无小子者，为天雄，取之雄不孕子之意
明	《本草乘雅半偈》	卢之颐	不生附侧，经年独长而大者，天雄也
清	《本草崇原》	张志聪	附子种在土中，不生侧子，经年独长大者，故曰雄也。土人种附子，地出天雄，便为不利，如养蚕而成白僵也
清	《本草思辨录》	周岩	附子即乌头天雄之种，含阴包阳者也
清	《本经逢原》	张璐	即附子之独颗无附，大倍附子者
清	《得配本草》	严西亭	始种不生附子、侧子，经年独长大者，为天雄
清	《医学衷中参西录》	张锡纯	种附子于地，其当年旁生者为附子，其原种之附子则成乌头矣。其种后不旁生者为附子，惟原种之本长大，若蒜之独头无瓣者，名谓天雄，为其力不旁溢，故其温补力更大而独能称雄也

4. 民国至今以"附子的别名"命名天雄

20 世纪 30 年代以来，天雄是附子的一个地方习惯处方用名，大个附子称为天雄，如广东所称炮附子就是炮天雄。天雄亦作为附子的一种药材商品规格，盐附子一等名"大附"，二等名"超雄"，三等名"天雄"。具体见表 3–3。

表 3–3　民国至今文献中天雄来源沿革情况

朝代	著作	作者	具体记载
民国时期	《增订伪药条辨》	曹炳章	天雄与附子同物，亦产四川彰明者良，凡长大端正，不生侧子，独长本身，每个在三两上下者，即名天雄，非别有一物也
民国时期	《药物出产药辨》	陈仁山	附子产四川龙安府江油县，六月新，又名天雄
1989 年	《江油县志》	江油县人民政府	生附重一两以上者为天雄

综上所述，当今药材商品与临床应用，只有附子和乌头。而当今天雄之药是有其名、无其实的品种，现凡个大的附子皆可加工为炮天雄，其作为传统的附子商品规格之一。

（二）天雄炮制方法历史沿革

1. 天雄炮制方法沿革

纵观历代本草，虽然天雄的炮制方法几经演变，但从化学角度看无外乎加热、发酵和加入酸、碱、盐等化学物质。作用相对明确：炮法主要是去除非药用部位，并通过加热降低毒性；酒醋制法主要是防腐；盐制法主要是缓和药性，减弱药力和毒性；童便制和大豆煮也有减毒作用。具体见表 3–4。

表 3-4   历代天雄炮制沿革

朝代	书籍名称	具体记载	首载炮制方法	沿用炮制方法
汉	《金匮要略方论》		炮	
梁	《本草经集注》	皆燺灰火炮炙，令微（坼），削去里皮乃秤之		炮（灰炮）
刘宋	《雷公炮炙论》	宜炮皴坼后，去皮尖用，不然阴制用	阴制（黑豆浸）	炮
唐	《千金翼方》			炮去皮；炮
	《药性论》		干姜制	
宋	《太平圣惠方》	炮裂，去皮脐		
	《博济方》	天雄一分锉碎，以盐一分，同炒令黄色	盐炒	
	《苏沈良方》	无灰酒煮五七百沸，候软，刮去皮	酒制（酒煮）	
	《小儿卫生总微论方》	慢火煅存性，研	煅制	
	《太平惠民和剂局方》	以酒浸七日了，掘一地坑，以半秤炭火烧坑通赤，速去炭火令净，以醋二升泼地坑内候干，乘势便投天雄在内，以盆合土拥之，经宿取出，去皮脐	酒醋制	
	《太平惠民合剂局方·指南总论》	凡使，先炮裂令熟，去皮、脐，焙干，方入药	焙制	
元	《世医得效方》			炮；盐制
	《丹溪心法》	凡乌、附、天雄，须用童子小便浸透煮过，以杀其毒，并助下行之力，入盐少许尤好。或以小便浸二七日，拣去坏者，以竹刀每个切作四片，并水淘净，逐日换水，再浸七日，晒干用	童便制	
明	《普济方》		盐酒制；姜汁制；酒童便制	炮；酒制
	《本草纲目》	熟用一法：每十两以酒浸七日，掘土坑，用炭半秤煅赤，去火，以醋二升沃之，候干，乘热入天雄在内，小盆合一夜，取出，去脐用之		阴制（黑豆浸）；酒醋制
	《医宗必读》	童便浸一日，去皮切作四片，童便及浓甘草汤同煮，汁尽为度，烘干	童便甘草制	
清	《外科大成》	炮，去皮脐		炮
	《修事指南》			阴制（黑豆浸）；酒醋制
	《本草述》	大豆同煮熟，去其毒用	大豆制	
	《玉楸药解》		煨制	

2. 天雄发酵法的沿革

《蜀本草》："附子、乌头、天雄、侧子、乌喙，采得，以生熟汤浸半日，勿令灭气，出以白灰囊之，切勿使干。"又法："以米粥及糟曲等淹之。"

《本草图经》："本只种附子一物，至成熟后有此四物，收时仍一处造酿方成。酿之法：先于六月内，踏造大、小麦曲，至收采前半月，预先用大麦煮成粥，后将上件曲造醋，候熟淋去糟。其醋不用太酸，酸则以水解之。便将所收附子等去根须，于新洁瓮内淹浸七日，每日搅一遍，日足捞出，以弥疏筛摊之，令生白衣。后向慢风日中晒之百十日，以透干为度。若猛日晒，则皱而皮不附肉。其长三二寸者，为天雄。"

《彰明附子记》："其酿法用酰醋安密室，淹覆弥月乃发，以时暴凉，久乃干定。方出酿时，其大有如拳者，已定辄不盈握，故及两者极难得。"

《本草纲目》："天雄有二种：一种是蜀人种附子而生出长者，或种附子而尽变成长者，即如种芋形状不一之类；一种是他处草乌头之类，自生成者，故《别录》注乌喙云长三寸以上者为天雄是也。入药须用蜀产曾经酿制者。或云须重一两半有象眼者乃佳。"

3. 天雄炮制理论沿革

历代均以"制毒"的传统炮制理论作为指导思想。净制方法除去皮、尖，去脐方法尚有炮去脐、煨去皮脐、酒煮去脐、酒醋制去脐、姜汁制去脐等。元《丹溪心法》记载炮制法有："凡天雄，须用童子小便浸透煮过，以杀其毒。"清《本草述》谓："大豆同煮熟，去其毒用。"均是为了使天雄降低毒性，提高使用安全性。

（三）天雄功能主治沿革

据历代医药文献记载天雄功用分析，天雄多偏重于温阳、扶正和止痛，主要适用于虚证、缓证。《神农本草经》曰："味辛，温。主大风，寒湿痹，历节痛，拘挛，缓急，破积聚，邪气，金创，强筋骨，轻身健行。"《名医别录》云："味甘，大温，有大毒，主治头面风去来疼痛、心腹积聚、关节重、不能行步，除骨间痛，长阴气，强志，令人武勇力作不倦。"《证类本草》载："淮南子云，天雄，雄鸡志气益注云，取天雄三枚，纳雄鸡肠中，捣生食之，令人勇。药性论云，天雄，君，忌豉汁，大热，有大毒，干姜制，用之能治风痰、冷痹、软脚、毒风，能止气喘促急，杀禽虫毒。日华子云，治一切风，一切气，助阳道，暖水脏，补腰膝，益精……调血脉。"《本经逢原》记载："天雄，禀纯阳之性，补命门三焦，壮阳精，强肾气过于附子。"《本草蒙筌》云："天雄亦系一种，其体略细而长……专补上焦阳虚，善治一切风气。驱寒湿痹，缓急拘挛，却头面风往来疼痛，助武勇，力作不倦，消结积，身轻健行，调血脉益精，堕胎孕通窍。"又云："天雄，其气亲上，故曰非天雄不能补上焦阳虚；附子……其气亲下，故曰非附子不能补下焦阳虚。"《中华本草》云："天雄味辛，热，大毒。归肾经。祛风散寒，益火助阳。主治风寒湿痹，历节风痛，四肢拘挛，心腹冷痛，痃癖癥瘕。"

（四）炮天雄现代研究

1. 炮天雄现代炮制工艺研究

（1）炮天雄与炮附子、炮附片区别：20 世纪 30 年代，始见有炮天雄（炮附子）的具体工艺记载。如陈仁山《药物出产辨》谓："附子，又名天雄。制附子之法，如附子拾肋，用清水洗净，刮去皮，每个切五片，泡清水一夜；用老姜煎浓水泡之；翌早取起，蒸约六点钟；预备姜汁渍透，再蒸约二点钟；取出沥干，便是制附片。若取出用铁罩离坚炭火炮之，名为炮附片。"50 年代的炮制文献《广东中药研究所药物炮制学笔记》中记载，当时医家较常用一种火炮天雄制法，大体同《药物出产辨》之炮附片工艺。60 年代后其炮制工艺基本失传（60～90 年代炮天雄多在香港地区加工，90 年代后江油地区开始加工炮天雄，主供出口）。1993 年《实用中药炮制》描述："选取漂淡后切成厚片的大附片，晒至八成干，平铺在铁丝网上，置炭火上烘烤，随时翻动，至附片呈黄棕色，发泡微裂，有香气，取出，放凉。"所得之炮制品习称"炮天雄"。1995 年《中药材商品规格质量鉴别》描述为："选取个大的盐附子，经过特殊的漂浸泡制后，刮净外皮，横切片，用火炮炙加工。"其助阳药效明显增强。可以看出，近现代天雄就是附子的别名。炮天雄作为其炮制品，又称为炮附子、炮附片，选取大个的盐附子或胆附子，经过漂胆、去皮、切片或不切片，再经过火炮炙加工而成。

（2）历版药典和地方炮制规范收载情况：历版中国药典未收载过炮天雄，但是《中国药典》（1963 年版）收载的"炮附子"与四川及广东地区沿袭至今的炮天雄工艺非常类似。《河南省中药炮制规范》（1974 年版）载有炮附片，与《中国药典》（1963 年版）炮附片工艺接近。《四川省中药饮片炮制规范》（2015 年版）收载有炮天雄。

《中国药典》（1963 年版）炮附子：取附子，用水洗净，浸泡一夜，除去皮、脐，切片，再用水泡至口尝无麻辣感为度，取出，用姜汤浸 1～3 天，捞出蒸熟，再焙至七成干，倒入锅内用武火急炒至烟起微鼓裂，取出，放凉即得；或置铁丝网上在煅炭上反复炮至微鼓裂，倒出，放凉，即得。

《河南省中药炮制规范》（1974 年版）炮附片：取生附子，清水洗净，浸泡一夜，除去皮、脐，润透后切顺刀片 2mm 厚，再用水浸泡至口尝微有麻辣感为度，取出，用姜汤浸 1 ～ 3 天，捞出，蒸熟，再焙至七成干，倒入锅内，用武火炒至鼓起，取出，放凉。每 500g 附子，用生姜 150g。

《广东省中药炮制规范》（1974 年版）炮附片：取泡过的附子晒至六成干，用生姜水（用生姜一斤）浸透蒸熟，晒干。取生姜一斤磨烂煎汤，加入附子十斤，润一夜蒸熟，焙至七成干，用炭火烘至起泡，呈金黄色为度。

《湖南省中药炮制规范》（1974 年版）炮附片：取生姜一斤洗净，捣烂成绒，加倍量清水火擂成汁，过滤，取姜汁与附片拌匀，泡浸 2 小时，使姜汁透满附片，连姜汁蒸 2 小时，至上大气，附片明亮呈淡黄色时为度，再用旺火烤干，再不断翻动，至表面无水分时为度。

《四川省中药饮片炮制规范》（2015 年版）炮天雄：选择个大的泥附子，洗净，浸入附子炮制用胆巴的水溶液中数日，连同浸液煮至透心，捞出降温，水漂，剥皮修型，再用水漂制，加姜汁浸泡，自然发酵至透心，取出，蒸制至透心，炒制微有鼓起后，烤制至酥脆。

（3）现代文献关于炮天雄的工艺研究：蒋丽芸等优化岭南炮天雄的炮制工艺为：选择个大、均匀的盐附子，洗净，浸漂 5 天（每天早晚各换水一次），至盐分漂尽取出，去皮，再用姜水浸泡，高压蒸 1.5h，干燥，最后砂炒（210 ～ 230℃）至焦黄色、膨起，取出，筛去砂粒即得。而四川地区传统炮天雄最后一道工序为烘烤至全干。

2. 炮天雄药效学研究

曹晖等采用常规阳虚证和肾虚证动物模型，观察低温游泳存活时间、脏器系数、阴茎勃起潜伏期等指标，探讨炮天雄的补肾助阳药效机理。①天雄水煎剂对阳虚证小鼠的影响结果表明，氢化可的松可造成小鼠阳虚证，耐寒、耐疲劳能力下降。给药组（除炮天雄小剂量组外）耐寒、耐疲劳能力增强，可明显延长小鼠低温游泳存活时间，与阳虚证模型组比有非常显著差别（$P<0.01$，0.001）。给药 5 天后，各组小鼠体重均较药前有所增加，阳虚证模型组增加 0.63g（增长率为 3.2%），生天雄小剂量组增加 0.8g（增长率为 3.9%），其余给药组均增长 1g 以上（增长率为 6% ～ 8%），是阳虚证模型组的 2 倍以上。各给药组小鼠体温与阳虚证模型组相近或略有升高，统计未见明显差别（$P>0.05$）。阳虚证模型组小鼠自主活动减弱，体凉，毛松，而给药组症状有所缓解。②炮天雄水煎剂对肾虚证大鼠的影响研究结果表明，模型组大鼠去势 3 周后，各性腺器官均呈现明显的萎缩，脏器系数明显低于正常对照组（$P<0.05$）。去势大鼠注射丙酸睾丸酮后，各性腺器官重量明显大于去势模型组，达正常动物水平。去势大鼠给炮天雄水煎剂3周后，各剂量组的包皮腺均较去势模型组明显增大（$P<0.05$），而对前列腺、精囊、提肛肌均未见明显影响（$P>0.05$）。③炮天雄水煎剂对阴茎勃起潜伏期的影响研究表明，行双侧睾丸切除术的去势模型组大鼠由电刺激诱导的阴茎勃起潜伏期明显延长（$P<0.01$）。去势大鼠皮下注射丙酸睾丸酮后，其阴茎勃起潜伏期接近正常大鼠水平，明显短于去势模型组（$P<0.01$）。而炮天雄各剂量组对去势大鼠阴茎勃起潜伏期无明显影响。

天雄口服液是出自《医学入门》的复方，系由淫羊藿、肉苁蓉、白术等传统中药组方而成，具有健脾利湿、补肾壮阳等功效。薛作英等采用小鼠阳虚证模型，以男宝胶囊为阳性对照药，探索不同剂量天雄口服液的补肾壮阳作用。研究结果表明，阳虚模型组与正常对照组比较，小鼠体质量增加值差异无显著意义；男宝胶囊组以及天雄口服液低、中和高剂量组小鼠体质量的增加值与阳虚模型组比较，差异亦无显著意义。且男宝和天雄口服液三种剂量均可使阳虚小鼠的体温显著升高，并基本恢复正常。男宝和中、高剂量的天雄口服液均使阳虚证小鼠的自主活动次数显著增多（$P<0.01$），并显著延长阳虚证小鼠的低温下游泳存活时间（$P<0.01$），而低剂量天雄口服液对于阳虚证小鼠的自主活动能力及低温下游泳存活时间则无显著影响。天雄口服液中、高剂量给药组均可显著延长小鼠负重游泳时间（$P<0.01$），提高抗疲劳作用，并可推迟缺氧条件下发生疲劳以至死亡的时间，提高小鼠耐缺氧能力，与阳性对照药男宝胶囊的作用相似，且天雄口服液剂量组间呈现良好的量效关系。

天雄补肾口服液采用人参、肉苁蓉、白术、淫羊藿等传统补肾壮阳与填精益寿的中药组方，在中医理论指导下配制而成。陆慧香的实验将天雄补肾口服液分成两个剂量，加入培养基中培养果蝇，分别以空白（阴性）和男宝（阳性）为对照组，参照Economos AC的果蝇性活力测定方法，观察天雄补肾口服液对果蝇性活力及寿命的影响，结果表明，天雄补肾口服液能够延长多数周龄果蝇的交配时间。经统计学处理，除在1周龄的天雄Ⅱ组和在7周龄的两个给药组的延长无意义外（$P>0.05$），其他各周龄果蝇交配时间与阴性对照组比较均有显著意义（$P<0.05$）。除了天雄补肾口服液剂量Ⅰ组对雌蝇寿命无延长作用外，其他均有明显延长作用（$P<0.05$），与阴性对照组比较，两个剂量组的延长幅度分别为雌蝇35.58%和20.39%，雄蝇39.05%和42.08%。采用称重法、溶血素实验法、单向免疫扩散法、EA花环法和YC花环法考察天雄口服

液对小鼠免疫器官、体液免疫功能和细胞免疫功能的影响，结果表明小鼠脾脏和胸腺质量增加，小鼠血清的 IgM 和 IgG 含量显升高，腹腔巨噬细胞的 Fc 受体和 C3b 受体活性显著提高，作用与还精煎口服液相类似。

文质军等以偏钒酸钠（NaVO₃）经腹腔注射给雄性小鼠染毒，6 周后做造模检查，证实引起睾丸组织明显损伤后，用加味天雄散水剂灌胃治疗，连续 5 周后取材，行睾丸组织学检查、睾丸钒含量测定，考察加味天雄散对钒中毒所致小鼠睾丸组织损害的治疗作用。睾丸组织钒含量与睾酮含量的测定结果表明，模型组睾丸钒含量显著升高（$P<0.01$）。血浆睾酮以雄激素治疗组最高，与各组间有显著差异（$P<0.01$），可能与外源性睾酮干扰有关。但Ⅰ、Ⅱ、Ⅲ组均高于模型组（$P<0.01$）。加味天雄散治疗后小鼠的睾丸组织学检查结果表明，模型组曲细精管直径显著减小（$P<0.01$），各级生精细胞、间质细胞、支持细胞均减少（$P<0.05$ 或 $P<0.01$），而雄激素治疗组及加味天雄散治疗组各观察值均接近空白对照组（$P>0.05$）。

3. 炮天雄的质量标准研究

有关炮天雄的质量分析主要以有毒生物碱为指标。总体上看，天雄炮制后生物碱含量明显降低。但有关生物碱变化与活性、工艺的关系研究较少。

曹晖等对香港市场上炮天雄中生物碱含量的研究显示，炮天雄的生物碱含量比乌头和附子的含量低，生、炮天雄的乌头碱含量分别为 0.0012% 和 0.0007%。

4. 临床应用

可能是由于 20 世纪 60 年代天雄的炮制工艺失传，有关炮天雄的临床报道较少。目前临床应用的主要是由张仲景《金匮要略》中的天雄散改制而成的成方制剂天雄丸，此方在治疗男子不育或精液异常方面疗效较好。

《研精录》认为该方系"阳虚失精"之祖方。日本东洋医学会会长矢数道明将该方归于强精补肾药之类，用于治疗"肾虚，失精，精力减退，阴部觉冷"的患者。戚广崇用该方治疗 32 例男子不育症，年龄最小 27 岁，最大 44 岁，平均 32.9 岁。结婚时间最短 1 年，最长 13 年，平均 3.5 年。诊断标准：精液常规检查未发现精子者为无精子症；精子计数 0~1000 万 /mL，为重度少精症；1000 万 ~3000 万 /mL 为中度少精症；3000 万 ~5000 万 /mL 为轻度少精症。精子活动率在 0%~10% 之间为重度死精症；11%~30% 之间为中度死精症；31%~50% 之间为轻度死精症。32 例中无精子症 1 例，重度少精症 9 例，中度少精症 12 例，轻度少精症 8 例。重度死精症 5 例，中度死精症 10 例，轻度死精症 14 例。其中少精死精均有者 24 例，仅少精者 4 例，仅死精者 3

例。经治疗痊愈者1例（占53.1%），其中生育者13例（占40.6%），有效者9例（占28.1%），无效者6例（占18.8%），总有效率为81.2%。

此外，河南中医学院的王付用天雄散治疗失精症也获满意效果。河南省夏邑县中医院的李长青用天雄丸治疗50例精液异常患者也获得满意效果。还有报道用此方治疗老年尿频、病态窦房结综合征或慢性结肠炎者，用此方加味治疗少弱精者，或用此方合五子衍宗丸治疗男子性功能障碍者。

二、原料与样品采集

（一）胆附子采集与检测

附子药材采自四川江油，经中国食品药品检定研究院张继研究员鉴定为毛茛科植物乌头 *Aconitum carmichaeli* Debx. 的子根，浸入胆巴溶液中数日不等。不同时间取样的各批次胆巴液浸泡的附子样品无质变或霉变情况，符合炮制研究所需原料的要求。各批次样品中双酯型生物碱总量在 0.03% ~ 0.13%，高于药典中不得超过 0.02% 的含量要求，表明胆巴浸附子仍然具有毒性。

（二）鲜附子采集与检测

天雄（大个泥附子）药材采自四川江油，经中国食品药品检定研究院张继研究员鉴定为毛茛科植物乌头 *Aconitum carmichaeli* Debx. 的子根。各批次天雄样品无质变或霉变情况，符合炮制研究所需原材料的要求。双酯型生物碱总量在 0.03% ~ 0.06%，单酯型生物碱总量在 0.009% ~ 0.016%，各批次的生物碱成分含量存在差异。

（三）炮天雄市售样品采集

见表3-5。

表3-5　市售炮天雄信息表

序号	来源	外观形状	其他
样品1	四川绵阳太平镇江油中坝附子基地	轻微膨化，极少表面有焦斑，部分有裂缝	微酸；内部中空；脆，粉性，易破碎
样品2	个体加工	膨化，表面无焦斑、无裂缝	酸，破碎后极酸涩；内部实心；脆，粉性，易破碎
样品3	个体加工	膨化，表面无焦斑、无裂缝	微酸；内部实心；脆，粉性，易破碎

续表

序号	来源	外观形状	其他
样品 4	四川某公司	膨化完全，表面均有轻微焦斑，部分破裂或底部有洞	气微，破碎后酸涩；内部空心、膨松
样品 5	江油市中坝某加工厂	无膨化，表面无焦斑，均有裂缝	微酸，破碎后酸涩；内部膨松；韧性，角质性，难破碎
样品 6	某药房	无膨化，表面无焦斑，均有褶皱，部分有裂缝	酸，破碎后酸涩；内部膨松；韧性，角质性，难破碎
样品 7	个体加工	无膨化，表面无焦斑，均有不规则裂缝	微酸，破碎后酸涩；内部膨松；韧性，轻微角质性，较难破碎
样品 8	江西某公司	膨化完全，表面均有焦斑	气微，内部空心，膨松；轻微脆性，角质性，较易破碎
样品 9	四川某公司	无膨化，表面无焦斑，均有规则裂缝	气微，部分空心，均膨松；脆，角质性，难破碎
样品 10	四川江油中坝附子科技发展有限公司	膨化完全，部分表面轻微焦斑	气微，内部膨松；粉性，易破碎
样品 11	某外贸公司	膨化完全，表面均有轻微焦斑，底部均有洞	气微；内部中空，均膨松；粉性，易破碎
样品 12	江西某加工厂	皱缩，膨化不完全，表面角质化	气微；内部中空，粉性，易破碎。

三、发酵菌种（群）筛选研究

为了揭示炮天雄在传统炮制过程中微生物菌群及其变化规律，本课题对所分离菌株进行形态特征、生理生化特性及其分子生物学特性初步探索，完成初步鉴定，为后续优化现代炮制工艺奠定菌种基础。

样品由四川江油中坝附子科技发展有限公司采集，样品采样共包括四个阶段，即胆巴液浸泡发酵、晾干、姜汁浸泡发酵和辅料浸泡发酵。十五个取样点（每天换浸泡液前取样），编号分别为 J1~J15。

（一）第一批炮天雄样品（传统工艺）发酵菌群筛选研究

对 15 个炮天雄样品进行微生物的分离与初步鉴定，剔除同种菌株后，共分离得到 20 种细菌，其中 6 种为乳酸菌属；15 种真菌中 13 种为酵母菌，2 种为丝状真菌。从炮天雄样品中所分离得到的微生物均在 -60℃条件下于 30% 甘油管和脱脂奶粉冻干管中保藏。

样品中所分离到蜡样芽孢杆菌、节杆菌、棒状杆菌、黄杆菌、短稳杆菌、伯格菌、嗜盐球菌、兰奥尔菌均为条件致病菌，由于传统发酵样品是利用自然存在的微生物进行炮制，因此很容易污染杂菌，对用药安全造成隐患，因此有必要对其中的微生物进行分离鉴定，使得微生物种类明确。

文献报道节杆菌属（Arthrobacter）可以将乌头碱转化为单酯型或毒性更小的化合物。本实验分离得到两种经初步鉴定为节杆菌属的菌株 B-3、B-4，其菌落形态及显微形态均与菌株 SIPI-18-5 类似，因此需要进一步验证二者是否具同种生物转化功能。

（二）第二批炮天雄样品（新工艺）发酵菌群筛选研究

对 5 批炮天雄样品进行微生物的分离与初步鉴定，剔除同种菌株后，共分离得到16 种菌株，其中 3 种为乳酸菌属，6 种酵母菌。

样品中所分离到微生物中，乳酸菌包括 1 种乳杆菌、1 种食窦魏氏菌、1 种明串珠菌，乳酸菌外细菌包括兰奥尔菌、肠杆菌、2 种芽孢杆菌、克雷伯菌、柠檬酸杆菌、泛菌属，酵母菌包括 2 种毕赤酵母菌、半乳糖霉菌、白地霉菌、2 种地丝菌。

样品中所分离到微生物中，条件致病菌包括泛菌属、克雷伯菌属、兰奥尔菌属、柠檬酸杆菌属、白地霉菌和地丝菌属，在生产过程中应剔除这些条件致病菌，以保障炮天雄样品质量。

与上一批炮天雄样品中分离得到的微生物相比，这批分离得到的菌种类别与之前的较为一致（仅增加明串珠菌、泛菌属与柠檬酸杆菌属），有着很高的重复性。

四、炮天雄工艺优化研究

（一）工艺筛选评价指标的选择

炮天雄炮制工艺复杂，不同厂家炮制工艺各异，生产的炮天雄色泽、性状等差别较大，不利于炮天雄在中医临床上的使用和推广。因此，有必要增加炮天雄的质量评价指标，保证炮天雄安全有效、质量可控。

1. 单酯型生物碱和双酯型生物碱测定方法的建立

本研究优化了炮天雄中 3 种双酯型生物碱和 3 种单酯型生物碱的含量测定方法，将样品溶解溶剂由异丙醇–二氯甲烷（1：1）改为异丙醇–三氯甲烷（1：1），有效改善了色谱峰的分离度，同时仪器精密度、供试品溶液稳定性、方法重复性和加样回收率等均较好，符合定量要求，因此可用于炮天雄酯型生物碱的含量测定。

2.HPLC 特征指纹图谱的建立

色谱条件以乙腈 – 四氢呋喃（25：15）为流动相 A，以 0.1mol/L 醋酸铵（每1000mL 含冰醋酸 0.5mL）为流动相 B，按表 3–6 进行梯度洗脱，流速 1.0mL/min，检测波长为 235nm。

表 3–6　色谱时间及流动相

时间（分钟）	流动相（A%）	流动相（B%）
0 ～ 48	15 → 26	85 → 74
48 ～ 49	26 → 35	74 → 65
49 ～ 58	35	65
58~65	35 → 15	65 → 85

实验结果表明，10 批炮天雄的整体图貌基本一致，整体相似度在 95% 以上，可以用于炮天雄炮制工艺评价。

3. 总生物碱评价指标的建立

参照《中国药典》（2010 年版）一部 "附子" 项下生物碱含量测定方法，以酸碱滴定法测定炮天雄的总生物碱含量。虽然该方法未收录于《中国药典》（2015 年版），但该法为经典的酸碱滴定法，干扰因素少，测定范围宽，专属性强，重现性好，且方法学考察结果满足要求，因此可作为炮天雄中总生物碱的含量测定方法。

4. 多糖含量评价指标的建立

本试验采用目前多糖测定最常用的一种方法，即硫酸 – 苯酚法。该法是国标且《中国药典》（2015 年版）仍然收录该方法，具有简单、快速、无须多糖纯品和贵重仪器等优点，对水溶性样品和非水溶性样品均可测定，且方法学考察结果满足要求，因此可作为炮天雄中多糖的测定方法。

5. 胆巴含量评价指标的确定

胆巴为川产井盐的附属产物，主要成分是含有 Ca^{2+} 等的化合物。我们在食品标准钙离子检测方法（GB/T 5009.92–2003）的基础上建立了 Na_2EDTA 滴定法测定中药饮片中辅料胆巴的残留量，干扰因素少，测定范围宽，专属性强，重现性好。

（二）炮天雄传统工艺优化

以目前《四川省中药饮片炮制规范》收载的工艺为基础，对四川江油地区 GMP 生产企业的炮天雄生产工艺进行系统研究和优化，主要对煮制、浸漂、发酵、蒸制、炮五个关键工序进行优化。

1. 炮天雄煮制工序优化研究

附子在胆巴中浸泡后，淀粉糊化，与盐形成含水结合物，捞出时质地坚硬，在浸漂去盐分时，一般需先加热软化，以利于盐溶解漂尽。传统经验在煮制工序以胆附子煮至透心为度。故选用胆附子煮制不同时间，以是否透心确定最佳煮制时间。

实验结果表明，煮制后，单酯型生物碱的含量升高，双酯型生物碱、总生物碱、多糖和胆巴的含量均出现不同程度的降低，其中双酯型生物碱和胆巴的含量降低幅度较大。结合外观性状和含量测定结果，最后确定的煮制工艺为：取胆附子 200g，加水 400mL，沸水后煮制 10min，至内部透心。

2. 炮天雄漂洗工序优化研究

预实验结果显示，胆附子漂洗过程中，浸泡时间、加水量、换水次数是影响胆巴漂洗的关键因素，本研究对其进行单因素考察，以优化炮天雄的漂洗工艺。胆附子经浸漂，胆巴逐渐析出，表面颜色由黑褐色变为牙黄色，各浸漂程度炮制品外观性状基本一致。炮制后，双酯型生物碱、胆巴、多糖均降低，单酯型生物碱含量有增有降，浸漂程度不同，变化幅度不同。因此，有效防止成分流失，在实际生产中，为了保证饮片质量，有必要对浸漂工艺进行规范。

3. 炮天雄发酵工序优化研究

炮天雄菌种鉴定和筛选实验显示，植物乳杆菌和酵母菌是炮天雄发酵过程中的主导菌群，借鉴食品中泡菜的发酵工艺，对炮天雄的发酵工艺进行优化研究。而预实验结果显示，炮天雄发酵过程中，发酵时间、发酵温度、食盐浓度、辅料用量、发酵剂用量是影响炮天雄发酵效果的关键因素。本实验选择总酸、生物碱、多糖、酯型生物碱、总生物碱为评价指标（其中总酸为过程评价指标），对上述发酵条件进行单因素考察，以优化炮天雄发酵工序。

本实验所用的发酵剂为植物乳杆菌和酵母菌组成的混合发酵剂，为来源于市场销售的泡菜发酵的工程菌，此次验证实验显示，该发酵剂和发酵形式可用于炮天雄的发酵工艺，且效果较好。在发酵过程中，鲜附子未出现腐烂变质情况，且外观、颜色、硬度等均较好。其原因可能为发酵过程中的乳酸菌和酵母菌为主导菌群，抑制了杂菌的生长，同时发酵过程中产生的总酸等代谢产物，也有抑菌和保鲜的作用。

4. 炮天雄蒸制工序优化研究

由于胆附子不与水直接接触，故推测胆巴和总生物碱含量变化较小，预实验结果也显示胆巴和总生物碱含量基本没有变化。因此，炮天雄常压蒸制工艺选择酯型生物碱和多糖作为工艺评价的指标。

实验结果显示，蒸制样品多糖含量（17.14%）高于未蒸制的胆附子（15.46%）。蒸制4h、5h的多糖含量差异不大，说明蒸制4h已经能够使胆附子中的淀粉完全糊化，多糖趋于稳定，这也与蒸制4h出现油样光泽的外观性状相一致。

在蒸制过程中，随着蒸制时间的延长，胆附子中的双酯型生物碱含量持续下降，单酯型生物碱含量先缓慢上升，到4h后达到最高。

5. 炮天雄砂炒工序优化研究

与蒸制工艺相同，炮天雄砂炒工艺的原料不与水直接接触，胆巴和总生物碱含量基本没有变化。经过蒸制处理后，天雄中双酯型生物碱含量几乎为零。因此，炮天雄砂炒工艺选择单酯型生物碱和多糖作为工艺评价的指标。

实验结果表明，下述炮天雄砂炒工艺最为合理：取洁净河砂，置炒制容器内，用武火加热至滑利状态时，投入蒸制后的脱胆天雄，不断翻动，以砂炒15min，然后取出，筛去河沙，再使用红外烤箱烘至全干。

适量河砂（恰好掩埋药物）可使炮天雄受热均一，保证炮天雄质量稳定，有利于临床用药的安全有效。砂炒温度适中时，炮天雄受热均匀，颜色均一，且火候较易控制，砂炒后，饮片表面出现裂隙，同时颜色变深。并且砂炒时间越长，炮天雄砂烫程度越大，裂隙越多，饮片越疏松，颜色也越深。综合饮片外观和含量测定结果，选择砂炒15min作为炮天雄炒制工艺的最佳时间。

6. 结论

综上所述，炮天雄（有胆）优化炮制工艺为：取胆附子，沸水煮制10min后，取出，去皮，加入3倍量水，浸漂6天，中间换水2次，漂至表面牙黄色，芽口发软；将漂洗好的天雄放入发酵坛中，加入无菌水，液面没过天雄2cm，再加入适量生姜汁（生姜与天雄用量比1∶5）、食盐（4%）、乳酸杆菌发酵剂（1‰），30℃密闭发酵4天；将发酵好的天雄常压蒸制4h，至表面有油润光泽，取出，晾至七成干。再240℃砂炒15min，至表面鼓起呈黄棕色时取出，然后80℃烘至全干，即得。

（三）炮天雄中试工艺研究

1. 炮天雄中试验证工艺

结果表明，按照炮天雄（有胆）小试工艺条件进行中试放大生产，所炮制的炮天雄（有胆）各项指标性成分含量较稳定，且工艺较稳定、可控，样品外观性状良好，因此可以应用于炮天雄（有胆）的产业化生产。

2. 炮天雄标准操作规程的建立

（1）名称：炮天雄（有胆）。

（2）概述：本品为有胆天雄（大个胆附子）经过煮制、去皮、漂洗、蒸制、砂炒、干燥等工艺炮制而成，可用于中药配方或保健的附子类中药饮片。

（3）工艺流程图：见图 3-1。

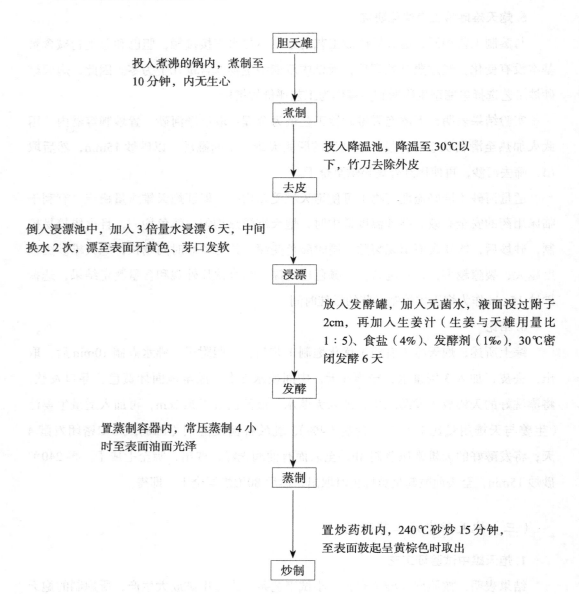

投入煮沸的锅内，煮制至
10 分钟，内无生心

投入降温池，降温至 30℃以
下，竹刀去除外皮

倒入浸漂池中，加入 3 倍量水浸漂 6 天，中间
换水 2 次，漂至表面牙黄色、芽口发软

放入发酵罐，加入无菌水，液面没过附子
2cm，再加入生姜汁（生姜与天雄用量比
1∶5）、食盐（4%）、发酵剂（1‰），30℃密
闭发酵 6 天

置蒸制容器内，常压蒸制 4 小
时至表面油面光泽

置炒药机内，240℃砂炒 15 分钟，
至表面鼓起呈黄棕色时取出

胆天雄 → 煮制 → 去皮 → 浸漂 → 发酵 → 蒸制 → 炒制

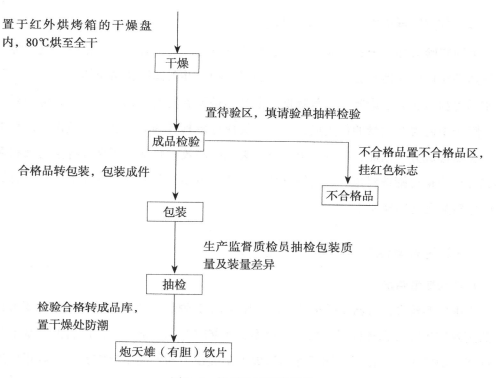

置于红外烘烤箱的干燥盘内，80℃烘至全干 → 干燥

置待验区，填请验单抽样检验 → 成品检验

合格品转包装，包装成件

不合格品置不合格品区，挂红色标志 → 不合格品

→ 包装

生产监督质检员抽检包装质量及装量差异 → 抽检

检验合格转成品库，置干燥处防潮 → 炮天雄（有胆）饮片

图 3-1　炮天雄工艺流程图

（4）物料质量标准

①原料：胆附子。符合《胆附子质量标准》。

②辅料：水。符合卫生部生活饮用水标准（GB5749–85）。

③包装材料：塑料袋。符合《塑料袋质量标准》。

（5）成品炮天雄：符合《炮天雄饮片内控质量标准》。

（6）炮制设备

表 3-7　炮制设备及型号

设备名称	规格型号
热压智能蒸煮机	ZYZ1200
自控温鼓式炒药机	CGQ–750Z
红外烘烤箱	HW–3A

（7）包装：规格 1kg/ 袋。

（8）贮存：置干燥处，防潮。

五、炮天雄药效物质基础研究

由预实验可知，天雄中含有生物碱类成分，是一类具有抗炎、止痛、抗风湿、强心等药理作用的活性组分，该组分与乌头属药物的补阳作用关系密切。而且，尽管炮天雄的生物碱成分经炮制后显著降低，但其仍是天雄的重要成分之一。除生物碱成分外，附子中还含有大量的糖类成分。多糖类成分多具有调节免疫、补益作用，是中药的一类活性成分。因此，综合以上信息，天雄的药效物质基础研究应将生物碱和多糖类成分作为重要筛选对象。经活性评价，在确定主要补阳组分的前提下，进行有效成分的分离鉴定更具合理性和科学性。

（一）炮天雄温阳活性组分筛选研究

1. 动物模型筛选

阳虚模型较多，有药物模型（一般使用氢化可的松）、脂肪切除术模型。要考察中药的药效作用需要选择针对性较强的模型，才能较好达到活性评价的目的。基于天雄的性味、功能主治，选择脂肪切除术造成的阳虚模型和低温游泳实验，可以很好地表现天雄祛寒、祛湿作用。又因天雄治疗男子不育症效果明显，基于"肾主生殖""肾气不足，化精不利"的中医理论，采用肾阳虚模型可以较好评价其补下焦命门阳虚作用。综上分析，本实验采用脂肪切除术和药物致肾阳虚两种动物模型进行活性部位筛选。

2. 实验方案设计

附子类生物碱极性较小，呈碱性，因此总生物碱富集时采用溶剂萃取结合酸碱处理，所得总生物碱含量较高，能够表征天雄中总生物碱的活性。多糖类成分具有水溶、高浓度醇不溶的特性，故采用水溶醇沉的方法进行富集，所富集的总多糖的含量也比较高。寒冷＋游泳可以更好表现动物御寒、体能的综合能力，利于药效评价，故实验采用冷水游泳存活时间作为评价指标，考察不同组分的药效作用。

3. 实验结果分析

通过温阳和补肾阳药理学实验筛选，证明炮天雄中的生物碱类具有明显的补阳作用，多糖类成分作用较弱。由此确定，总生物碱是炮天雄的主要温阳组分。

（二）炮天雄中生物碱成分研究

1. 生物碱成分变化预实验

实验表明，炮天雄中部分生物碱含量较低，分离困难，且获得单体成分的量也较少，不利于后续的质量分析等工作。因此，在鉴定炮天雄的化学成分时，宜采用生品进行单体成分的分离鉴定。

2. 四川江油产生附片中生物碱成分研究

本实验从生附片中分离得到 10 种化合物，经鉴定分别为谷甾醇、次乌头碱、新乌头碱、多根乌头碱、14-methylisotalatizidine、异塔拉定、8- 乙氧基 -14- 苯甲酰基中乌头原碱、乙酰宋果灵、3，13-dihyoxy-14-benzoyloxy-1，6，16，18-tetra-hydroxyl-aconitane、附子灵，其中化合物 3，13-dihyoxy-14-benzoyloxy-1，6，16，18-tetra-hydroxyl-aconitane 是新化合物。

（三）天雄炮制过程中生物碱的变化分析

实验结果表明，炮制过程中生物碱类成分的流失比较严重，双酯型生物碱显著降低，而多根乌头碱及 3，13-dihyoxy-14-benzoyloxy-1，6，16，18-tetra-hydroxyl-aconitane 含量有所增加，这可能是炮天雄相比附子功效发生转化的物效基础之一。

从测试结果看，炮天雄的炮制过程中生物碱含量变化显著，主要是小极性生物碱变化较大引起的，大极性生物碱含量变化较小。这可能因小极性生物碱性质不稳定，在加热或其他操作过程中易发生变化所致。

（四）炮天雄的多糖组分分析

由天雄炮制后多糖组分分析可见，多糖组分糖信号显著，提示纯度较好。其在炮制过程中可能发生苷键裂解，生成单糖类成分或组成均一低聚糖类成分。已有文献报道附子含有大量多糖，该成分具有良好的调节免疫等生物活性。本研究显示，此类成分在炮制过程中发生变化，结合前期药效活性筛选结果，提示多糖成分的变化可能与炮天雄补阳作用增强有关。

（五）总结

本实验对炮天雄生物碱类、多糖类成分进行了定性及定量的分析，建立了甲基红－溴甲酚绿作为显色剂、酸碱滴定法测炮天雄中生物碱含量的方法，并对该方法进行方法学考察，证明此法简单可行，结果准确。由此为炮天雄在炮制过程中含量的变化以及炮制饮片的质量提供了参考，且对优化炮天雄的炮制规范起到了指导作用。

六、药效学及安全性评价

（一）两种炮天雄急性毒性实验

从急性毒性试验结果看，粉末黑顺片、无胆炮天雄、有胆炮天雄的毒性较小，无明显差异，其最大给药量分别为 43.2g/kg、67.2g/kg 和 39.96g/kg；生附片毒性较大，小鼠 LD_{50} 值为 1.079g/kg，建议人日使用剂量上限（不超过此剂量）为：无胆炮天雄粉 52.1332g，有胆炮天雄粉 31.0009g，黑顺片 33.5146g。

附子煎煮后毒性降低，但给药量达到一定程度时，也会出现毒性反应，黑顺片水提浸膏可以测得 LD_{50}，生附子、无胆炮天雄、有胆炮天雄水提浸膏受药液浓度及灌胃容积的限制，无法测得小鼠灌胃给药的 LD_{50}。水提浸膏制备过程中影响因素过多，与炮制过程及水提浓缩过程可能都有关系，但具体的影响因素还需进一步研究。

黑顺片水提浸膏灌胃给药的 LD_{50} 值为 92.54g/kg，分析其原因是每毫升浸膏中含有的生药量较高（即收膏率偏低），是生附片的 3.61 倍、无胆炮天雄的 5.75 倍、有胆炮天雄的 2.22 倍，同样的给药体积时黑顺片的实际载药量大很多，所以出现明显的毒性反应，而当服用与水提浸膏中其他炮制方法相当的生药量时未表现出明显的毒性，当给药量为 71.24g/kg/40mL，死亡率为 0。

从供试品的生物碱含量测定结果与急毒实验结果综合分析，可以看出生附片粉末毒性较大，LD_{50} 值为 1.079g/kg，其三种双酯型生物碱总量为 0.2078%；有胆炮天雄、黑顺片和无胆炮天雄的粉末毒性较小，其最大给药量依次为 39.96g/kg、43.2g/kg 和 67.2g/kg，三种双酯型生物碱总量依次为 0.0043%、0.0016% 和检测不到。证明附子炮制品的毒性与其所含三种双酯型生物碱总量直接相关，含量低于中国药典规定的小于 0.04% 的要求时，虽然检测不到 LD_{50}，但最大给药量的多少与其含量高低有关。

（二）两种炮天雄对阳虚大鼠能量消耗影响的研究

动物代谢测量分析系统 TES PhenoMaster 代表了一种模块化的动物新陈代谢和行为观察的最高技术研究平台，可以自动地在笼的居住环境中，无干涉地长期对大量的动物进行监测（24 小时甚至连续几天），测定生理和行为的参数。本次实验炮天雄药物的制备方法是基于前期实验发现其水溶性生物碱和多糖类成分为炮天雄主要活性组分而设计的。实验主要测定大鼠的呼吸代谢。间接测量氧气消耗和二氧化碳产生，对呼吸交换频率（RER）、能量消耗（Heat，H）进行测量，结合体重、食量的测定，评价阳虚模型大鼠给予炮天雄后，能量消耗的改变，提示新工艺制炮天雄与传统工艺制炮天雄在温阳作用方面无显著性差异。

七、发酵设备升级改造

本项目以炮天雄化学成分、刺激性毒性作为评价指标，优化温度、时间、加水量等工艺参数，根据温浸技术的特点，改造中药浸润工艺设备，增加 pH 监测设备和取样窗，使新设备同时具有加热、控温、换水、pH 监测、搅拌等功能，配合设备自身的智能化控制模块，可实现自动定量加水、自动控温、自动循环换水、自动搅拌、pH 实时监测等自动化控制，最终升级改造成一台适用于"煮制、温浸、发酵"工序的设备。使用该设备进行饮片生产，不但可降低刺激性、毒性，减少产品损耗率，最大限度保留药效成分，而且能降低生产成本，节约工时等。

八、质量标准提升研究

（一）炮天雄质量标准建立（质量标准草案）

炮天雄

Paotianxiong

ACONITI LATERALIS PRAEPARATA RADIX

本品为毛茛科植物乌头 *Aconitum carmichaeli* Debx. 子根的加工品。

【炮制】选择大个的泥附子，洗净，浸入附子炮制用胆巴的水溶液中数日，捞出煮至透心，清水漂洗至芽口变软后，姜汁浸泡发酵至表面牙黄色，取出，蒸至出现油面光泽，烤制至酥脆。

【性状】呈不规则卵圆锥形或不规则团块状，长 20~70mm，直径 20~45mm。表面类白色或浅灰黄色，凹凸不平，可见点状或裂缝状空隙。体轻，质脆，断面不整齐，角质状，具不规则裂隙，气微，味淡。

【鉴别】

（1）本品粉末棕黄色或淡黄色。糊化淀粉粒甚多，散在，形状不一。具缘纹孔导管和网纹导管。后生皮层细胞少数，表面观呈多角形。石细胞极少，单个散在，呈长方形或类方形。薄壁细胞呈多角形、长方形或长条形。

（2）取本品粉末 2g，加氨试液 3mL 润湿，加乙醚 25mL，超声处理 30 分钟，滤过。滤液挥干，残渣加二氯甲烷 0.5mL 使溶解，作为供试品溶液。另取苯甲酰新乌头原碱对照品、苯甲酰乌头原碱对照品、苯甲酰次乌头原碱对照品，加异丙醇 – 三氯甲烷（1：1）混合溶液制成每 1mL 各含 1mg 的混合溶液，作为对照品溶液（单酯型生物碱）。照薄层色谱法（《中国药典》2015 年版附录 Ⅵ B）试验，吸取供试品溶液和对照品溶液各 5 ~ 10μL，分别点于同一硅胶 G 薄层板上，以正己烷 – 乙酸乙酯 – 甲醇（6.4：3.6：1）为展开剂，置氨蒸气饱和 20 分钟的展开缸内，展开，取出，晾干，喷以稀碘化铋钾试液。供试品色谱中，蒸附片（常压）在与苯甲酰新乌头原碱对照品、苯甲酰乌头原碱对照品、苯甲酰次乌头原碱对照品色谱相应的位置上，显相同颜色的斑点。

【检查】

水分 不得过 10%（通则 0832 第二法）。

总灰分 不得过 6.0%（通则 2302 第二法）。

双酯型生物碱 照［含量测定］项下色谱条件、供试品溶液的制备方法试验。

对照品溶液的制备 取新乌头碱对照品、次乌头碱对照品、乌头碱对照品适量，精密称定，加异丙醇 – 三氯甲烷（1：1）混合溶液制成每 1mL 各含 5μg 的混合溶液，即得。

测定法 分别精密吸取上述对照品溶液与 [含量测定] 项下供试品溶液各 10μL，注入液相色谱仪，测定，即得。

本品含双酯型生物碱，以新乌头碱（$C_{33}H_{45}NO_{11}$）、次乌头碱（$C_{33}H_{43}NO_{10}$）和乌头碱（$C_{34}H_{47}NO_{11}$）的总量计，不得过 0.020%。

【浸出物】 照水溶性浸出物测定法（通则 2201）项下的冷浸法测定，不得少于 22.0%。

【含量测定】

炮天雄多糖

对照品溶液的制备 取无水葡萄糖对照品 25mg，精密称定，置 250mL 量瓶中，加水适量溶解，稀释至刻度，摇匀，即得（每 1mL 中含无水葡萄糖 0.1mg）。

标准曲线的制备　精密量取对照品溶液 0.2mL、0.4mL、0.6mL、0.8mL、1.0mL，分别置具塞试管中，分别加水补至 2.0mL，各精密加入 5% 苯酚溶液 1mL，摇匀，迅速精密加入硫酸 5mL，摇匀，放置 10 分钟，置 40℃ 水浴中保温 15 分钟，取出，迅速冷却至室温，以相应的试剂为空白对照，照紫外 - 可见分光光度法（通则 0401），在 490nm 的波长处测定吸光度，以吸光度为纵坐标，浓度为横坐标，绘制标准曲线。

测定法　取本品粗粉约 0.5g，精密称定，加乙醚 100mL，加热回流 1 小时，静置，放冷，小心弃去乙醚液，残渣置水浴上挥尽乙醚。加入 80% 乙醇 100mL，加热回流 1 小时，趁热滤过，滤渣与滤器用热 80% 乙醇 30mL 分次洗涤，滤渣连同滤纸置烧瓶中，加水 150mL，加热回流 2 小时。趁热滤过，用少量热水洗涤滤器，合并滤液与洗液，放冷，移至 250mL 量瓶中，用水稀释至刻度，摇匀，精密量取 1mL，置具塞试管中，加水 1.0mL，照标准曲线的制备项下的方法，各精密加入 5% 苯酚溶液 1mL 起，依法测定吸光度，从标准曲线上读出供试品溶液中含葡萄糖的重量（mg），计算，即得。本品含炮天雄多糖以葡萄糖（$C_6H_{12}O_6$）计，不得少于 18.0%。

总生物碱　取本品中粉约 10g，精密称定，置具塞锥形瓶中，加乙醚 - 三氯甲烷（3：1）混合溶液 50mL 与氨试液 4mL，密塞，摇匀，放置过夜，滤过，药渣加乙醚 - 三氯甲烷（3：1）混合溶液 50mL，振摇 1 小时，滤过，药渣再用乙醚 - 三氯甲烷（3：1）混合溶液洗涤 3～4 次，每次 15mL，滤过，洗液与滤液合并，低温蒸干。残渣加乙醇 5mL 使溶解，精密加入硫酸滴定液（0.01mol/L）15mL、水 15mL 与甲基红指示液 3 滴，用氢氧化钠滴定液（0.02mol/L）滴定至黄色。每 1mL 硫酸滴定液（0.01mol/L）相当于 12.9mg 的乌头碱（$C_{34}H_{47}NO_{11}$）。本品含生物碱以乌头碱（$C_{34}H_{47}NO_{11}$）计，不得少于 0.030%。

单酯型生物碱　照高效液相色谱法测定。

色谱条件与系统适用性试验　以十八烷基硅烷键合硅胶为填充剂，以乙腈 - 四氢呋喃（25：15）为流动相 A，以 0.1mol/L 醋酸铵溶液（每 1000mL 加冰醋酸 0.5mL）为流动相 B，按表 3-8 中的规定进行梯度洗脱，检测波长为 235nm。理论板数按苯甲酰新乌头原碱峰计算应不低于 3000。

表 3-8　色谱时间及流动相

时间	流动相 A（%）	流动相 B（%）
0～48	15→26	85→74
48～49	26→35	74→65
49～58	35	65
58～65	35→15	65→85

对照品溶液的制备　取苯甲酰新乌头原碱对照品、苯甲酰乌头原碱对照品、苯甲酰次乌头原碱对照品适量，精密称定，加异丙醇 – 三氯甲烷（1∶1）混合溶液制成每 1mL 各含 10μg 的混合溶液，即得。

供试品溶液的制备　取本品粉末（过三号筛）约 2g，精密称定，置具塞锥形瓶中，加氨试液 3mL，精密加入异丙醇 – 乙酸乙酯（1∶1）混合溶液 50mL，称定重量，超声处理（功率 300W，频率 40kHz，水温在 25℃以下）30 分钟，放冷，再称定重量，用异丙醇 – 乙酸乙酯（1∶1）混合溶液补足减失的重量，摇匀，滤过。精密量取续滤液 25mL，40℃以下减压回收溶剂至干，残渣精密加入异丙醇 – 三氯甲烷（1∶1）混合溶液 3mL 溶解，滤过，取续滤液，即得。

测定法　分别精密吸取对照品溶液与供试品溶液各 10μL，注入液相色谱仪，测定，即得。

本品按干燥品计算，含苯甲酰新乌头原碱（$C_{31}H_{43}NO_{10}$）、苯甲酰乌头原碱（$C_{32}H_{45}NO_{10}$）和苯甲酰次乌头原碱（$C_{31}H_{43}NO_9$）的总量，不得少于 0.010%。

【性味与归经】辛、甘，大热；有毒。归心、肾、脾经。

【功能与主治】回阳救逆，补火助阳，散寒止痛。用于亡阳虚脱，肢冷脉微，心阳不足，胸痹心痛，虚寒吐泻，脘腹冷痛，肾阳虚衰，阳痿宫冷，阴寒水肿，阳虚外感，寒湿痹痛。

【用法与用量】3～15g，先煎，久煎。

【注意】孕妇慎用；不宜与半夏、瓜蒌、瓜蒌子、瓜蒌皮、天花粉、川贝母、浙贝母、平贝母、伊贝母、湖北贝母、白蔹、白及同用。

【贮藏】置干燥处，防潮。

（二）炮天雄稳定性研究

各考察指标的测定方法参照炮天雄建立的质量标准。根据《中国药典》（2015 年版）长期稳定性试验要求，分别将炮天雄（有胆）封装在 BOPP/CPP 复合袋中，在接近实际储存条件下进行。因此，我们分别选取了 3 个批次的炮天雄（有胆）（批号 PTX180422、PTX180423、PTX180424），于室内常温下进行考察，当月考察一次作为 0 月，再分别考察 1 月、2 月、3 月、6 月。检测项目包括性状、鉴别、检查、含量测定等，上述项目考察结果均符合规定，说明在该条件下半年内产品质量基本稳定。

（三）结论

本研究制定的炮天雄的质量评价标准，是在《四川省中药饮片炮制规范》（2015 年版）炮天雄项下性状、鉴别、检查、含量测定的基础上，①增加鉴别项 1 个：粉末显微需具有糊化淀粉粒，具缘纹孔导管、网纹导管，薄壁细胞呈多角形、长方形或长条形等；②增加检查项 1 个：浸出物（水溶性）不得少于 25.0%；③增加含量测定项 2 个：总生物碱（以乌头碱计）不得少于 0.20%，多糖不得少于 18.0%；④改善检测方法 1 处：将单酯型生物碱和双酯型生物碱的溶解溶剂由 0.05% 盐酸甲醇改为异丙醇 – 三氯甲烷（1 ∶ 1），提高了溶液稳定性，改善了色谱峰分离度。

第四章　百药煎发酵技术研究

一、古今文献研究

（一）本草考证

作为传统中药，百药煎始载于《太平惠民和剂局方》"饮酒齿痛者，以井花水洗漱，或百药煎泡汤冷含咽，或缩砂嚼敷通用"，被用于治疗久咳痰多，咽痛，便血，久痢脱肛，口疮，牙疳，痈肿疮疡。而五倍子之为物，大约在秦汉以前已被认识，古人最早用于制革及染色，百药煎亦出自皮工之手，并非医工所创，李时珍云："皮工造为百药煎，以染皂色，大为时用。"当时为了保守秘密，乃隐其名，而用了一个与此无关的名称，李谓："百药煎，隐名也。"明代学者发掘先贤造物经验，结合治病实际，造出专供药用的百药煎。古代文献关于百药煎炮制方法见表 4-1。

表 4-1　古代文献百药煎炮制方法历史沿革

朝代	炮制方法	文献
宋	煅制	《三因极一病证方论》
元	切制，研	《瑞竹堂经验方》
明	煅制，烧存性	《寿世保元》
	炒焦	《寿世保元》
	新鲜五倍子十斤，舂捣烂，用瓷缸盛，稻草腌七昼夜，取出，复加桔梗、甘草末各二两，又（腌）一七。仍捣仍腌，务周七次，捏成饼锭，晒干任用。如无新鲜，用干倍子水渍之	《本草蒙筌》
	用五倍子十斤，乌梅、白矾各一斤，酒曲四两，右将水红蓼三斤，煎去水渣，入乌梅煎，不可多水，要得其所却，入五倍粗末，并矾、面和匀，如作酒曲样，入磁器内，遮不见风，候生白，取出晒干听用	《医学入门》
	五倍子一斤，生糯米一两（滚水浸过），细茶一两，同炒，共研末，入罐内封固，六月要一七取开，配合用	《本草纲目》
	用五倍子为粗末，每一斤，以真茶一两煎浓汁，入酵糟四两，擂烂拌和，器盛，置糠缸之中，待发起如发面状即成矣，捏作饼丸，晒干用	《本草纲目》

续表

朝代	炮制方法	文献
	五倍子一斤（研末），酒曲半斤，细茶一把，研末，右用小蓼汁调匀，入钵中按紧，上以长草封固，另用箅一个，多着稻草，将药钵坐草中，上以稻草盖，置净处，过一七后，看药上长起长霜，药则已成矣。或捏作丸，或作饼，晒干，才可收用	《本草纲目》
	用文蛤，不拘多少，为末，每一斤用糯米粉三合和匀，用温水拌得，所捻作饼子，以黄荆叶（盦）之三日，退去凉一日，复（盦）干收用，止咳生津，其功甚速，造时要六月为妙。又法：六月间用文蛤，每五斤芽茶二两，磨细为末，不必罗，用新木桶一个，将二味入其中，用凉水浸过一掌为度，上用木盖固之一七日，水干面上长出白毛，用木杵捣烂，又盖住，数日后用手捻为滓方好，捻作饼子，晒干听用	《医宗粹言》
	烧存性	《普济方》
清	每五倍末一斤，入桔梗、甘草、真茶各一两为末，入酵糟二两拌合，置糠中窨，待起如发面状即成，做饼晒干	《本经逢原》
	五倍子不拘多少，敲如豆饭大，以白酒拌匀，置暖处发过。尝无涩味为度，如涩再拌再发	《惠直堂经验方》
	马齿苋汁煮煎川五倍子，晒干即是	《良朋汇集》
	炒制	《串雅补》

　　查阅中医药古籍，共有 14 部对百药煎的药性进行了描述，明代《本草纲目》首次对百药煎的药味进行了记载，"酸、咸、微甘"；清代《本草易读》认为其"酸、寒，微甘"，首次记载药性为"寒"；清代《本草品汇精要（续集）》记载，"味酸、咸、微甘，性凉"，首次出现"性凉"；《本草述钩元》记载，"味涩而苦酸，气平"，首次记载百药煎"气平"。此后百药煎药性均记载为"酸、甘，平"。经过统计，百药煎性味记载甘味出现 11 次，酸味出现 10 次，咸味出现 4 次，涩味出现 3 次，平性出现 2 次，寒性出现 1 次，凉性出现 1 次。

（二）现代炮制方法

　　课题组查阅了历版药典、全国 18 个省（区、市）（安徽、河南、北京、重庆、四川、吉林、福建、广东、广西、湖北、湖南、甘肃、江西、贵州、山东、上海、浙江、黑龙江）中药饮片炮制规范及全国中药炮制技术规范等，其中《江西省中药炮制规范（1991 年版）》《重庆中药饮片炮制规范（2010 版）》《浙江省中药炮制规范（2015 年版）》《四川省中药饮片炮制规范（2015 版）》记载了百药煎的炮制方法，而历版药典及其他地方炮制规范均未收载百药煎。中国知网中关于百药煎的文献有 45 篇，其中关于百药煎炮制工艺的研究有 11 篇；化学成分研究 5 篇，报道指出五倍子发酵后鞣质含量降低，没食子酸含量明显升高，认为没食子酸是由鞣质转化而来，研究基本围绕百药煎中没食子酸与鞣花酸含量测定，对于百药煎中其他化学成分研究暂无报道；临床应用 5 篇，记载百药煎在中成药的应用，如百药煎组成的金霜煎、结肠安胶囊、清咽丸；关于美容的文献有 3 篇，记载了古代百药煎用于染发剂及百药煎在现代美容染发方面的应用；菌种研究 1 篇，指出黑曲霉为百药煎发酵的关键菌群；药理药效学研究 1 篇，文献指出五倍子发酵品和水解品中没食子酸的含量高于生品，其抗菌和祛痰作用强于生品；质量标准 1 篇，文献中指出百药煎的显微特征性强，薄层色谱分离度好，斑点清晰，建议百药煎水分不得超过 11.0%，总灰分不得超过 4.0%，酸不溶性灰分不得超过 1.0%，没食子酸含量不得低于 33.0%。

现代文献关于百药煎炮制方法见表 4-2。

表 4-2　现代文献关于百药煎炮制方法

炮制方法	文献出处
取茶叶，分次加水煎，滤过，合并滤液，浓缩至适量，放凉，与酒糟捏和；另取净五倍子，研成细粉，加水与上述捏和物搅拌成软块，置适宜容器内，密闭发酵，待遍布"白毛"时取出，切成小方块，低温干燥。每用五倍子 100kg，用茶叶 6.2kg，酒糟 25kg	《浙江省中药炮制规范》
取茶叶煎汁，去渣，加入五倍子粉末和米酒，拌匀，置缸内，用稻草盖封，待发酵后，切成小方块，晒干	《江西省中药炮制规范》
取茶叶，分次加水煎，滤过，合并滤液，浓缩至适量，放凉，与酒糟混合；另取五倍子细粉，与上述混合物加水适量搅匀，制成软块，发酵，待药块表面遍布白色"霉衣"时取出，切成小方块，低温干燥。每 100g 五倍子，加茶叶（绿茶）6.2kg，酒糟 25kg	《四川省中药饮片炮制规范》
取五倍子 500g，白酒曲 125g，分别研成粗碎。再取青茶 31g 粉碎，加水煮浓汁，与五倍子、白酒曲粗粉混合拌匀，呈稀糊状，置洁净容器内，封严，置热处，发酵 2～4 天，至长出白毛时取出，制成小块，晒干	《北京中药材标准》
五倍子 500g，桔梗 65g，甘草 65g，绿茶 65g，酒曲 50g。先将五倍子、酒曲分别单独研碎，过一号筛，备用。再将桔梗、甘草、绿茶置于砂罐中，每次加水 600mL，煎煮 3 次，保持煎液微沸，每煎 30min。过滤，合并滤液，加热浓缩至 600mL 左右，待药液温度降至 35℃左右时，将之倾入五倍子粗粉中，搅拌，使呈疏松的块状或颗粒状，继之加入酒曲搅拌均匀，移入容器内，密闭，置于 30～35℃的室温中进行发酵，2 天搅拌一次。经过 18～20 天，至发酵物体积膨胀、表面析出白色结晶时取出，晒干，捣碎，即得	《京帮炮制拾遗》
取五倍子，洗净，晒干，研末，过 80 目筛，白矾、酒曲研末，过 80 目筛，将其混合均匀。另取红茶叶、乌梅，加水煎煮两次，煎液浓缩至适量（约 400mL），倒入盆中，加入五倍子、白矾和酒曲细粉，揉捏成团，用案板上压成二分厚软材，用刀切成五分见方的丁块，置簸箕内，用麻袋覆盖，放温暖处，过 5～7 天发酵产生霉衣，取出，晒干（药物剂量：五倍子 500g，乌梅 31g，白矾 31g，酒曲 125g，红茶叶 31g）	《武汉文帮百药煎炮制方法初探》

续表

炮制方法	文献出处
取五倍子，洗净，干燥，研末，过 80 目筛，加入酒曲末，混匀，再加茶叶水，揉匀，切成小块，置适宜的容器中，上盖湿布，放温暖处发酵，待其表面全部长出白霜时取出，晒干。五倍子每 1kg，用酒曲 0.25kg，茶叶 0.063kg（煎水适量）	《中药炮制学》
用五倍子为粗末，每一斤，以真茶一两煎浓汁，入酵糟四两，擂烂拌和，器盛，置糠缸之中，待发起如发面状即成矣，捏作饼丸，晒干用	《中国传统工艺全集·中药炮制》

百药煎主要由五倍子和茶叶、酵曲等发酵而成，而不同地方具体的炮制工艺和主要辅料不同：北京用白酒酒曲，江西用米酒酒曲，武汉文帮用红茶与乌梅煎，京帮用甘草、桔梗、绿茶等辅料。对于百药煎的质量评价指标，各地炮制规范也有较大差异，如《浙江省中药炮制规范（2015 年版）》规定"本品按干燥品计算，含没食子酸（$C_7H_6O_5$）不得低于 35.0%"，而《四川省中药饮片炮制规范（2015 版）》规定"本品按干燥品计算，含鞣质以没食子酸（$C_7H_6O_5$）计不得少于 30.0%"。

胡昌江等将五倍子药材粉碎成 80 目粉末后进行发酵，选以直接影响发酵质量的酵曲用量、茶叶用量以及发酵时间作为考察因素，以没食子酸的含量为指标，运用 $L_9(3^4)$ 正交试验设计进行实验，筛选出五倍子发酵百药煎最佳工艺为加入 30% 的酵曲和 5% 的茶叶，发酵 72 小时。张振凌等为比较百药煎中鞣质和没食子酸含有量来确定何种绿茶（茶叶、茶渣和茶汁）作为发酵基质，制备茶叶、茶渣和茶汁与五倍子混合发酵产物后，采用紫外分光光度法测定鞣质含有量，高效液相色谱法测定没食子酸含有量，结果提示茶叶煎煮后茶渣和茶汁一起加入五倍子酒曲中发酵，鞣质转化率最高，发酵效果最好。张振凌等研究百药煎发酵过程中 pH 值与没食子酸含量的动态变化，分别利用酸度计和 HPLC 法测定五倍子发酵百药煎不同时间的 pH 值和没食子酸含量。百药煎发酵过程处于偏酸性体系，控制 pH 在 3.37～3.98，对于提高鞣质的转化率，升高没食子酸的含量有重要的指导意义，为更好地确定发酵终点以控制百药煎的质量提供参考依据。龚千锋等采用 $L_9(3^4)$ 正交试验法，以百药煎中的主要有效成分没食子酸、二聚体鞣花酸的质量分数和体外抗菌活性为评价指标，通过多指标综合加权评分法，考察三因素三水平，即酵曲种类（根霉曲、安琪曲、黑曲霉）、茶叶种类（绿茶、红茶、普洱茶）、物料比（原药量：菌种量：茶叶量分别为 25：7.5：2.5、25：6.25：1.1、25：2.5：1.9）对百药煎炮制工艺的影响，结果表明，百药煎的最佳炮制工艺为菌种选用根霉曲，茶叶选用绿茶，原药量：菌种量：茶叶量为 25：7.5：2.5。

　　韩小敏等以从安琪酿酒曲中自行分离的三株菌为研究对象，在相同条件下分别单独进行发酵，并对其降解效果通过微生物在药材表面的生长情况和高效液相色谱进行评价分析，最终确定黑曲霉是百药煎发酵过程中的关键菌株。贾丹丹从一批百药煎样品中总共分得细菌4种和丝状真菌4种。结合形态学特点、生理生化特性和分子生物学鉴定，4种细菌分别被鉴定为枯草芽孢杆菌、地衣芽孢杆菌、坚强芽孢杆菌和芽孢杆菌，4种丝状真菌分别为黑曲霉、塔宾曲霉、产黄青霉1和产黄青霉2。产酶能力测定发现，枯草芽孢杆菌、地衣芽孢杆菌、塔宾曲霉同时具有产淀粉酶和蛋白酶能力，产黄青霉1具有产蛋白酶能力，产黄青霉2具有产淀粉酶能力。胡海峰等应用经典微生物分离纯化方法，结合形态学考察和16srDNA或18srDNA基因序列分析，对百药煎炮制过程中样品进行微生物的分离及菌种初步分类鉴定，采用含单宁酸的固体培养基初步筛选具有鞣质降解能力的菌株，结果共分离获得7种细菌，分别为枯草芽孢杆菌、蜡样芽孢杆菌、地衣形芽孢杆菌、黄海芽孢杆菌、巨大芽孢杆菌、同温层芽孢杆菌、其他芽孢杆菌，7种酵母菌，分别为伯顿丝孢毕赤酵母菌、2株克鲁维酵母菌、弗比恩酵母菌、奥默柯达菌、异常威克汉姆酵母菌、异常毕赤酵母菌，3株丝状真菌，分别为青霉菌、卷枝毛霉菌、黑曲霉菌。除枯草芽孢杆菌、黄海芽孢杆菌、芽孢杆菌、克鲁维酵母菌HMY3、弗比恩酵母菌外，其余菌株均具有鞣质降解能力。胡海峰等以百药煎传统炮制过程中分离纯化获得具有降解鞣质能力的微生物作为筛选出发菌种库，分别进行单菌发酵和混菌发酵，以HPLC方法检测发酵液中没食子酸或鞣质的含量，筛选发现单菌最强菌株及具有协同增强降解鞣质生成没食子酸能力的最佳混菌组合，结果发现，4种菌（HMB5、HMB2、HMY1、HMY2）形成的组合为协同降解百药煎中鞣质并生成没食子酸的最佳组合，该组合固态发酵后样品中没食子酸的量为0.59g/g，而百药煎传统炮制样品中没食子酸含量为0.52g/g，该混菌组合发酵样品的抗菌活性优于百药煎传统炮制品。

　　我国药典上收载的五倍子鞣质，称为鞣酸，又叫单宁酸，属于水解类单宁，在五倍子中含量高达60%～80%，是由没食子酸、双倍酸与葡萄糖结合以苷或酯的形式形成的复杂混合物。1994年林余霖等测定了7种五倍子中单宁酸的含量，角倍为49.01%，肚倍为64.75%，圆角倍为60.75%，其他几种均在40%左右。日本学者西冈五夫等从五倍子中分离得到了8个鞣质单体，通过波谱解析等方法鉴定了它们的结构。

　　没食子酸作为五倍子中主要成分之一，它的含量占2%～4%，化学名3，4，5-三羟基苯甲酸（$C_7H_6O_5$），是一种天然的多酚类化合物，工业上制备没食子酸主要是通过水解五倍子单宁获得。可用于医药、食品、农业、矿产等领域，并作为商品出口，具有很大的应用价值。韩瑞、李建科等采用索氏法提取五倍子油，用气相色谱法分析五倍子油脂肪酸组成，测得 8 种脂肪酸组分，分别为月桂酸 37.4%、肉豆蔻酸 23.3%、棕榈酸 13.9%、亚油酸 13.9%、亚麻酸 4.4%、油酸 3.9%、硬脂酸 2.2%、癸酸 1%。1996 年姚年军等采用富氧乙炔吸收光谱法对五倍子中矿物质元素做了测定，认为五倍子中还含有金属元素，包括铜、锌、铁、镁、钠、钙等的化合物。罗常辉等采用火焰原子吸收光谱测定五倍子中钙、镁、铁、铜、锰、锌 6 种元素的含量为 371.7μg/g、348.01μg/g、115.27μg/g、2.12μg/g、7.63μg/g、18.69μg/g。此外五倍子中都含有大量的树脂、脂肪物质、淀粉、蜡质等成分，五倍子心还含有蛋白质等成分，这些成分普遍缺乏生理活性，很少有应用研究。

张振凌等建立了同时测定百药煎中抗氧化活性成分没食子酸和鞣花酸含量的方法，并对不同批次百药煎中的含量进行比较。五倍子没食子酸和鞣花酸含量分别为 3.94%、0.25%；发酵成百药煎后含量增加，分别为 14.20%、0.26%。胡昌江等用高锰酸钾滴定法测定五倍子鞣质含量，结果表明，五倍子发酵前其鞣质含量均值为 59.98%，发酵后为 39.07%，减少 34.86%。用高效液相法色谱测定没食子酸含量，五倍子发酵前没食子酸含量为 2.86%，发酵后为 26.75%，含量增高 8.35 倍。由此认为没食子酸是由鞣质转化而来。龚千锋等采用 RP-HPLC 测定五倍子 3 个炮制品中没食子酸和鞣花酸的含量，探讨不同炮制方法对这两种成分含量的影响，结果生五倍子、醋五倍子、百药煎中没食子酸和鞣花酸平均质量分数分别为 20.19mg/g、1.73mg/g，74.26mg/g、4.59mg/g，236.11mg/g、0.59mg/g，醋炙法和发酵法均显著增加五倍子中没食子酸的含量，发酵法与醋炙法相比，没食子酸含量也具有显著性差异。醋炙法可以增加五倍子中鞣花酸含量，发酵法则降低了鞣花酸的含量。张振凌等采用 HPLC 法检测百药煎在不同发酵时间没食子酸含量，结果百药煎在 12h 没食子酸的含量变化不明显，发酵没食子酸的含量最高为 215.6mg/g，60h 后没食子酸的含量开始降低，144h 没食子酸含量降至 0.04%，提示 60h 可能是百药煎的最佳发酵时间。张振凌等建立百药煎 HPLC 指纹图谱，比较五倍子发酵百药煎化学成分变化，通过对照品比对及高效液相色谱与质谱联用技术（HPLC-MS）对主要共有峰进行指认，共指认出 7 个共有峰，即没食子酸、表没食子儿茶素、没食子酸甲酯、没食子酸乙酯、表没食子儿茶素没食子酸酯、2，4，6- 三 -O- 没食子酰 -α-D- 葡萄糖、2，4，6- 三 -O- 没食子酰 -β-D- 葡萄糖（9 号峰）。五倍子发酵百药煎后没食子酸、2，4，6- 三 -O- 没食子酰 -α-D- 葡萄糖的量升高，没食子酸甲酯、没食子酸乙酯、表没食子儿茶素没食子酸酯的量明显降低，表没食子儿茶素、2，4，6-三-O-没食子酰-β-D-葡萄糖为新生成分。

　　胡昌江等测定了五倍子生品、发酵品和水解产物中五倍子鞣质和没食子酸的含量并进行了抗炎、抗菌、止咳、祛痰药理实验的对比，结果五倍子生品中鞣质含量较高，其抗炎和止咳作用强于发酵品和水解产物；发酵品和水解产物中没食子酸的含量高，抗菌和祛痰作用强于生品；水解产物虽抗炎和止咳作用不及发酵品，但抗菌和祛痰作用与之相当。龚千锋等通过抗菌实验，比较了百药煎与生品金黄色葡萄球菌抑菌圈的大小，百药煎比生五倍子抑菌圈更大，结果具有显著性差异，表明百药煎的抗菌效果比生五倍子更强。

二、原料与样品采集

　　课题所需五倍子购自安徽石田中药饮片有限公司，绿茶购自信阳茶叶市场。课题组收集了成都辅正药业、绵阳得恩德药业、雅安迅康药业和浙江桐君堂药业4个企业百药煎样品，4家企业发酵所用菌种来源分别为五粮酒糟、五粮酒糟、高粱酒糟和单一菌种，对收集的样品进行含量测定。课题组分别在2015年7月，采集四川辅正药业股份有限公司百药煎发酵0h、6h、12h、18h、24h样品，2016年8月采集四川辅正药业股份有限公司百药煎发酵0h、16h、32h、48h、64h样品，寄上海医药工程研究院和本实验室供分离鉴定菌种。

　　百药煎为中药发酵炮制品，发酵过程易受杂菌污染，产生毒性物质，其外观性状在一定程度上可以反映百药煎的质量。没食子酸是百药煎中的主要有效成分，是由五倍子中鞣质分解转化而来，具有明显抗肿瘤、抗炎、抗氧化、抑菌和心脑血管保护等药理作用。五倍子中鞣质含量高达50%～70%，易与蛋白质结合成不溶于水的大分子沉淀物，在胃肠道内容易刺激胃肠黏膜，使少数人产生食欲不振等不良反应。经发酵成百药煎后，鞣质经单宁酶水解，转化成没食子酸、没食子酸甲酯、表没食子儿茶素等，并产生2，4，6-三-O-没食子酰-α-D-葡萄糖、2，4，6-三-O-没食子酰-β-D-葡萄糖等新的化学成分，其抗炎、镇痛、止咳和抗氧化作用增强。

　　因此，本项目首先以外观性状为指标，参照地方炮制规范中的方法对传统工艺进行初步优选，确认了《四川省中药饮片炮制规范》《浙江省中药炮制规范》等记载的百药煎工艺可以重现，进一步选择没食子酸、没食子酸甲酯、表没食子儿茶素、2，4，6-三-O-没食子酰-α-D-葡萄糖和2，4，6-三-O-没食子酰-β-D-葡萄糖等含量作为评价发酵程度的指标。采用高效液相色谱法，对 13 批样品的测定结果显示，不同厂家生产的不同批次百药煎 5 种成分的含量具有明显差异。对不同组方、发酵过程和菌种筛选过程的研究表明，没食子酸含量能够较好地反映发酵过程变化情况，可以作为发酵过程工艺监控的指标。

三、发酵菌种（群）筛选研究

前期研究表明，百药煎发酵过程中的关键菌种是黑曲霉，五倍子生料固体发酵采用黑曲霉菌株更适合单宁酶的生产。但是尚不能说明单一菌种和复合菌种的区别，复合菌种在发酵过程中菌种的变化也不清楚，不仅给百药煎的炮制实际操作过程中带来不便，更重要的是会导致百药煎炮制品的质量不太稳定。因此，百药煎的发酵菌种急需规范。本实验通过把新鲜发酵百药煎接种到 PDA 培养基等真菌培养基上，对百药煎中的真菌进行分离纯化，以及利用生物显微镜对真菌进行显微形态观察，通过《真菌鉴定手册》及《中国真菌志》进行传统的形态学鉴定，利用现代分子生物学技术对所分离的真菌进行 ITS1/ITS4 区域进行扩增测序，鉴定到种。本实验为百药煎有效菌群 / 株的筛选提供了重要的物质基础研究。

（一）菌种的分离与纯化

1. 方法

取五倍子粉末 10g，酒曲 3g，茶叶粗粉 1g，进行制备百药煎的发酵。采用稀释涂布分离法，取停止发酵 24h 内的百药煎 10g，加入 90mL 无菌水中，置恒温振荡箱中以 150r/min 振荡 30min。进行梯度稀释 10^{-2}、10^{-3} 至 10^{-8} 倍，无菌操作下分别用移液枪吸取 200μL 稀释液接种到相应的培养基上，每种菌液接种 3 个平板，用无菌玻璃涂棒在培养基表面轻轻地涂布均匀，室温下静置 5 ～ 10min，使菌液渗入培养基，然后把平板倒置放入 28℃ 恒温培养箱中培养 3 ～ 5d，观察结果。待长出菌落后，分别挑取各菌落边缘的菌丝采用平板划线法接种于新培养基中进行分离培养，再采用菌丝顶端纯化法逐步纯化。

2. 结果

本实验通过传统的微生物分离纯化方法，对新鲜百药煎的菌种进行了分离纯化与保藏，通过不同的培养基分离出了 9 株菌，其中，7 株曲霉属，1 株酵母属，1 株青霉属。本实验进行了三次平行，其中青霉属真菌只有在第一次被分离出来，其余两次均未发现有青霉属真菌，因此，断定青霉属真菌是后续实验污染所致或者是空气中的青霉属真菌污染了百药煎，故接下来的实验不再对青霉属真菌进行研究。

（二）菌种的传统形态学鉴定

本实验用传统发酵方法发酵从百药煎中分离出9株真菌，其中以曲霉属黑曲霉真菌居多。

从分离的真菌的类别和数量上分析，黑曲霉是百药煎发酵的优势菌，这也与文献报道相一致。黑曲霉具有许多活性强大酶系等诸多优点，是优良工业发酵用菌种，利用黑曲霉进行五倍子固体发酵能够产生单宁酶，它可以水解没食子酸单宁中的酯键和缩酚羧键，生成没食子酸和葡萄糖，使得发酵五倍子的抗菌和祛痰作用增强。

由于传统的百药煎是自然发酵，在处理过程中难免从空气和器皿上污染其他菌，在发酵过程中不可避免会有其他菌种影响发酵，本次实验进行了3次平行，只有1次分离到了青霉菌，因此推测本次实验分离到的青霉真菌很有可能是空气中的杂菌。并且有些微生物的生长周期比较短，或者处在衰退期的真菌，或者是活性较低、含量较少的真菌，受生长条件的特异性不容易分离到。如果采用增殖或者其他培养方式对新鲜百药煎中真菌进行活化处理，相信能得到的真菌种类与数量都会有所增加。本次实验为百药煎有效菌群的筛选提供重要的依据。

（三）菌株单宁酶活性

本实验以CA培养基为基础考察不同量的单宁和溴酚蓝对菌株产生透明圈的影响。在1000mL培养基加溴酚蓝0.02g量不变的情况下，分别考察同一株菌不同量的单宁10g、8g、6g、4g、2g、1g及与基础培养基分开与合并灭菌在固体培养基生长状况和产生透明圈的大小，结果表明，8g以上的单宁与基础培养基合并灭菌不凝固，原因可能是琼脂粉遇酸不凝固，8g以上的单宁与基础培养基分开灭菌菌株生长良好，培养基颜色较浅透明圈不明显。其他培养基与基础培养基合并与分开灭菌菌株均出现透明圈，以生长圈大小和菌株的生长情况衡量，2g培养基比较好，但单宁与基础培养基分开灭菌合并时增加染菌的危险，所以选择2g的单宁与基础培养基合并灭菌。

虽然采用透明圈法可以快速地从分离样品中选出能够水解单宁酸的菌株，大大减少菌株的筛选工作量，但由于各菌株产生透明圈的大小受培养时间、底物浓度、反应温度、平板的pH值、代谢产物颜色等诸多因素的影响较大，透明圈的大小有时不能真实反映菌株产酶能力的高低，因此，还需进一步考察各菌株的发酵能力。

（四）最佳发酵菌种筛选

本实验采用分离得到的霉菌、酵母菌分别对百药煎进行发酵，实验结果表明，从外观性状、没食子酸含量以及新增的化学成分来看，黑曲霉更适合用来发酵百药煎。酵母菌用来发酵百药煎对其化学成分和外观性状没有影响。

四、工艺优化研究

关于百药煎的质量评价手段目前并没有太多的研究，无论是利用电子鼻系统监控百药煎发酵过程中产生的气体信息来辨别微生物的代谢速率，还是利用外观性状、TLC 图谱来评价百药煎，都不能完全代表百药煎的质量，因此更好地提高百药煎的有效性和安全性，为百药煎的质量评价提供更好的技术手段，是目前急需解决的问题。因此本研究采用单因素实验、正交设计、Box–Behnken 响应面等方法设计实验，系统地对百药煎发酵工艺参数、发酵基质（五倍子的粉碎度、茶叶的煎煮条件、软材含水量、pH 值等）以及发酵条件（温湿度、发酵时间）进行了考察，以没食子酸含量及外观性状为评价指标，优化发酵工艺。

（一）百药煎发酵处方筛选

复习了古代及现代文献，百药煎处方主要有以下 4 种。处方 1：五倍子 100g，桔梗 6.5g，甘草 6.5g，酒曲 10g，绿茶 6.5g；处方 2：五倍子 100g，乌梅 6.2g，白矾 6.2g，酒曲 25g，绿茶 6.2g；处方 3：五倍子 100g，绿茶叶 10g，酒糟 10g；处方 4：五倍子 100g，绿茶叶 10g，酒曲 10g。以没食子酸含量及外观性状为评价指标，对 4 个处方进行了筛选，结果 4 个处方所得百药煎外观性状无明显差别，而处方 4 发酵百药煎中没食子酸含量最高，为 14.88%，因为认为百药煎发酵的最佳处方为五倍子 100g，绿茶叶 10g，酒曲 10g。

现代百药煎的发酵菌种有酒糟和酒曲，酒糟是酒醅发酵完后再经蒸馏出酒后残留的混合固形物，酒曲是微生物制剂，是用来发酵粮食和含淀粉类植物的，它是由多种酶制剂及酵母菌综合一体的生物群落。酒曲与酒糟相比，微生物种类繁多，来源和性能更广泛，在百药煎发酵中，酒曲发酵百药煎周期更短，没食子酸含量亦高于酒糟发酵样品。

（二）百药煎发酵时间的优选与确定

本研究首次比较五倍子及不同发酵时间百药煎色谱图，结合百药煎发酵过程中外观性状的改变，对没食子酸含量进行动态检测，确定最佳发酵时间，为百药煎发酵工艺研究奠定基础。

实验结果表明，百药煎的发酵时间对没食子酸含量影响较大（$P < 0.05$），百药煎在发酵18h内表观特征和化学成分变化均不明显。30h表面白霜明显，表明此时化学成分含量和种类已明显发生变化。54～66h某些成分达到动态平衡，含量变化不明显，有文献也表明此阶段为发酵平稳期。60h没食子酸含量达到最高，为21.56%，新产生的几个化学成分由峰面积比较得知含量也达到最高，大分子酯类含量比较低。30～60h百药煎的外观特征、化学成分含量、总类差异较明显，可能是发酵前期百药煎的营养物质较多，有利于发酵菌种的生长，能够产生或者诱导产生某些酶类（单宁酶）分解大分子酯类成分产生没食子酸和其他一些物质。66h以后外观特征变黄变黑，没食子酸及其他化学成分含量均下降，可能原因有四个方面：①没食子酸是一种有机酸，百药煎在发酵至60h没食子酸含量达到最高，pH值下降，pH值对没食子酸的含量和微生物的生长有很大影响，有些能诱导产生没食子酸的微生物代谢活性和酶的活性降低，另外偏酸性环境中更有利于某些微生物产生降解没食子酸的酶，从而使没食子酸的含量持续下降。②百药煎可能达到发酵稳定期后才开始合成降解没食子酸的次级代谢产物，致使含量降低。③百药煎发酵66～144h质地逐渐变轻变糠，烘干后逐渐变脆，粉末颜色逐渐加深，可能是由于随着发酵时间的延长，营养物质被逐渐消耗，微生物以没食子酸为唯一碳源，致使没食子酸含量下降。④发酵菌种成熟至老化产生大量孢子，所占百药煎质量比增加，没食子酸含量相对减少。目前发酵百药煎多是以表面长满一层白霜提示发酵终点，李时珍《本草纲目》载曰："看药上长起白霜，药则已成矣。"李梴《医学入门》亦载："用五倍子十斤，乌梅、白矾各一斤，酒曲四两……候生白取出，晒干听用。"本研究中发酵60h，软材表面覆满白霜，pH值降到最低，没食子酸含量亦达到337.09mg/g。60h后pH值回升，软材表面黑色孢子增多，微生物生长繁殖趋于衰亡，故综合外观性状、pH值变化和没食子酸含量，可将60h作为发酵终点。

（三）五倍子粉碎度对百药煎发酵的影响

实验结果表明，五倍子粉碎度在 10 ～ 100 目时，随着粉碎度的增高，与酒曲的接触面积增大，发酵效果越好。当五倍子粉碎 120 目，软材黏度增大，物料之间气体体积和气体交换减少，难以通风、降温，既不利于微生物的生长繁殖，使没食子酸含量下降，也容易造成杂菌污染。因此选择五倍子粉碎过 100 目筛作为发酵百药煎的基质。

（四）茶叶煎煮条件和软材含水量对百药煎发酵的影响

固体发酵是底物在足够的湿度但无游离水的状态下为微生物所发酵的过程，底物含水量的多少，会通过影响物料的膨胀程度，影响物料内气体的体积和气体交换，从而对微生物的生长繁殖造成影响，最终影响产品质量。故五倍子发酵基质的含水量对发酵中百药煎微生物的生长代谢具有重要的影响。本实验通过正交实验优化确定了茶叶的煎煮条件，并考察了不同含水量的软材对百药煎发酵中主要成分没食子酸含量的影响。最终确定茶叶不粉碎，加 15 倍量水，每次煎煮 20 分钟，煎煮 3 次，合并滤液，滤液浓缩至适量，将五倍子粉与酒曲混匀后加入茶渣和浓缩后的茶汁，得到的软材含水量为 45%，单宁酶的活性较高，发酵后没食子酸含量达到 22.61%。

（五）百药煎发酵过程中 pH 值与没食子酸含量动态变化的研究

适宜的 pH 值范围既有利于菌体的生长繁殖，又可以最大限度地合成代谢产物，发酵过程基质 pH 的变化是菌体产酸产碱的代谢反应的综合结果，发酵过程中菌种的种类、培养基的组成和培养条件是影响 pH 值的决定因素。本研究中发酵 24 ～ 60h 阶段 pH 值迅速下降，没食子酸含量显著提高，说明 pH 在 3.98 ～ 3.37 是百药煎发酵用菌种适宜的生长 pH 范围，在此区间微生物生长快速，生物转化能力较高，消耗大量营养基质。因此，控制五倍子发酵百药煎基质 pH 值在 3.98 ～ 3.37 对于提高微生物转化五倍子中鞣质能力，提高没食子酸含量有重要的意义。

（六）响应面法优化酒曲发酵百药煎工艺

现代对百药煎的工艺研究各地不一，经查阅文献，酒曲与五倍子在处方中的比例有 1∶4、1∶10、3∶10、0.5∶9。发酵温度、湿度和时间在各地的中药炮制规范中亦不明确，《江西省中药炮制规范》记载："取茶叶煎汁，去渣，加入五倍子粉和米酒，拌匀，置缸内，用稻草盖封，待发酵后捏成小方块，晒干。"《浙江省中药炮制规范》记载："取五倍子 100kg，茶叶 6.2kg，酒糟 25kg……加水与上述捏合物搅拌成软块，置适宜容器内，密闭发酵，待遍布白毛时，取出。"本研究采用响应面法优化百药煎的发酵工艺，综合考虑发酵时间、温度、酒曲添加量因素两两之间的相互作用，最终优选出最佳的工艺参数，将百药煎的发酵条件明确化，为百药煎的实际生产提供科学依据。

（七）百药煎发酵酒糟初步筛选

结合市场调研结果与组方筛选结果，本课题组对传统酒糟发酵百药煎工艺进行了优化。收集 6 家酒厂不同种类的酒糟，采用传统发酵方式分别发酵百药煎，以外观性状和没食子酸含量为考察指标，优选最佳发酵酒糟；以优选出的酒糟发酵百药煎，采用单因素实验考察酒糟干湿，有无氧发酵，发酵温度，发酵时间对发酵的影响。

结合外观性状及没食子酸含量，第三批酒糟（高粱，郫都酒厂）发酵效果较好，且有氧发酵优于无氧发酵，但考虑到湿酒糟含水量高，易霉变，不易保存，湿高粱酒糟不易与五倍子粉混匀，导致软材表面发酵不均匀，故建议选择第三批干酒糟使用。

（八）基于 HPLC 指纹图谱法和多成分同时测定优选百药煎最佳发酵酒糟

本实验材料酒糟是酒厂将淀粉或糖质原料制成酒醅或发酵醪经蒸馏之后的剩余副产物，酒糟组分仅表明各谷物类作物发酵蒸馏之后酒糟的比例。酒糟的成分包括未完全转化的淀粉、蛋白质、纤维素、有机酸、氨基酸、维生素、脂肪、含氮化合物等，稻壳含有的维生素、氨基酸等营养成分低，主要含有木质素、纤维素、二氧化硅等成分，其表面坚硬、粗糙，适口性差，难以被消化和降解，且不能为微生物生长提供碳源和能量，而高粱、小麦、玉米营养丰富，含有多种营养成分，包括碳水化合物、蛋白质、脂肪、膳食纤维、维生素、矿物质等，可以为微生物生长提供碳源和能量。本文研究表明稻壳类酒糟不适合发酵，主要是因为含有大量稻壳，其成分不能提供营养，所含的菌种不适合发酵；高粱所含成分可以提供发酵所需的营养，适合百药煎发酵，但比较不同来源高粱类酒糟发酵成百药煎后的指标成分含量，发现各成分含量有较明显的差别，说明高粱类酒糟中含有的菌种会影响百药煎的质量；高粱和玉米等混合类酒糟发酵成百药煎后，指标成分的含量也有变化。说明酒糟种类及其所含菌种不仅会影响百药煎能否发酵成功，还会影响其发酵后的质量。

本研究通过指纹图谱的相似度初步筛选适合百药煎的发酵原料酒糟，根据聚类分析和多成分含量测定相结合选出 S1 和 S6 的酒糟最优。通过对不同酒糟发酵百药煎的指纹图谱和多成分含量测定的研究，可进一步优选适合百药煎发酵的原料酒糟，以期为控制百药煎炮制工艺和发酵终点提供实验依据。

（九）百药煎发酵茶叶种类筛选

本实验对不同发酵程度茶叶发酵百药煎的化学成分种类变化做了研究，结果表明，不同发酵度的茶叶发酵百药煎的化学成分种类上并无差异，主要有效成分没食子酸含量由高到低分别为后发酵茶叶＞不发酵茶叶＞半发酵茶叶＞全发酵茶叶。吕海鹏研究表明在普洱茶中含有大量的没食子酸，这可能和普洱茶发酵百药煎的没食子酸含量较高有关，加之普洱茶价格较绿茶贵，从制作成本考虑，建议用不经发酵的绿茶作为百药煎发酵基质。

（十）主成分分析结合正交设计优化单一纯菌种百药煎工艺

本实验研究前期单因素考察了发酵温度、时间、接种量、软材灭菌温度、灭菌时间对百药煎发酵的影响。研究首先对软材的灭菌温度和时间进行了考察，结果表明软材在 115℃灭菌 30min 相比于 121℃灭菌 20min 发酵百药煎没食子酸等化学成分的含量较高，可能是由于五倍子粉经过高温某些成分裂解或者发生化学反应，导致没食子酸含量升高，百药煎软材 pH 降低，从而影响了菌种的生长能力或者相关酶类的活性受到影响。温度低于微生物正常生长范围，微生物生长缓慢，代谢速率低，发酵周期相对延长，温度高于微生物正常生长范围，微生物易衰老和死亡，达不到发酵效果。另外，研究发现发酵湿度在 80%～90% 范围内对百药煎发酵影响不大，而且即使在同一恒温恒湿箱的不同隔层，其湿度都是在一个小范围内波动，不能固定在一个数值上，因此本研究并没有考察发酵湿度。

经检测没食子酸等成分的含量随着发酵时间的延长呈现先增高后降低的动态变化过程，目前百药煎的质量评价多是以没食子酸的含量和外观性状为指标，不能完整地代表百药煎的质量，因此可以通过控制没食子酸、（－）－表没食子儿茶素、2，4，6－三 –O– 没食子酰 –α-D– 葡萄糖、2，4，6－三 –O– 没食子酰 –β-D– 葡萄糖等成分的含量作为评价百药煎质量的一种方法。

本研究以纯种米根霉菌作为发酵菌种，根霉菌能促进 L– 赖氨酸的生成，进而促进胃肠道黏膜吸收食物中的蛋白质，避免鞣酸在胃肠道内竞争性消耗，使得五倍子发酵百药煎后收敛作用增强。瞿燕研究表明，五倍子发酵后抗菌、祛痰作用增强，可能与没食子酸、（−）−表没食子儿茶素、2，4，6−三−O−没食子酰−α−D−葡萄糖、2，4，6−三−O−没食子酰−β−D−葡萄糖等成分的含量增高有关，其具体的发酵机理还需要进一步的研究。

（十一）复合菌种发酵工艺验证

根据单一菌种发酵优选出的最佳发酵工艺，将上海医学研究工程院提供的4种混合菌种作为菌种来源，对百药煎发酵工艺进行验证。

实验用马铃薯葡萄糖琼脂培养基［马铃薯去皮200g切块，煮至一捣即烂，过滤，滤液再加葡萄糖20g，琼脂粉15g，煮至沸腾，补足蒸馏水至1000mL，分装于锥形瓶中，121℃20min高压蒸汽灭菌后，加入过滤除菌的链霉素（终浓度为50μg/mL）］和LB培养基［酵母膏5.0g/L，蛋白胨10g/L，氯化钠5.0g/L，琼脂20.0g/L，121℃20min高压蒸汽灭菌后，加入过滤除菌的制霉菌素（终浓度为50μg/mL）］活化培养复合菌种酵母菌HMY1、HMY2和细菌HMB2、HMB5。酵母菌置于30℃培养箱中培养12h，细菌置于37℃培养箱中培养12h。用接种环刮取适量培养菌种于无菌水中，使用血细胞计数板计数，稀释至细菌和酵母菌菌数1×10^8/mL。取五倍子细粉100g，酒糟25g，绿茶叶6.2g。绿茶叶加15倍量蒸馏水煎煮20min，过滤。五倍子细粉与酒糟混匀后加茶汁适量制软材，置温度35℃、湿度85%48h，加入200mL无菌水，分别接种菌种种子液各0.2%，搅拌均匀，置于温度30℃、湿度60%的条件下，静置培养66h，取出，60℃烘干。

五、药效物质基础研究

（一）五倍子发酵百药煎中含量增高成分提取分离与含量测定

根据百药煎指纹图谱比较确定五倍子发酵百药煎升高成分，采用传统与现代分离技术（包括大孔树脂柱层析和制备液相）相结合，利用液质联用对目标成分进行追踪，反复进行分离纯化，最终得到两种化学成分，建立了百药煎中升高成分提取分离纯化方法。运用LC/MS和波谱学方法（包括核磁共振、高分辨质谱）对得到的两种化学成分进行结构解析和鉴定，确定为没食子酸甲酯和2，4，6−三−O−没食子酰−D−葡萄糖。

实验测定了不同产地百药煎中没食子酸甲酯和 2，4，6- 三 –O- 没食子酰 –D- 葡萄糖的含量。实验室自制不同批次百药煎中没食子酸甲酯百分含量分别为 1.88、1.87、1.15、1.22、1.48、1.52、1.19、1.18，2，4，6- 三 –O- 没食子酰 –D- 葡萄糖百分含量分别为 1.47、1.42、1.55、1.60、1.35、1.37、0.85、0.86；厂家一提供百药煎样品没食子酸甲酯百分含量分别为 0.05、0.10，2，4，6- 三 –O- 没食子酰 –D- 葡萄糖百分含量分别为 0.26、3.21；厂家二提供百药煎样品没食子酸甲酯百分含量分别为 0.74、1.06，2，4，6- 三 –O- 没食子酰 –D- 葡萄糖百分含量分别为 0.33、0.25。实验室自制百药煎两种成分含量相对稳定；不同企业生产百药煎与实验室自制百药煎比较，同一企业不同批次比较，含量均差别较大。这说明发酵时间、菌种、发酵程度的控制等工艺条件对五倍子发酵炮制的百药煎成分种类与含量均有显著影响。

实验结果发现 2，4，6- 三 –O- 没食子酰 –D- 葡萄糖 α 峰与 β 峰在成分 2 中比例约为 0.31，在百药煎中比例均大于 0.4，且在不同产地百药煎中比例有明显差异。这可能是因为不同产地百药煎炮制工艺的不同，百药煎中化学成分存在差别，与 2，4，6- 三 –O- 没食子酰 –D- 葡萄糖之间相互作用方式不同，使 2，4，6- 三 –O- 没食子酰 –D- 葡萄糖 α 构型和 β 构型相互转化率不同。

（二）HPLC 法同时测定五倍子发酵百药煎中没食子酸及鞣花酸含量

课题组建立同时测定百药煎中没食子酸及鞣花酸含量的方法，比较了不同提取方法工艺条件以及不同检测波长、不同检测柱温、不同梯度洗脱比例对没食子酸及鞣花酸含量的影响。与文献报道的同时测定五倍子中没食子酸及鞣花酸含量的方法对比，本文所建立的方法同时测定五倍子发酵前后没食子酸及鞣花酸含量，比较发酵前后成分含量变化，对于五倍子发酵过程的控制具有一定指导意义。五倍子中鞣质含量高达 60% ～ 80%，发酵后鞣质的水解产物包括没食子酸和鞣花酸。本次测定结果证明五倍子没食子酸含量为 3.94%，实验室发酵炮制百药煎含量为 14.20%，增加 3.6 倍；五倍子鞣花酸含量为 0.25%，发酵制成百药煎后含量为 0.26%，含量稍有增加。考虑五倍子发酵炮制百药煎的过程中加入了茶叶、茶汁及酒曲，质量增加 40%，因此，计算得没食子酸含量实际增加 5.04 倍，鞣花酸含量实际增加量为 0.11%。说明发酵过程中五倍子鞣质水解，部分生成没食子酸及鞣花酸。

本研究对生产企业提供的百药煎进行研究，发现与本实验室制备的百药煎不同，没食子酸含量增加 8 倍，鞣花酸含量降低 0.07%，说明发酵时间、菌种、发酵程度的控制等工艺条件对五倍子发酵炮制的百药煎成分的种类与含量均有显著影响。因此，五倍子发酵炮制百药煎的转化是将鞣质全部或者尽可能多地转化成为没食子酸，还是保留一部分中间成分，尚需要进一步通过药理功效甚至是中药临床功效的进一步验证研究。其处方、工艺条件尤其是发酵程度的控制也需要进一步研究。

（三）HPLC 指纹图谱研究五倍子发酵百药煎化学成分的改变

本实验参照 2015 年版《中国药典》及相关文献，采用高效液相色谱分析以及液质联用技术，鉴定含量变化以及新生成的化学成分结构，建立中药百药煎的 HPLC 指纹图谱，并与五倍子药材进行对比，以期探讨五倍子发酵百药煎炮制作用机理。

本研究通过镜像图对五倍子和百药煎样品进行谱图对比，证明炮制后百药煎的化学成分发生较大的变化，化学成分种类及含量均有明显的改变，峰位对比确定发生改变的成分为没食子酸、表没食子儿茶素、没食子酸甲酯、没食子酸乙酯、表没食子儿茶素没食子酸酯、2，4，6− 三 −O− 没食子酰 −β−D− 葡萄糖。其中 2，4，6− 三 −O− 没食子酰 −β−D− 葡萄糖结构由于具有半缩醛，因此始终有 α 和 β 两个互变异构体存在，即图谱对应 7 号峰和 9 号峰；发酵过程使五倍子中没食子酸、2，4，6− 三 −O− 没食子酰 −α−D− 葡萄糖等 3 种成分含量升高，而没食子酸甲酯、没食子酸乙酯、表没食子儿茶素没食子酸酯等 4 种成分呈现下降趋势；同时还有新的化学成分如表没食子儿茶素、2，4，6− 三 −O− 没食子酰 −β−D− 葡萄糖等 3 种成分生成。这提示以上成分的变化可能是百药煎功效发生改变的内在物质基础。

（四）基于 UPLC–Q–TOF–MS 分析五倍子发酵百药煎化学成分变化

本实验以五倍子和百药煎为研究对象，结合 QI、UNIFI 和 Marker Lynx XS 3.0.3 软件进行主成分分析法（PCA）和正交偏最小二乘判别分析法（OPLS–DA），探讨发酵炮制对五倍子成分的影响。

中药饮片炮制后其药性发生改变是中药炮制原理的核心，其根源在于炮制后内在物质基础化学成分发生改变。发酵前五倍子中 1，2，3，4，6− 五 −O− 没食子酰 −β−D− 葡萄糖、双没食子酸、6′−O− 没食子酰基高熊果酚苷和分子量为 787.40 的化合物含量明显高于百药煎，发酵后没食子酸及分子量为 483.07 和 635.21 的化合物含量高于五倍子，表明发酵过程中大分子鞣质被微生物分解，变为没食子酸和小分子糖等，而化学标记物没食子酸可以作为区分五倍子与百药煎的指标性成分，这与本课题前期实验结果相吻合。

此外，本实验从五倍子中鉴别出 44 种化合物，从百药煎中鉴别出 30 种化合物，两者共有的化合物仅有 18 种，这些成分是否是引起五倍子发酵百药煎药性变化的物质基础，有待进一步深入研究。

由五倍子中鞣质裂解规律发现，五倍子鞣质在裂解过程中极易失去没食子酸和没食子酰基，从分子结构的角度阐释五倍子鞣质水解生成没食子和糖或多元醇，从而也说明了五倍子发酵百药煎没食子酸和总糖含量升高的内在原因。

（五）五倍子发酵百药煎中多糖、总糖及总氮含量变化研究

本课题通过比较五倍子与百药煎多糖、总糖及总氮含量，以期为五倍子发酵为百药煎后其性味改变做出科学合理的解释。

实验结果表明，五倍子中多糖含量为 2.40%，总糖含量为 26.41%，百药煎多糖含量为 2.78% ～ 3.46%，总糖含量为 26.92% ～ 33.99%，多糖和总糖含量均有所升高。

本课题曾采用 HPLC 法对五倍子和百药煎中氨基酸的含量进行测定，但是在实验过程中，发现氨基酸含量极低，存在色谱图难以辨识、保留时间难以确定、峰面积不稳定等一系列问题，为了解决这些问题，尝试改变提取方法、改变流动相以及梯度洗脱条件等，但问题仍未解决，因此转而采用凯氏定氮法对总氮含量进行测定，以代表百药煎中氨基酸总含量，结果五倍子中总氮含量为 0.52%，百药煎含量升高为 0.84% ～ 0.98%。

本课题组前期从百药煎中分筛选出发酵炮制优势菌群，包含细菌和酵母菌等，因此百药煎中多糖含量的升高可能与发酵过程中微生物自身生长代谢所产生的各种多糖有关。

此外，五倍子中鞣质含量高达 60% ～ 80%，是一种由没食子酸与葡萄糖上的羟基所形成的倍酰葡萄糖的混合物，属水解类鞣质，在发酵过程中，鞣质也会在微生物的作用下水解为没食子酸和葡萄糖等，使百药煎中总糖含量升高。而总氮含量升高，可能与发酵过程中加入酒糟，为发酵微生物提供氮源，使微生物大量繁殖有关。

有研究表明，酸味药的酸多源于有机酸和鞣质，甘味药物多含有糖类和氨基酸等。周正礼等测定了 10 味寒性中药和 10 味热性中药的总糖含量，结果热性中药的总糖含量明显高于寒性中药的总糖含量，表明中药的寒热属性与总糖含量有明显的相关性。五倍子中鞣质高达 60% ～ 80%，发酵为百药煎后，没食子酸含量达 35% 以上，总糖含

量达 33% 以上，这可能是五倍子味酸涩、百药煎味酸甘的物质基础。五倍子性寒，发酵为百药煎后总糖含量升高，其寒性是否改变为平性，仅从以上实验结果尚且无法定论，需进一步验证。

六、药效学及安全性评价

（一）基于优甲乐致甲亢模型动物研究五倍子发酵百药煎的药性变化

本实验采用优甲乐造成大鼠甲亢（热证）模型，并分别给予五倍子和百药煎，测定能量代谢、中枢神经系统及内分泌系统中相关指标。五倍子能降低热证模型大鼠物质能量代谢，抑制中枢神经系统及内分泌系统的兴奋性，证明五倍子药性属于寒性，这与《中国药典》以及各文献记载五倍子的寒性相一致，也说明本实验中热模型大鼠以及检测指标对于药性的研究具有学术意义。百药煎与五倍子相比，百药煎组大鼠血清中 DA、T_4、cAMP、NE、17-OHCS、TRH、TSH 含量均高于五倍子组，但同时又低于模型组和空白对照组，而 5-HT 含量则低于五倍子组，同时高于模型组和空白对照组，说明五倍子发酵炮制为百药煎缓和了寒性，但百药煎药性是否为"平性"，尚无法定论，需进一步验证。

（二）五倍子发酵百药煎对冰水浴刺激所致寒凝血瘀证模型动物的影响

实验结果显示，百药煎与五倍子相比，百药煎组大鼠血清中 DA、T_4、cAMP、NE、17-OHCS、TRH、TSH 含量均高于五倍子组，但同时又低于模型组和空白对照组，而 5-HT 含量则低于五倍子组，同时高于模型组和空白对照组，说明百药煎寒性较五倍子减弱。但五倍子和百药煎均不能改善寒证模型大鼠的症状，因此认为百药煎药性不是"平性"，应为"微寒"更为准确。

本研究前期的预实验中观察百药煎和五倍子无论大小剂量均对寒证动物模型没有显著作用，因此正式实验中没有再安排中小剂量实验。本实验明确了五倍子发酵成为百药煎药性为微寒，还将对五倍子发酵百药煎"味"是否为"酸、甘"进行研究，以期对百药煎的功效进行合理的解释，为百药煎的临床应用提供参考依据。

（三）基于电子舌技术的五倍子与百药煎性味的比较

本实验利用电子舌结合配对 t 检验、主成分分析（PCA）和线性判别因子分析

（LDA）等统计方法对 1 批五倍子和 9 批百药煎进行味道分析，通过 PCA 主成分分析，能够明显将五倍子与发酵后的百药煎进行区分。对 9 批百药煎进行分析，不同产地的百药煎味道存在明显差异而被区分；同一产地的不同批次百药煎也存在一定差异，但不具有统计学意义。百药煎属于传统发酵炮制品，目前《中国药典》暂未收载，仅 4 个省市炮制规范收录，但发酵炮制的配方及发酵炮制工艺存在较大差异，这可能是不同产地百药煎味道明显不同的原因，也是电子舌能够区分不同来源百药煎的基础。

本实验检测五倍子具有明显的酸味、涩味、咸味和甜味，而苦味较弱，这与《中国药典》记载五倍子味"酸、涩"具有较大差异；而五倍子发酵为百药煎后其酸味、涩味、咸味明显降低，甜味也有一定程度降低，这与目前百药煎味"酸、甘"的记载也存在矛盾之处。要明确五倍子发酵百药煎"味"的变化，需结合药理药效学实验加以验证。

（四）五倍子和百药煎药效学比较研究

五倍子发酵为百药煎后解热和镇痛作用增强，其作用强度与剂量呈正相关。通过测定小鼠血清中 TNF-α、IL-10、IL-6 和 IL-1β 含量，发现五倍子发酵百药煎解热镇痛的作用是通过抑制体内炎症因子 TNF-α、IL-6 和 IL-1β 的释放发挥作用的，实验结果为五倍子发酵百药煎解热镇痛药效的变化及作用机制提供了依据，为后续药理药效学的研究奠定了基础。

五倍子发酵百药煎具有明显的镇咳作用。百药煎水煎液能明显抑制小鼠的咳嗽次数，延长咳嗽潜伏期，表明百药煎具有良好的止咳作用。

五倍子发酵百药煎水煎液可能是通过增加呼吸道液的分泌能力，加快气管纤毛运动速度，有利于呼吸道分泌物咳出，从而促进痰液排出，减轻痰液对气管的刺激。与五倍子相比，发酵后百药煎煎祛痰作用增强。

丙二醛（MDA）作为脂质过氧化终产物之一，可间接反映过氧化损伤程度。SOD、GSH-Px 等作为体内抗氧化防御系统，均可清除活性氧，反映机体的抗氧化能力。本实验结果证明五倍子发酵为百药煎后其抗氧化作用明显增强，作用机制为提高 GSH-Px 和 SOD 酶活性，抑制 MDA 的释放，从而提高机体抗氧化能力。

有研究表明，氧化应激机制在降低免疫系统的功能中具有促进作用。免疫细胞和免疫器官对氧化应激十分敏感，免疫反应一般会产生活性氧（ROS），尤其是由中性粒细胞和巨噬细胞刺激产生的"呼吸性爆裂"更明显。抗氧化在清除 ROS 中扮演重要角色，抗氧化可以保护细胞免受氧化损伤和保持正常功能。抗氧化对体外和体内免疫功能的有益作用，已经被证实。但五倍子发酵百药煎在抗氧化作用过程中是否对体内免疫系统具有保护作用，还需进一步实验加以验证。

七、质量标准提升研究（质量标准草案）

本品为五倍子、绿茶叶、酒曲经发酵加工而成。

【炮制】取茶叶，加 15 倍量水，每次煎煮 20 分钟，煎煮 3 次，过滤，合并滤液，浓缩至适量；取五倍子粉与酒曲混合加茶渣及茶汁搅拌，制成含水量 45% 软材，控制温度 32℃、湿度 85% 发酵 66h，取出，切成小方块，烘干。

每 100g 五倍子，加绿茶叶 10g、酒曲 12g。

【性状】本品为灰褐色或黑褐色不规则小块，表面有黄白色霉斑，质坚硬，断面粗糙。气微，味酸、涩、微甘。

【鉴别】本品粉末淡灰褐色。非腺毛长 70～140μm，有时长达 350μm；薄壁细胞类圆形，内含淀粉粒，淀粉粒多糊化。

取百药煎粉末 0.2g，加甲醇 20mL，超声处理 15min，滤过，滤液作为供试品溶液。另取五倍子对照药材 0.5g，同法制成对照药材溶液。再取没食子酸对照品，加甲醇制成每 1mL 含 1mg 的溶液，作为对照品溶液。照薄层色谱法（通则 0502）试验，吸取上述三种溶液各 5μL，分别点于同一硅胶 GF_{254} 薄层板上，以三氯甲烷－甲酸乙酯－甲酸（5：5：1）为展开剂，展开，取出，晾干，置紫外光灯（254 nm）下检视。供试品色谱中，在与对照药材和对照品色谱相应的位置上，显相同颜色的斑点。

【检查】

水分：不得过 11.0%（通则 0832 第二法）。

总灰分：不得过 4.0%（通则 2302）。

酸不溶性灰分：不得过 1.0%（通则 2302）。

黄曲霉毒素：照黄曲霉毒素测定法（通则 2351）测定。

本品每 1000g 含黄曲霉毒素 B_1 不得过 5μg，黄曲霉毒素 G_2、黄曲霉毒素 G_1、黄曲霉毒素 B_2 和黄曲霉毒素 B_1 总量不得过 10μg。

【含量测定】照高效液相色谱法（通则 0512）测定。

色谱条件与系统适用性试验：以十八烷基硅烷键合硅胶为填充剂，以甲醇 –0.1% 磷酸溶液（10：90）为流动相，检测波长为 270nm。理论塔板数按没食子酸峰计算应不低于 3000。

对照品溶液的制备：取没食子酸对照品适量，精密称定，加甲醇制成每 1mL 含 40μg 的溶液，即得。

供试品溶液的制备：精密称取百药煎样品（过 4 号筛）0.2g，置 100mL 锥形瓶中，精密加入甲醇 50mL，称重，放置 2h，超声提取 40min，放凉 30min，补足重量，过滤，取续滤液，过 0.22μm 滤膜即得。

测定法：分别精密吸取对照品溶液与供试品溶液各 10μL，注入液相色谱仪，测定，即得。

本品按干燥品计算，含没食子酸（$C_7H_6O_5$）不得少于 35.0%。

【**性味与归经**】酸、甘，平。归肺、胃经。

【**功能与主治**】清热化痰，生津止渴。用于肺热咳嗽，风火牙痛，口舌糜烂，久痢脱肛。

【**用法与用量**】3 ~ 9g。泡服一次 2 ~ 3g。

【**贮藏**】置通风干燥处，防蛀。

第五章　胆南星发酵技术研究

一、古今文献研究

（一）历史沿革研究

1.胆南星炮制方法

胆南星最早见于宋代《圣济总录》，10余方中记有天南星"牛胆制"，牛黄丸方中记有"捣罗为末，纳牛胆中阴干"、犀角丸方中有"黄牛胆内浸三宿焙"。《小儿药证直诀》记载胆南星的制法为"腊月酿牛胆中，阴干百日"。《普济本事方》首次记载"羊胆制"。《幼幼集成》中对胆南星的叙述更为详尽，"用生南星半斤，研极细末，盛于碗内，取牛胆一枚，倾出胆汁于碗内，将南星末和匀，仍复装入胆皮之内，悬有风无日之处，俟其阴干。有胆之时，将前胆剖破，取出南星研末，仍以胆汁和匀，装入悬之，能装过九胆，诚为至宝。"其收载情况见表5-1。

表5-1　古代文献关于胆南星的记载

文献出处	成书年代	炮制方法	工艺及传统经验分析
《圣济总录》	宋	捣罗为末，纳牛胆中阴干	传统工艺的制作是采用南星与胆汁混合或是用南星末与胆汁做饼等方法。以胆汁加入量大、加入次数多、放置时间长的较好。后又加入姜汁制或明矾制后再与胆汁混合。都于阴处放置
《小儿药证直诀》	1119～1125年	腊月酿牛胆中阴干百日	
《普济本事方》	1132年	羊胆制	
《太平惠民和剂局方》	1078年	牛胆制	
《活幼心书》	1294年	锉碎，用腊月黄牛胆酿经一夏用	
《丹溪心法》	1481年	须用黄牯牛胆，腊月粉南星亲手修和，风干，隔一年用。牛胆须入三四次者佳	
《普济方》	1406年	牛胆汁制饼法	
《奇效良方》	1470年	牛胆汁制	
《本草纲目》	1590年	以生南星研末，腊月取黄牯牛胆和剂，纳入胆中，系悬风处干之，年久者弥佳	

续表

文献出处	成书年代	炮制方法	工艺及传统经验分析
《万病回春》	1587 年	生姜汁浸透切片，姜汁浸炒。用一两研末，腊月黑牯牛胆将末拌匀，悬风处吹干	
《炮炙大法》	1622 年	滚汤明矾或姜汁拌和泡用。用泡过者为末，入腊月黑牯牛胆中，阴干用	
《本草汇言》	1624 年	天南星，前人以牛胆制之，名曰胆星。牛胆苦寒而润，有益肝镇惊之功，制星之燥而使不毒	
《本草正》	1624 年	胆星，七制九制者方佳。较之南星味苦性凉，故善解风痰热滞	
《幼幼集成》	1750 年	取牛胆一枚，倾出胆汁于碗内，将南星末和匀，仍复装入胆皮内，悬有风无日处，俟其阴干。有胆之时，将前胆剖破，取出南星研末，仍以胆汁和匀，装入悬之，能装过九胆，诚为至宝。任彼真正牛黄莫能及此	
《外科大成》	1665 年	胆南星酒蒸七日夜	

《中国药典》自 1977 年版开始收载胆南星，记载其为制天南星的细粉与牛、羊或猪胆汁经加工而成，或为生天南星细粉与牛、羊或猪胆汁经发酵加工而成，尚未对胆汁加入量、发酵时间、蒸制等做明确规定。

1988 年版《全国中药炮制规范》规定了胆南星的制法有两种。一为混合制：取制南星细粉，加入净胆汁（或胆膏粉及适量水）拌匀，蒸 60 分钟至透，取出放凉，制成小块，干燥。二为发酵制：取生南星粉，加入净胆汁（或胆膏粉及适量水），搅拌均匀，放温暖处，发酵 7～15 天后，再连续蒸或隔水炖九昼夜，每隔 2 小时搅拌一次，除去腥臭气，至呈黑色浸膏状、口尝无麻味为度，取出，晾干。再蒸软，趁热制成小块。天南星：牛（或猪、羊）胆汁的用量为 1：4。

安徽、江苏、陕西、河南等地的地方炮制规范中亦收载了混合制（用制南星）和发酵制（用生南星）两种方法，与《全国中药炮制规范》中的胆南星制法相似。贵州、江西、北京、湖南、云南、宁夏、甘肃、辽宁、吉林、山西等均收载了比较详细的胆南星制备方法，与《全国中药炮制规范》有所不同，胆南星的制法多是用猪、牛或羊胆汁，加入比例在 1：1～1：7，拌入胆汁 1～5 次不等，胆膏、胆粉均有涉及，还加入川贝末（江西）、白酒（云南）、黄酒（北京）等炮制辅料。

由此可见，古代胆南星的炮制方法，形成于宋代，多用牛胆汁。现今各地所沿用的方法大多是在古法牛胆汁制、生姜或白矾制后再与胆汁共制等经验基础上改进发展起来的，胆汁种类除沿用牛、羊胆汁外，新增加有猪胆汁，个别还采用混合胆汁来进行胆南星炮制。

2. 天南星本草考证

历版《中国药典》中收载天南星有 3 种，分别为天南星科植物天南星 *Arisaema erubescens*（Wall.）Schott.、异叶天南星 *Arisaema heterophyllum* Blume. 或东北天南星 *Arisaema amurense* Maxim. 的干燥块茎。《全国中药炮制规范》及部分地方炮制规范（如上海、北京、河南、浙江等）亦收载了掌叶半夏即虎掌南星，四川收载了天南星科植物川中南星、螃蟹七或刺柄南星。

历代本草中天南星的基原记载比较混乱，有虎掌、天南星等名。唐代以前本草著作中基本皆以虎掌称之，我国现存最早的本草著作《神农本草经》即称之为虎掌，列为下品。宋代苏颂在《本草图经》天南星条目中曰："古方多用虎掌，不言天南星。天南星近出唐世，中风痰毒方中多用之。"表明天南星之名在唐代处方才开始出现，并对天南星的植物形态做了较详细的描述："天南星……二月生苗，似荷梗，茎高一尺以来。叶如蒟蒻，两枝相抱。五月开花似蛇头，黄色。七月结子作穗似石榴子，红色。二月、八月采根，似芋而圆扁。"天南星首次正式在本草著作中列出则是在《开宝本草》中："天南星……生平泽，处处有之，叶似蒻叶，根如芋。"至明代，《本草纲目》曰"有当并而折者，如南星、虎掌，一物而分二种"，虎掌与南星区分开来，并在本草著作中逐渐消失，直到清代《植物名实图考》才又将天南星和虎掌重新单独列为条目。此后，虎掌再没有单独收录，只是作为天南星的伪品出现，如《新编中药志》。天南星药材基原变迁情况见表 5-2。

表 5-2　天南星药材基原变迁表

年代	基原描述	典籍
汉	《吴普》曰，虎掌，立秋九月采之；《名医》曰，二月、八月采，阴干	《神农本草经》
南北朝	近道亦有，形似半夏但皆大，四边有子如虎掌	《本草经集注》
隋唐	近道亦有，形似半夏但皆大，四边有子如虎掌	《新修本草》
宋	二月、八月采，阴干。(蜀漆为之使，恶莽草)陶隐居云：近道亦有，形似半夏，但皆大。四边有子如虎掌。今用多破之或三四片尔	《证类本草》
宋	生平泽，处处有之，叶似蒻叶，根如芋。二月、八月采之	《开宝本草》
宋	二月生苗，似荷梗，茎高一尺以来。叶如蒟蒻，两枝相抱。五月开花似蛇头，黄色。七月结子作穗似石榴子，红色。根似芋而圆扁	《本草图经》
明	苗类荷梗直起，高仅尺余；叶如蒻，叶杪生，两歧相抱。花若蛇头，黄色，子结作总，鲜红。根比芋犹圆，肌细腻且白	《本草蒙筌》

续表

年代	基原描述	典籍
明	初生根如豆大，渐长大似半夏而扁，年久者根圆及寸，大者如鸡卵。周匝生圆牙三四枚或五六枚。三、四月生苗，高尺余。独茎上有叶如爪，五六出分布，尖而圆。一窠生七八茎，时出一茎作穗，直上如鼠尾。中生一叶如匙，裹茎作房，旁开一口，上下尖。中有花，微青褐色。结实如麻子大，熟即白色，自落布地，一子生一窠。九月苗残取根	《本草纲目》

（二）胆南星的现代研究

1. 天南星植物形态学描述

目前，2015 版《中国药典》中规定天南星的正品包括天南星科植物天南星 *Arisaema erubescens*（Wall）Schott.、异叶天南星 *Arisaema heterophyllum* Blume. 或东北天南星 *Arisaema amurense* Maxim.。各品种天南星的植物形态如下：

天南星 *Arisaema erubescens*（Wall.）Schott. 块茎扁球形，表皮黄色，有时淡红紫色。鳞叶绿白色、粉红色，有紫褐色斑纹。中部以下具鞘，鞘部粉绿色，上部绿色，有时具褐色斑块；叶片放射状分裂；无柄，长渐狭，具线形长尾或否。花序柄比叶柄短，直立，果实下弯或否。佛焰苞绿色，管部圆筒形；肉穗花序单性，花密；各附属器棒状、圆柱形，中部稍膨大或否，直立，先端钝，光滑，基部渐狭；雄花序的附属器下部光滑或有少数中性花；雌花序具多数中性花。雄花具短柄，淡绿色、紫色至暗褐色，药室近球形，顶孔开裂成圆形。雌花子房卵圆形，柱头无柄。

异叶天南星 *Arisaema heterophyllum* Blume. 块茎扁球形，直径 2～4cm，顶部扁平，周围生根，常有若干侧生芽眼。鞘端斜截形，叶片鸟足状分裂，先端骤狭渐尖，全缘，暗绿色，背面淡绿色，中裂片无柄或具短柄；侧裂片向外渐小，排列成蝎尾状。花序柄长，从叶柄鞘筒内抽出。佛焰苞管部圆柱形，粉绿色；肉穗花序两性和雄花序单性。各种花序附属器基部苍白色，向上细狭，至佛焰苞喉部以外之字形上升。雌花球形，花柱明显，柱头小，直立于基底胎座上。雄花具柄，白色，顶孔横裂。蒴果黄红色、红色，圆柱形，种子黄色，具红色斑点。

东北天南星 *Arisaema amurense* Maxim. 块茎小，近球形，直径 1～2cm，线状披针形，膜质，倒卵形、倒卵状披针形或椭圆形，中裂片具柄，侧裂片与中裂片近等大；侧脉脉距 0.8～1.2cm，集合脉距边缘 3～6cm，全缘。花序短柄短于叶柄。佛焰苞管部漏斗状，白绿色，喉部边缘斜截形，狭外卷；檐部直立，卵状披针形，渐尖，绿色或紫色，具白色条纹。肉穗花序单性，雄花序上部渐狭，花疏；雌花序短圆锥形；各附属器具短柄，棒状，基部截形，向上略细，圆端钝圆。蒴果红色，卵形。肉穗花序轴常于果期增大，基部粗可达2.8cm，果落后紫红色。

2. 天南星资源分布

虽然《中国药典》中已经规定了天南星正品的来源，但3个品种多为野生，来源有限，在全国各地作为天南星入药的原植物多达38种，使用较为混乱。现将其资源情况列于表5-3。

表5-3　中药天南星植物资源及分布情况

植物名称	拉丁学名	地理分布
虎掌	*Pinellia pedatisecta* Schott.	北京、河北、山西、陕西、山东、江苏、上海、安徽、浙江、福建、河南、湖北、湖南、广西、四川、贵州、云南
西南型犁头尖	*Typhonium omeiense* H.Li	广西、四川、贵州
独角莲	*Typhonium giganteum* Engl.	河北、山东、吉林、辽宁、河南、湖北、陕西、甘肃、四川、西藏、广东、广西
蛇枪头	*Amorphophallus mellii* Engl.	广东、广西
疏毛蘑芋	*Amorphophallus sinensis* Belval	江苏、浙江、福建
蘑芋	*Amorphophallus rivieri* Durieu	陕西、宁夏、甘肃至长江以南各地
野蘑芋	*Amorphophallus variabilis* Blumle	江西、福建、广东
花南星	*Arisaema lobatum* Engl.	云南、贵州、四川、甘肃、陕西、广西、湖南、湖北、河南、江西、浙江、安徽
象南星	*Arisaema elephas* Buchet	西藏、云南、四川、贵州、陕西
象头花	*Arisaema franchetianum* Engl.	云南、四川、贵州、广西、甘肃
一把伞南星	*Arisaema erubescens* Schott.	除内蒙古、黑龙江、吉林、辽宁、山东、江苏、新疆外
粗序南星	*Arisaema dilatatum* Buchet	四川、云南
刺柄南星	*Arisaema asperatum* N.E.Brown	四川、湖南、湖北、河南、陕西、甘肃
山珠南星	*Arisaema yunnanense* Buchet	云南、四川、贵州
川中南星	*Arisaema wilsonii* Engl.	四川、云南
丽江南星	*Arisaema lichiangense* W.W.Sm.	四川、云南
螃蟹七	*Arisaema fargesii* Buchet	湖北、四川、甘肃
灯台莲	*Arisaema sikokianum* Franch.et Sav.var. *seryatum*（Mak.）Hand.–Mazt.	江苏、安徽、浙江、江西、福建、河南、湖北、湖南、广东、广西、陕西、四川、贵州
全缘灯台莲	*Arisaema sikokianum* Franch.et Sav.	福建、江苏、安徽、浙江、湖北、湖南
七叶灯台莲	*Arisaema sikokianum* Franch.et Sav.var. *henryanum*（Engl.）H.Li	湖北、广东、湖南

续表

植物名称	拉丁学名	地理分布
普陀南星	*Arisaema ringens* Thunb Schott.	江苏、浙江、台湾
黄苞南星	*Arisaema flavum* Forsk Schott.	西藏、四川、云南
隐序南星	*Arisaema wardii* Marq. et Shaw	西藏、青海、陕西
东北南星	*Arisaema amurense* Maxim.	北京、湖北、内蒙古、宁夏、陕西、山西、黑龙江、吉林、辽宁、山东、河南
齿叶东北南星	*Arisaema amurense* Maxim.var. *serratum* Nakai	黑龙江、吉林、辽宁、内蒙古、河北、山东、山西、河南、陕西、宁夏
棒头南星	*Arisaema clavatum* Buchet	四川、湖北、贵州
朝鲜南星	*Arisaema angustatum* Franch.et Sav.var. *peninsulae*（Nakai）Nakai	吉林、辽宁、河南
云台南星	*Arisaema du-bois-reymondiae* Engl.	湖南、河南、江西、浙江、安徽、江苏、福建、广东、陕西
黑南星	*Arisaema rhombiforme* Buchet	四川
细齿南星	*Arisaema serratum*（Thunb.）Schott	陕西
短柄翼檐南星	*Arisaema griffithii* Schott var.*verrucosum*（Schott）Hara	四川
旱生南星	*Arisaema aridum* H.Li	四川、云南
短柄南星	*Arisaema brevipes* Engl.	陕西、四川
刺棒南星	*Arisaema echinatum*（Wall.）Schott	西藏、云南
蛇头草	*Arisaema japonicum* Blume	浙江、台湾、湖北、四川
多裂南星	*Arisaema multisectum* Engl.	四川、陕西、湖北
天南星	*Arisaema heterophyllum* Blume	除西北、西藏外
长耳南星	*Ariaema auriculatum* Buchet	四川、云南

3. 天南星化学成分研究

（1）生物碱类：从天南星中分离出来的生物碱种类较少，主要有胡芦巴碱、氯化胆碱、秋水仙碱、胆碱和水苏碱。

（2）黄酮类：杜树山等从天南星根茎的乙醇提取物中分离得到夏佛托苷、异夏佛托苷、芹菜素 –6–C– 半乳糖 –8–C– 阿拉伯糖苷、芹菜素 –6,8– 二 –C– 吡喃葡萄糖苷、芹菜素 –6,8– 二 –C– 半乳糖苷等 7 个黄酮类化合物。

（3）脂肪酸及甾醇类：李绪文等利用 GC–MS 技术首次对东北天南星根的脂肪酸部分进行了定性定量分析，从中鉴定出了 caprlylic acid 等 16 种脂肪酸，其中多为饱和脂肪酸，但不饱和脂肪酸如亚油酸、亚麻酸相对含量较高，占总脂肪酸含量的 20%。杜树山等从一把伞南星块茎中分离得到三十烷酸、二十六烷酸、没食子酸、β– 谷甾醇。

宋治中等则从螃蟹七块根中分离得到安息香酸、琥珀酸、棕榈酸、硬脂酸、β- 谷甾醇、豆甾醇。

（4）凝集素类：目前在天南星中已发现的凝聚素包括血液凝集素、淋巴凝集素、精液凝集素、象鼻南星凝集素（AEL）、单核外源凝集素、PPA 凝集素等。

（5）氨基酸、元素类：季申等对 10 种药用天南星块茎部分进行分析，从中检测出精氨酸、色氨酸、赖氨酸、瓜氨酸、缬氨酸、γ- 氨基丁酸等 39 种氨基酸。此外，天南星中还含有 Mg、Al、Zn、Cu、Se、Co、V 等 20 多种元素。

（6）其他：李蕾等利用 GC-MS 测定东北天南星中的脂溶性成分，包含酯类化合物 31.77%，醚类化合物 14.64%，烯烃类化合物 25.01%，还有少量醇、酸和其他的烃类。其中代表性成分为硬脂酸甲酯 16.10%、阿拉伯糖酯 6.66%、丁烯基 – 环庚烯 13.91%、1,2- 二甲基萘烷 6.15%。

4. 天南星药理作用研究

（1）镇静、镇痛作用：天南星提取物具有镇静作用，与戊巴比妥钠有明显的协同作用。热板法实验证实生品比炮制品镇痛作用强。镇痛作用成分可能为其毒性成分。

（2）抗肿瘤作用：现有报道表明，天南星块茎中所含凝集素具有很好的体外抗肿瘤活性。印度学者从 *A.tortuosum* Schott 中分离纯化的 ATL 凝集素经体外试验表明可抑制 HT-29（人结肠癌细胞）、SiHa（宫颈癌细胞）、OVCAR-5（卵巢肿瘤细胞）细胞株的增殖；从 *A.jacquemontii* Blume 中分离到 AJL 凝集素，对 HCT-15（人结直肠腺癌细胞）、HOP-62（肺癌细胞）、SW620（结肠癌细胞）、HT-29、IMR-32（人成神经细胞瘤细胞）、SKOV-3（人卵巢浆液性乳头状囊腺癌细胞）、CoLo-205（结肠癌细胞）、PC-3、HEP-2（人喉表皮样癌细胞）、A-549（人肺腺癌细胞）等多种细胞株的增殖也具有很好的抑制作用。近年来的抗肿瘤实验也表明天南星提取物对肝癌 SMCC-7221 细胞增殖有显著抑制作用，能诱导 SMMC-7721 细胞程序性凋亡。天南星与马钱子配伍的水提液在一定剂量下对小鼠移植性肿瘤 H22 细胞生长具有明显的抑制作用，与环磷酰胺相比对小鼠脾、胸腺等免疫器官无明显影响，显示出较低的毒副作用。张志林等采用 MTT 法测定了天南星醇提物对移植性肿瘤（肉瘤 S180 细胞和肝癌 H22 细胞）也具有显著的抑制作用，而对小鼠脾细胞的增殖具有促进作用并有较好的剂量依赖关系。

（3）抗惊厥作用：天南星在抗惊厥方面作用显著，但其炮制品抗惊厥作用并不明显。小鼠腹腔注射天南星水浸剂 3g/kg，可明显对抗士的宁、五甲烯四氮唑及咖啡因引起的惊厥。腹腔注射天南星煎剂，还能提高兔的电惊厥阈，减轻戊四氮、咖啡因和士的宁引起的惊厥，还可降低士的宁的死亡率。

（4）抗心律失常作用：虎掌南星、一把伞南星和天南星的60%乙醇提取物，对乌头碱诱发的大鼠心律失常均有不同程度的对抗作用，其中虎掌南星生药和天南星生药最佳，它们既能延缓心律失常出现时间，又能缩短心律失常持续时间。虎掌南星中的生物碱 L– 缬氨酰 – 缬氨酸酐 0.1 ～ 10μg 对犬离体的心房和乳头肌收缩力及窦房结频率均有抑制作用。

（5）抗菌作用：天南星醇提物的乙酸乙酯萃取物对革兰阴性菌如大肠埃希菌、鸡大肠杆菌、猪大肠杆菌和革兰阳性菌如金黄色葡萄球菌、藤黄微球菌、腊状芽孢杆菌、短小芽孢杆菌都有明显的抑制作用，对鸡大肠杆菌和猪大肠杆菌抑制作用更强。其提取物能使大肠埃希菌的菌体结构破坏，菌体皱缩变形，细胞质固缩，质壁分离，并随药物作用时间增长，细胞质解体出现空腔，部分细胞壁缺失，细胞膜破裂，成为颗粒状残体而死亡。其作用机制可能是抑制细菌细胞分裂，活性成分可能为黄酮苷类物质。

（6）祛痰作用：天南星煎剂具有祛痰作用，家兔灌胃后呼吸道黏膜分泌显著增加。这与天南星中的皂苷对胃黏膜具有刺激性有关，口服可反射性地增加气管、支气管的分泌液，而天南星的炮制品无祛痰作用。

（7）杀钉螺作用：血吸虫病是严重危害公众身心健康的一种全球性疾病，钉螺是日本血吸虫的唯一中间宿主，杀灭钉螺是阻断血吸虫病传播的重要手段。天南星新鲜块茎、茎、叶水浸液的灭螺实验表明，其块茎、叶的灭螺效果高于茎；经不同浓度天南星块茎水浸液处理后发现，随着浓度的增加，钉螺肝脏中脂质过氧化物丙二醛（MDA）含量逐渐升高，过氧化物酶（POD）、超氧化物歧化酶（SOD）活性显著降低，提示天南星提取物的活性成分可能是通过降低肝脏的解毒功能，导致钉螺中毒死亡。天南星植物地上部分与地下部分不同溶剂提取物的灭螺活性实验表明，地下部分块茎的正丁醇提取物灭螺活性最好，石油醚提取物的灭螺活性最差。从天南星中分离到的夏佛托苷可能为天南星灭螺的有效成分。此外，采用天南星中草酸钙针晶处理钉螺，结果可以发现，草酸钙针晶对钉螺的致死作用显著。因此，可以将草酸钙针晶作为一种有效的灭螺辅助药剂。

（8）抗氧化作用：从虎掌南星块茎氯仿提取物中得到的2种生物碱能不同程度地清除超氧阴离子自由基，抑制鼠肝线粒体脂质过氧化反应、异常膨胀和膜 ATP 酶活性。对亚油酸在空气中自动氧化的抑制作用表明，虎掌南星醇提取物有较强的抗氧化性；

动物体内实验也显示，虎掌南星能显著提高小鼠血中谷胱甘肽过氧化物酶（GSH-Px）和过氧化氢酶（CAT）的活性。

（9）毒性及刺激性：传统认为天南星为毒性中药，但是通过急性毒性实验并未发现天南星生制品的毒性。东北天南星混悬液对小鼠灌胃未出现中毒或致死情况。虎掌南星生制品混悬液对小鼠进行灌胃，除生品组有15%小鼠死亡外，炮制品组小鼠零死亡且毒性反应不明显。虎掌南星生制品水煎剂对小鼠进行灌胃7天，小鼠体重增加且无异常表现。由此可见，天南星的毒性应该是其所谓的"麻辣味"。现代药理实验也证实，天南星混悬液对家兔眼结膜有明显的刺激性，与天南星中含有生物碱或苷类成分、草酸钙针晶、蛋白酶类物质及植物中黏液细胞相关。

5. 天南星质量评价研究

天南星的质量评价研究一直围绕其所含的黄酮类成分进行。杜树山建立了天南星中夏佛托苷和异夏佛托苷的高效液相色谱含量测定方法。吴鲁东则采用紫外分光光度法建立了总黄酮、总皂苷及总生物碱的含量测定方法，并对生制天南星中上述三种成分进行了比较研究，结果发现天南星经炮制后各成分的总含量均有下降。此外，高效液相色谱法发现经炮制后黄酮类成分夏佛托苷及生物碱类成分胡芦巴碱的含量均有降低。

6. 胆南星的炮制目的分析

胆南星以毒性中药天南星为原料，经胆汁炮制后毒性降低，且药性和药效作用都发生改变，因此，通常将胆南星的炮制目的归纳为"减毒、改性"两个方面。

（1）降低天南星的毒性：有关胆南星的炮制作用，历代本草学著作中多有记载，吴仪洛在《成方切用》中指出："天南星为燥痰之品，制以牛胆以杀其毒。得牛胆则燥性减，且胆有益肝胆之功。"其在《本草从新》中再次强调"得牛胆则不燥"，明确指出天南星的毒性作用在经胆汁炮制后可得到降低。现代医家对其中的原理进行解析："生南星味辛，性温、燥，有毒……经胆汁制后可缓和燥烈之性，降低毒性。"临床报告也显示误食天南星可导致口腔黏膜水肿、糜烂，言语不清，甚至还可引起智力发育障碍。药理实验也证实生天南星水浸剂给小鼠腹腔注射和涂耳，可引起小鼠扭体反应和耳壳明显肿胀，而胆南星没有出现上述反应，表明天南星经胆汁制后确能达到降低毒性和副作用的目的。

（2）改变天南星的药性和功效：天南星，味辛，性温、燥，具有燥湿化痰、祛风止痉、散结消肿的功效。多外用，用于治疗痈肿疮疖、蛇虫咬伤；也可内服，以祛风止痉为主。加工成胆南星后药性发生转变，性由温转凉，味由辛转苦，功能也由温化寒痰转为清化热痰、息风定惊，多用于痰热咳喘、急惊风、癫痫等症。如《景岳全书》云："胆南星……降痰因火动如神，治小儿急惊必用……较之南星味苦性凉，故善解风痰热滞……"。现代研究也证实，生南星可增加小鼠的饮水量、耗氧量、Na^+-K^+-ATP酶活力、肝脏组织总蛋白含量，加工成胆南星后，药性转凉，可使上述指标含量降低，表明天南星经炮制后改变药性。

关于胆南星毒性降低、药性及药效发生改变的原因，日本学者本村正康等在对牛胆汁进行研究中发现"牛胆汁中包含了牛黄中的所有成分"，而牛黄具有清心、豁痰、开窍、凉肝息风、解毒的功能。因此，我们认为在由天南星加工成胆南星的炮制过程中，胆汁不仅是一味辅料，更有可能是从根本上影响胆南星性味功效的主要原料。

7. 胆南星的炮制工艺研究

现代许多学者在对胆南星炮制目的分析基础上，不断对这两种方法的具体炮制工艺进行革新，以提高其炮制效率。

（1）发酵制：发酵制法从古沿用至今，古文献记载其炮制耗时过长，现代学者对其进行了改进。曲虹采用定时干燥法，提高了原有的发酵温度，使制备过程在30～45min 即可完成，此法较传统的发酵方法用时大大缩短。目前广泛使用的发酵制工艺为取生南星粉加入净胆汁（或胆膏粉及适量清水）拌匀，放温暖处，发酵7～15天后，再连续蒸或隔水炖九昼夜，每隔两小时搅拌一次，除去腥臭气，至呈黑色浸膏状，口尝无麻舌为度，晾干，再蒸软。也有将生南星研成细粉后，置釉缸内，胆汁分3次放入，第一次加入后蒸制，第二次加入后日晒夜露发酵，再次进行蒸制，第三次加入胆汁，再发酵至色泽变黑，无腥臭气。每100kg 南星粉，用胆汁640kg。刘灿坤认为发酵具有消食、消痰之功，且蒸制后干净卫生，发酵蒸制法较好，并认为每100kg 天南星粉，胆汁用量不得少于400kg。唐思园对不同温度、湿度、发酵原料等条件下的胆南星发酵研究表明，胆酸类物质的含量随发酵条件不同而存在差异，其中原料的影响较为显著，以牛胆粉为原料，在37℃条件下25%RH 干燥发酵得到的胆南星，胆酸类成分的含量较高。

（2）混合制：近代出现了胆南星混合制法，是在古代胆南星炮制方法的基础上发展而来的。江林将鲜牛胆汁浓缩，再与制南星粉混合，对旧法进行了改进，时间缩短为1/180～1/540，得到的成品胆南星微带腥气，易于保存，也容易被患者接受，并通过对照比较，认为胆汁用量应为南星用量的6倍以上。高万山采用制南星粉与浓缩的胆汁搅匀后再蒸，并在 100℃以下干燥的方法，相比旧工艺炮制时间缩短为 1/23 ～ 1/45，且平均胆酸含量增加 3 倍。现代广泛应用的混合制工艺为：取制天南星细粉，加入净胆汁（或胆膏粉及适量清水）拌匀，蒸 60 分钟至透。有人从工艺的变化对药效影响的角度，通过胆南星的各提取部位的综合分析，认为胆南星混制法优于发酵法。朱燕飞等采用混制法，用猪胆汁加工炮制胆南星，进行主成分分析，认为不同蒸制时间可能对胆南星加工过程中的质量控制有影响。

总之，不论是发酵制还是混合制的工艺都还很不规范，自《中国药典》1977 年版收载胆南星以来，直到 2015 年版，胆南星的炮制均采用混合制及发酵法，均未标明两种方法的具体操作，也没明确标示胆汁用量。胆南星炮制后化学成分的变化及与药效变化的相关性，均有待进一步研究。

8. 胆南星发酵菌种研究

胆南星是一种历史悠久的曲剂，与其他发酵类中药相同，胆南星也具有发酵中药的特征。关于胆南星中的菌种研究很少，唐思园采用平板划线的方法对胆南星发酵菌种进行初步的考察，并初步判定胆南星中微生物为杆菌。对于胆南星的菌种考察还有很远的路要走。探索胆南星发酵前后的物质基础及变换规律可以很好地研究胆南星的炮制原理和天南星用胆汁制后减毒增效的原理。单一菌种发酵也可以使胆南星的药效增加，从微生物发酵这个角度来探究胆南星的有效成分可以为中药有效成分的探究提供一种新的思路。

9. 胆南星的质量标准现状

现行的胆南星质量标准并不完善，2015 年版《中国药典》只收载了性状鉴别和理化鉴别。赫炎等用 HPLC 测定出了胆南星中猪去氧胆酸的含量。贲永光等用薄层色谱法鉴别胆南星，得到较好分离效果。朱燕飞用 TLC 分析、主成分分析、多元方差分析的方法较好地说明了不同工艺参数对饮片 TLC 图谱整体的影响，验证了猪胆汁来源对其物质基础有明显影响。万军等用紫外分光光度法建立了中药胆南星中总胆酸含量测定的方法。姚志昂提出完善胆南星的质量控制方法，建议新增胆汁的薄层色谱鉴别和灰分分析，新增的薄层鉴别法能更全面分析胆南星中胆汁的质量，灰分分析可鉴别胆南星中是否添加泥沙类杂物增重。

现行的质量标准没有很好地控制胆南星的有效成分及含量，所以无法保证胆南星的疗效。胆南星的质量标准不但要有传统的质量要求项目（如形状、大小、色泽、质地、气味等），还要有现代的鉴别项（如显微鉴别、理化鉴别、薄层鉴别等），最好加入含量控制项。

10. 胆南星的药效学和毒理学研究

赫炎进行了胆南星药效实验，胆南星增加了戊巴比妥的催眠作用，证实了其对中枢神经系统有抑制作用。胆南星制品（发酵法、混合蒸法）的混悬液灌胃、水浸液腹腔注射、醇提取物腹腔注射均可增强戊巴比妥钠的催眠作用，混合蒸制品醇提取物腹腔给药作用较发酵制品明显增强。Ahn 等对胆南星抗 LPS 诱导炎症介质的机制进行探究，较全面地诠释了胆南星在抗炎方面的作用，胆南星水提物在人体内没有明显的细胞毒性，还明显地抑制细胞内活性氧和脂质过氧化反应，提出胆南星在治疗由于氧化变质引起的疾病方面有一定作用。在药理学方面，赫炎对胆南星进行急性毒副作用实验，并未见毒副反应。5％胆南星水溶液的镇痛率为 90.91％。在药效学方面，胆南星抗惊厥作用还没有研究。同时在胆南星对镇静、镇痛、镇咳机制方面的研究也有待深入。此外，炮制前后药性的变化也可以基于小鼠生化指标来进行比较分析。

11. 胆南星临床应用

胆南星在临床上用于痰热咳嗽、中风痰迷、癫狂惊痫等症，多见入复方，很少见有单味药应用。成方抱龙丸、琥珀抱龙丸、牛黄镇惊丸、小儿太极丸、清气化痰丸、小儿保元丹、至宝锭等配方中均有胆南星。现代临床报道生半夏、生胆南星可治疗食管癌；胆南星粉外敷可治疗小儿霰粒肿；胆南星与天麻、牛黄、全蝎等配伍可治疗小儿肺炎；与百部、麻黄、甘草配伍可治疗小儿百日咳；与其他药配伍治疗癫痫及脑血管病后遗症等均取得明显疗效；胆南星与吴茱萸研末，醋调成糊，及与黄连、黄柏、大黄等研制成饼，外敷涌泉穴，可治流涎及流行性腮腺炎。

综上，胆南星是一味历史悠久的中药，但因其制备工艺的特殊性，历代文献、历版《中国药典》均未对胆汁的用量、制备方式等提出一个标准。其炮制工艺极需规范，质量控制标准急需完善。

胆南星缺少统一规范的炮制工艺，没有完善的质控标准，归根结底都是因为对胆南星的炮制原理认识不清，胆南星的药效物质不清，改性减毒的机理不清，所以对胆南星发酵原理的研究应该先行。传统认为胆汁加入量越多越好，总胆酸含量越高越好。因此，能否把总胆酸含量或者某种胆酸类成分作为胆南星含量控制项是值得深入探讨的问题。此外，在胆南星传统发酵过程中，往往是发酵时间长，发酵次数多，加入胆汁次数多，可否把胆汁浓缩到适当浓度全部加入，单次发酵，结合现代发酵技术，在尽短时间内完成发酵，以缩短工艺时间，降低生产成本，因此需要对胆南星的炮制工艺做更深入的研究。胆南星传统发酵为杂菌发酵，由于发酵菌种不明，也影响工艺的稳定性，可否进行纯种或复合菌种发酵，也是胆南星需要研究的内容之一。

二、原料与样品采集

因药典规定的 3 个种多为野生，来源非常有限，实际市场上流通的主要为非药典种虎掌南星，部分为东北天南星（实为东北天南星和朝鲜天南星的混品）及少量天南星（混有部分异叶天南星，二者都为药典种），这即意味着当前市场上流通的天南星药材及饮片多不符合药典规定。市场调研表明，现胆南星生产企业主要集中在北京、四川、河北等地区，发酵胆南星的原料多为虎掌南星或川标的南星。

鉴于此，我们对不同种天南星进行了对比研究。课题组于 2016 年、2017 年、2018 年在辽宁本溪、丹东一带，采收东北天南星的完整植株（目的为与朝鲜天南星进行区分）后取地下块茎，平均每年获得纯种东北天南星药材鲜品约 150kg，朝鲜天南星药材鲜品约 15kg，干燥后得东北天南星饮片 50kg、朝鲜天南星饮片 5kg。实验用虎掌南星购于河北安国虎掌南星种植基地。

首先对不同种天南星的成分、药效及毒性进行比较研究，并将不同种天南星分别与胆汁发酵制成胆南星，对不同天南星制成的胆南星进行成分、药效等比较，进行胆南星原料中的天南星种类的筛选。其次，对不同胆汁制成的胆南星成分、药效等进行对比研究，进行胆南星原料中的胆汁种类的筛选。

（一）不同种天南星核苷类化学成分含量比较

取天南星样品，精密吸取对照品溶液，按同样项下方法操作，测得尿苷、腺嘌呤、鸟苷、腺苷的含量（mg/g）（见表 5-4）。

表 5-4　天南星样品含量测定结果（mg/g）

	尿苷	腺嘌呤	鸟苷	腺苷
虎掌南星	0.654	0.216	1.075	0.142
东北天南星	0.639	0.059	0.634	0.097

（二）不同种天南星 HPLC 指纹图谱

按照实验方法制备供试品溶液，以色谱条件进行分析，对比 10 种不同品种不同产地的天南星药材图谱差异，结果显示，10 批天南星药材的成分差异明显，同为虎掌南星图谱差异并不明显，从河北购买的虎掌南星鲜品（自行切片晒干）与干品之间差异明显，自行干燥的鲜品成分更多，分析可能是栽培基地用硫黄熏制导致成分损失。东北天南星与朝鲜天南星均为采自辽宁省本溪市，并自行切片晒干所得，成分较多，东北天南星比朝鲜天南星含量略多但成分相似，除去原植物后二者鲜品更为相似。川标南星、天南星和上述样品成分差异明显，成分较多，且均含有夏佛托苷。

（三）不同种天南星质量评价（按《中国药典》）

1. 显微鉴别

东北天南星于镜下观察，可以看到：①螺纹导管分散存在，长 20~30μm。②淀粉粒以单粒为主，类圆形或圆球形，也有复粒为 2~3 分粒，直径 5~10μm。③草酸钙针晶成束存在，长 20~25μm。④方晶散落分布，直径 3~10μm。

朝鲜天南星于镜下观察，可以看到：①淀粉粒以单粒为主，类圆形或圆球形，也有复粒为 2~3 分粒，直径 5~10μm。②螺纹导管存在于薄壁细胞中，长 10~15μm。③针晶散落存在，长 15~20μm。

虎掌南星于镜下观察，可以看到：①淀粉粒以单粒为主，类圆形或圆球形，也有复粒为 2~3 分粒，直径 5~10μm。②螺纹导管分散存在，长 20~30μm。③草酸钙针晶成束存在，长 5~10μm。④方晶散落存在，直径 2~5μm。

2. 理化鉴别

不同种天南星薄层色谱显示，朝鲜天南星与东北天南星相似，虎掌南星与朝鲜天南星、东北天南星相比有差异。

3. 水分检查

在水分检查中，10 种不同种天南星均符合药典规定，不超过 15%。

4. 总灰分以及酸不溶性灰分检查

在总灰分检查中，10 种不同种天南星均符合药典规定，不超过 5%。

5. 浸出物测定

10 种不同来源的天南星，照醇溶性浸出物测定法（通则 2201）项下的热浸法测定，用稀乙醇作溶剂，均符合药典标准，即不得少于 9.0%。

6. 含量测定

10 种不同来源的天南星对比发现，只有朝鲜天南星、天南星含总黄酮以芹菜素（$C_{15}H_{10}O_5$）计，大于 0.050%，符合药典规定，其余均低于药典规定。

（四）不同种天南星药效、毒性对比研究

课题组对不同种天南星的核苷类化学成分含量、指纹图谱、药效、毒性等进行了对比研究，研究表明不同种天南星在 HPLC 指纹图谱上差异较大。各天南星在核苷类成分上有一定的差异，但均同时含有。在抗高热引起惊厥的实验中，东北天南星惊厥发生率低于虎掌南星；在解热实验中，东北天南星与虎掌南星均无清热作用，为热性药；在急性毒性实验中，鲜品个子货毒性大于晒干后的饮片，虎掌南星毒性大于东北天南星毒性，在毒性实验中二者差异较为明显。

（五）不同种天南星制胆南星化学成分含量比较

为了更好地评价不同种天南星作为原料发酵胆南星后的差异，我们以不同种天南星为原料，自行发酵制备胆南星，对不同原料的胆南星进行化学成分及药效、毒性的比较。实验结果表明，无论是游离型胆酸还是结合型胆酸，东北天南星发酵的胆南星含量均高于虎掌南星发酵的胆南星。随着研究的不断深入，我们发现二者的差异并非仅由于种的差异造成，而且与虎掌南星在产地经二氧化硫熏蒸过有很大关系，所以在后面的研究中，我们专门购买了虎掌南星的鲜品，自行干燥，再发酵制备胆南星。

（六）不同种天南星发酵制胆南星 HPLC 指纹图谱研究

1.HPLC-UV 指纹图谱研究

实验结果表明，虎掌胆南星和东北胆南星相似度为 0.899，即在东北南星和虎掌南星发酵制成胆南星后化学成分相似度增加，但因胆南星在紫外条件下可检到的成分较少、含量较低，核苷类成分大多损失，故此类成分不适于胆南星指纹图谱的分析，对于胆南星的成分分析应用 CAD、ELSD 等通用型检测器。

2.HPLC-ELSD 指纹图谱研究

（1）提取条件考察：分别对比不同溶剂提取时间，即 30min、40min、50min 以及 60min，随着提取时间的延长，提取率逐渐增加，即样品成分含量逐渐加大，但由于提取 50min 以及 60min 相差不大，从经济实用性角度认为超声提取时间为 50min。

（2）色谱条件考察：由于胆南星随着发酵时间的延长，结合型胆酸含量逐渐降低，游离型胆酸含量逐渐增加，兼顾市售胆南星发酵周期不一且加入猪胆汁或者混合胆汁的情况，故在建立色谱条件时以游离型胆酸、结合型胆酸以及不同种类胆汁所含胆汁

酸为考察因素，建立色谱条件。

以虎掌胆南星为例，串联检测器，考察紫外检测器以及 ELSD 检测器对样品中各成分含量进行比对，结果表明紫外检测器 225nm 波长下峰信号最强，但纵坐标仅有 1，故选择 ELSD 检测器进行胆南星指纹图谱条件的建立。

以 33% 乙腈为初始梯度，考察漂移管温度对样品的影响，结果表明，65℃时波动较小，对样品中各成分影响较小，且更为稳定。在 30psi 时，各色谱峰峰信号较强，且能量最为节约。

（3）指纹图谱成分分析：东北胆南星和虎掌胆南星指纹图谱相似度为 0.953，共有峰 8 个，其中对应混合对照品，有猪胆酸、牛黄鹅去氧胆酸、猪去氧胆酸和鹅去氧胆酸这四个共有成分。

（七）不同种天南星制胆南星常规质量评价

虎掌南星、东北天南星分别制成胆南星的对比研究表明，经发酵后，二者间各方面的结果存在一定的差异，但相对于虎掌南星、东北天南星间的差异，发酵使得差异变得不明显。

（八）不同种天南星制胆南星药效对比研究

通过对不同天南星炮制胆南星进行对比研究发现，东北天南星制胆南星尿苷含量是虎掌南星制胆南星尿苷含量的 3 倍左右，其他几种核苷类成分均未检到；东北天南星制胆南星中三种游离型胆汁酸含量是虎掌南星制胆南星的 2～4 倍。

东北天南星制胆南星抑制高热惊厥作用优于虎掌南星制胆南星；东北天南星制胆南星抑制肛温作用优于虎掌南星制胆南星；二者的毒性经发酵后显著降低，二者间差异不显著。

根据以上实验，初步评价药典种东北天南星与市场主流但非药典种的虎掌南星：东北天南星制胆南星在抗惊厥、清热等作用上略优于虎掌南星制胆南星，但二者分别制成胆南星后作用更趋同，原本表现在生品药材中的差异变得不显著。基于此，结合本草考证、市场现状、样品获得的可能性，我们认为可以用虎掌南星作为制备胆南星的原料，建议将虎掌南星收入药典。同时东北天南星应尽快考虑栽培，否则仅靠野生实难满足实际需求。

（九）不同种类胆汁的影响

1. 猪、牛、羊胆汁对热证小鼠清热作用比较研究

胆酸和去氧胆酸两种胆酸具有清热作用，在非处方药清开灵中作为该方的清热成分，清热作用明显。观察小鼠 12h 内的体温变化情况，各组和模型组相比，猪、牛、羊胆汁对发热小鼠均有一定的清热作用。其中，猪胆汁在 6h 时表现出清热作用但不持久。牛胆汁在 8h 时表现出较明显的清热作用。羊胆汁清热作用最明显且持久，羊胆汁中游离型胆酸和去氧胆酸含量最高，在清热实验中表现出较好的清热作用。

2. 不同胆汁制胆南星对热证小鼠清热作用比较研究

观察小鼠 12h 的体温变化，模型组体温随着时间的变化慢慢升高，在 10h 时升至最高，后下降，说明小鼠热证模型造模成功。猪胆汁制胆南星组，随时间变化体温不断升高，到 8h 时体温升至最高，后体温逐渐下降，至 12h 时体温基本恢复正常，且与模型组相比有显著性差异。羊胆汁制胆南星随时间变化体温上升，7h 时升至最高，后体温没有明显的下降，至 12h 时体温依然高于正常体温。牛胆汁制胆南星在 8h 时体温升至最高，后下降，但是在 6h、8h 和 12h 都没有表现出显著性差异。可以看出猪胆汁制胆南星表现较好的清热作用。

3. UPLC–MS 测定猪、牛、羊胆汁制胆南星中的胆酸类成分

文献报道牛胆汁、羊胆汁中不含有猪去氧胆酸，猪胆汁中不含有胆酸与去氧胆酸，而鹅去氧胆酸为三种胆汁中共有的成分。本实验结果表明，牛胆汁发酵制胆南星、羊胆汁发酵制胆南星中均不含有猪去氧胆酸，而猪胆汁发酵制胆南星中猪去氧胆酸含量较高，故猪去氧胆酸可以用于鉴别牛、羊胆汁发酵制胆南星与猪胆汁发酵制胆南星。猪胆汁发酵制胆南星中去氧胆酸、胆酸成分含量低至 0.003% 以下，而牛胆汁发酵制胆南星中去氧胆酸、胆酸、猪胆酸和鹅去氧胆酸含量均较高，可作为猪胆汁、牛胆汁发酵制胆南星的判断依据。鹅去氧胆酸虽为猪、牛、羊胆汁中共有成分，但在发酵成胆南星后，在羊胆南星中成分较低，为 0.0013%。由此可见，不同胆汁发酵制胆南星存在显著性差异，对于市售胆南星可通过 UPLC–MS 的方法鉴定所加胆汁的种类。

4. 不同胆汁及其制成的胆南星对 LPS 诱导的急性肺损伤大鼠保护作用研究

急性肺损伤（actue lung injure，ALI）发病因素较多，是临床上常见的危重急症，其病理特点表现为大量炎性细胞浸润、肺间质水肿、肺微血管内皮细胞及肺泡上皮细胞完整性受损等。动物的胆汁（猪、牛、羊）及其制备的胆南星都具有清热、解毒、化痰的功效，本次实验研究表明两者对 ALI 具有一定的预防治疗作用。

ELISA 检测结果显示，动物胆汁（猪、牛、羊）及其制备的胆南星均可降低促炎症因子 TNF-α、IL-6、TXB$_2$ 的含量，减轻 LPS 诱导的 ALI 的炎症反应。LPS 可诱导肺组织中 SOD 活性和 GSH 含量减低，MDA 含量升高；而给予动物胆汁（猪、牛、羊）及其制备的胆南星后，SOD 活性和 GSH 含量升高，MDA 含量降低。说明给药后能有效减轻 LPS 诱导的 ALI 的氧化应激损伤。本研究结果表明动物胆汁（猪、牛、羊）及其制备的胆南星可有效减轻 LPS 诱导的 ALI 大鼠，改善肺组织的病理形态和氧化应激造成的损伤，其可能是通过抑制炎症因子的释放从而对急性肺损伤大鼠起到保护作用。牛胆汁和羊胆汁治疗效果优于猪胆汁；牛胆汁制备的胆南星和羊胆汁制备的胆南星治疗效果优于猪胆汁制备的胆南星。

5. 小结

牛胆汁在某些方面表现出优势，猪胆汁也具有清热、治疗急性肺损伤等作用。我们认为猪、牛、羊胆汁均可作为胆南星的发酵原料，从尊重传统、结合实际的角度，建议将牛胆汁发酵的胆南星在分级研究时作为一级，猪胆汁发酵胆南星可作为统货，或细分为二级、三级。

三、发酵菌种（群）筛选研究

胆南星是一种历史悠久的曲剂，与其他发酵类中药相同，胆南星也具有发酵中药的特征。发酵类中药一般要借助酶和微生物的作用，并需要一定的环境条件，如湿度、温度、空气、水分等。目前对于胆南星中的发酵菌种研究很少。分析菌群多样性的主要方法有传统培养法和非（免）培养法，PCR-DGGE（聚合链酶式反应－变性梯度凝胶电泳）法属于非培养法，这种方法避免了培养法的选择性，从而更全面地认识微生态菌群及优势菌群。目前 PCR-DGGE 法已成为研究微生物群落的主要分子生物学手段之一，可以更直观地反映微生物多样性在原始环境中构成概况。其主要的操作流程是：直接提取样品的总 DNA，纯化后 PCR 扩增 16s rDNA 或 18s rDNA，对扩增产物做梯度凝胶电泳，至少可以区分 11 个清晰可变的条带，最后对这些条带切胶回收扩增以及测序，最终就能得到菌群种属。PCR-DGGE 法已经广泛应用于研究发酵产品微生物菌群多样性中。本项目首次采用 PCR-DGGE 方法对胆南星不同发酵天数的菌群做以分析，通过扩增并对其进行 DGGE 电泳，最后对其胶回收 PCR 进行克隆测序，全面探索其菌落结构，以期明确胆南星的发酵用菌，并为其纯种发酵提供科学依据。

（一）PCR-DGGE 法分析不同发酵天数胆南星细菌多样性

传统的菌种筛选方法是杂接于平板培养基上，通过划线或稀释涂布分离胆南星菌种，由于胆南星通过传统的平板划线只能分出来一部分真菌和细菌，无法掌握其整体的菌群信息。PCR-DGGE 属于非培养法，大大缩短了样品的分析时间，并且可以将其中微生物信息显示出来，因此可将分子生物学技术分析菌落结构应用于发酵中药胆南星的发酵过程菌群分析。

胆南星的发酵时间为 30 天左右，通过对不同时间段胆南星的发酵菌群 PCR-DGGE 分析，我们发现在发酵 1 天时，菌群多样性较小，只有 2 个优势菌群；发酵 1 天后，菌群明显增加；3～7 天的菌群多样性较为丰富，有 16 个优势菌种；发酵至 15～30 天时，细菌菌群多样性降低；发酵 30 天时，只有 6 个优势菌群。其优势菌种为肠杆菌属 sp.652、未培养菌、肺炎杆菌、克雷伯菌 SSA-4、未克隆培养菌、未培养的甲基杆菌属、阴沟肠杆菌 F16、未培养的鞘氨醇单胞菌、未培养的肠球菌、糖肠球菌 BT-HNGU-51、链球菌 SSA-7 等。

（二）胆南星发酵过程中微生物种类、数量变化规律

在研究中发现胆汁单独发酵会变酸臭，而胆南星发酵过程中则不同，所以分析天南星的毒性对微生物而言是一种抑菌作用，同时天南星也可为适宜的菌提供培养基，因为我们把胆汁单独发酵与胆南星发酵平行进行菌种分离纯化，以期发现二者的差异。

（三）猪胆汁单独发酵过程中菌株的分离纯化与鉴定

本研究对胆南星发酵菌株再次进行了分离、纯化和鉴定。本次研究选取胆南星发酵过程中的下层菌落（距离表面 10cm 以下）进行平板划线分离，并进行有氧和厌氧两种方式培养，分离得纯菌株后，用细菌、真菌多相鉴定检测方法以及全自动微生物分析系统鉴定检测方法鉴定微生物的菌种以及分析比对 DNA 序列，以寻找胆南星发酵过程中的有益菌株，为胆南星的纯菌株发酵提供理论依据，避免杂菌的污染，进一步提高发酵效率，提升发酵炮制品的质量。

实验观察结果显示：菌 2、菌 4 以及菌 5 菌落数量先升高后降低；菌 6 菌落数量逐渐升高；菌 8 菌落数量先降低后升高；菌 7 与菌 9 只在发酵后几天时偶尔出现。

与胆南星下层菌落种类相比，有 4 种菌落为二者共有菌株，A、B 菌落，在发酵前

10 天时，在胆南星中菌落数量是猪胆汁中菌落数量的 1000 倍；在发酵后 20 天时，在猪胆汁中菌落数量是胆南星中菌落数量的 300 倍左右。这种差异证明了天南星在整个发酵过程中会起到提供营养和抑制菌落的双重作用。

菌落 C 在猪胆汁中逐渐升高，菌落 D 在猪胆汁中先升高再降低，但 C、D 菌落数量均较高。在胆南星发酵过程中菌落 C 与 D 数量偶尔波动，无规则性趋势，数量极少仅为 10 以下，说明天南星能够抑制猪胆汁中 C、D 菌落的生长。

（四）发酵菌株的鉴别

表 5–5　胆汁及发酵胆南星中菌株种类

菌落编号	胆汁中菌株种类	菌落编号	胆南星中菌株种类
菌 1I	蜡样芽孢杆菌	菌 1A*	肠杆菌属
菌 2A*	肠杆菌属	菌 2E	肠杆菌属
菌 3J	微杆菌属	菌 3F	非特异性套峰
菌 4K	非特异性套峰	菌 4C*	肠杆菌属
菌 5D*	高地芽孢杆菌	菌 5G	高地芽孢杆菌
菌 6C*	肠杆菌属	菌 6H	高地芽孢杆菌
菌 8B*	铅黄肠球菌	菌 7D*	高地芽孢杆菌
菌 9L	Aspergillus welwitschiae	菌 8B*	铅黄肠球菌

注：* 代表不同放置天数胆汁稀释菌液与不同发酵天数胆南星中共有菌落

四、工艺优化研究

中国药典记载胆南星为制天南星的细粉与牛、羊或猪胆汁经加工而成，或为生天南星细粉与牛、羊或猪胆汁经发酵加工而成。本研究首先遵照两种制备工艺的传统方法进行样品制备，对两种方法进行对比研究。对两种制法胆南星的胆酸类成分含量测定、指纹图谱对比研究以及药理药效活性、毒性等对比，结果表明两者无论游离型胆酸还是结合型胆酸的含量均有较大差异，制备方法对胆南星成分含量的影响较大。而且二者药效也存在一定差异，故本课题重点关注发酵法制胆南星。在后续研究中再对矾制胆南星炮制工艺进一步探讨研究。

在对胆南星发酵工艺进行系统研究之前，课题组进行了市场及生产企业的走访调研，不同的胆南星生产企业发酵工艺参数差别很大，发酵时间从 24 小时至数月不等；所用胆汁多为猪胆汁（或猪胆膏），也有用牛胆汁；胆汁用量亦相差较大（四川主要为

1：1左右，河北为1：1～1：4）；天南星品种四川多用当地川标的南星，河北多有用虎掌南星，也有用市场上的药典种天南星或东北天南星（实为混种），产品质量参差不齐。

研究之初，因为对胆南星的发酵机理、指标性成分不清，故从药效学研究入手进行发酵工艺研究。发酵时长是当前主流产品与古法炮制差别最大之处，故我们把发酵时间作为发酵工艺首个研究因素，在对胆南星发酵机理、指标性成分不清楚的研究初期，我们选择了抗炎、镇咳祛痰、抗惊厥、细胞毒性等来比较不同发酵时间的差异，虽每个独立的实验优选出的具体天数不尽一致，但大规律即一定要保证足够的发酵时间（大约15天以上）是一致的，以初步确定适宜的发酵时间。

（一）不同发酵时间胆南星体外抗炎作用比较

实验结果表明，胆汁对RAW264.7细胞NO释放有明显的抑制作用，表现出较强的体外抗炎作用，同时胆南星对NO释放有一定抑制作用，15天低剂量组表现出较好的体外抗炎作用。不同发酵时间胆南星对RAW264.7巨噬细胞的增殖均明显地表现促进生长的作用；胆汁和生天南星都有促进细胞生长的作用，随着发酵天数的增加作用增强，0～7天时胆南星对细胞的促进较弱，15天时表现出较强的促进作用。在发酵0天胆南星低剂量组的吞噬作用最好，说明在该浓度下，细胞表现出较好的吞噬作用。

（二）不同发酵时间胆南星的体内抗炎作用比较

实验数据用SPSS17.0进行分析，所测数据以$\overline{x}$±s表示，采用单因素方差分析与组间t检验，判断各组差异的统计学意义。与空白对照组相比，发酵15天对二甲苯所致耳肿胀急性炎症模型小鼠的耳肿胀有显著的抑制作用（$P < 0.05$）。

（三）不同发酵时间胆南星镇咳祛痰作用比较

实验结果表明，胆南星具有一定的镇咳作用，发酵时间越长镇咳效果越好，混合发酵7天时，酚红排泌量较小，说明祛痰作用较差；发酵15天时，咳嗽潜伏期较长。气管酚红排泌量实验结果表明，生天南星酚红排泌量较大，说明有较好的祛痰作用。

（四）不同发酵时间胆南星含药血清对细胞作用比较研究

结果表明，在低浓度含药血清中，发酵30天的胆南星对海马神经元细胞的保护作用最强，我们可以推测胆南星是通过保护海马神经元细胞来表现出抗高热惊厥的作用。中、高浓度的含药血清没有表现出对细胞较好保护作用，可能是由于含药血清浓度过高，对细胞产生毒性。胆南星对海马神经元细胞的保护作用机制需要在进一步实验中探索。

（五）不同发酵时间胆南星对细胞毒性作用影响的研究

实验结果表明，与空白对照组相比，只有在生品低剂量时表现出对细胞的毒性作用，但是胆汁没有细胞毒性，所以混合发酵后，胆南星并没有表现出明显的细胞毒性，发酵天数到达 15 天时，胆南星表现出对细胞的促进作用，使细胞加速生长，发酵到 30 天时，胆南星对细胞表现出一定的抑制作用。

（六）不同发酵天数胆南星样品胆酸类成分含量

随着研究的不断深入，课题组对胆南星发酵过程中成分的变化规律进行了寻找，发现了胆南星发酵后结合型胆酸会转化为游离型胆酸，如牛磺猪去氧胆酸、甘氨猪去氧胆酸减少，转变为猪去氧胆酸；牛磺鹅去氧胆酸、甘氨鹅去氧胆酸减少，转变为鹅去氧胆酸；牛磺猪胆酸、甘氨猪胆酸减少，转变为猪胆酸。为此，发酵工艺的后续研究主要以 3 种增量的游离型胆酸类成分作为指标，对胆南星发酵天数、蒸晒次数、蒸制时长、发酵温度、发酵湿度、干燥方式等进行优选。并对不同胆汁比例发酵胆南星进行考察，为胆南星的进一步分级、胆南星的市场化以及商品化打下基础。

在对胆南星发酵过程胆酸类成分的转化规律探明后，我们结合指标性成分的含量变化进行了不同发酵天数胆南星样品的分析，得出同样的规律。根据含量测定检测结果，并结合古法，本研究认为发酵时间越长越好，宜 15 天以上。

在前文虎掌南星与东北天南星对比时，提到市场上购得的虎掌南星干品系经二氧化硫处理过的，对胆酸类成分有较大的影响，故我们特意购买了虎掌南星鲜品，切片干燥再发酵制成胆南星共同进行对比研究，确实证明了我们的预期。这样的研究结果也提示我们，如果选用虎掌南星作为原料，宜选择鲜品，切片干燥（否则不易干燥），再粉成细粉用于制备胆南星。

（七）胆南星发酵工艺不同蒸制时间优选

《全国中药炮制规范》及各地炮制规范均有提到发酵后蒸或隔水炖，但蒸制的时间、次数相差较大。在发酵过程中，蒸制除杀菌洁净外还有其他作用，故本节考察不同蒸制时长对胆南星中胆酸类成分的影响。实验结果表明，随着蒸制时间的延长，14种胆酸类成分呈现先降低后增加的趋势，对于降低的机理尚不清楚。

（八）胆南星发酵工艺不同蒸晒次数指标性成分比较研究

上一节的实验结果显示，蒸制至 2 小时部分指标仍旧呈现升高的趋势，但由于胆汁加入量的限制，不宜一次蒸制过长时间，本节实验对胆南星蒸制次数进行了研究，实验结果与蒸制时长相一致，整体呈现先下降后升高的趋势。故仅以胆酸类成分作为评价指标尚不能对蒸制时间和次数进行解释。从传统外观来看，随着蒸制次数的增加，胆南星表面呈现黑褐色且有光泽，可能有某些成分在进行转化，发生糖与氨基酸的美拉德反应等，使外观性状发生了转变。

（九）胆南星发酵工艺不同温、湿度对指标性成分的影响

前期研究发现，春天、夏天发酵的胆南星的外观状态、鼓起程度有明显差异，温度、湿度是发酵的重要影响条件。本节实验对胆南星不同发酵湿度、不同发酵温度进行了研究，实验结果表明，发酵湿度与发酵温度对发酵过程十分重要，温度过高、过低都会使胆南星发酵过程受到影响，使发酵不完全，结合型胆酸较高，游离型胆酸较低，转化不完全，故合适的温度和湿度有利于胆南星的发酵过程。本研究确定温度为 $32\pm2℃$，湿度为 80% 左右。

（十）胆南星发酵工艺不同干燥方式对指标性成分的影响

本节对胆南星干燥方式进行考察，即低温烘干、晒干、阴干以及正常干四种干燥方式，为缩短胆南星干燥时间、缩短胆南星炮制周期，深入研究胆南星炮制机理奠定基础。实验结果表明，胆南星晒干各类成分含量最高，烘干与阴干含量较低，与传统方法的久晒一致。

（十一）胆南星不同胆汁比例发酵工艺比较研究

市场上售卖的胆南星中胆汁加入量各不相等，胆汁加入量越多的价格越高。也有用胆膏、胆粉进行发酵的。为此，本节对胆南星不同胆汁加入量的炮制工艺进行初探，通过测定胆酸类成分的含量，为胆南星的优质分级提供实验依据。

　　实验对比了普通发酵工艺（市场上四川的产品主要是约 1∶1 的比例）与全国中药炮制规范（加入胆汁为 1∶4）的差异。胆酸类成分与所加胆汁量正相关，可以作为后续胆南星分级方向的参考。

　　在研究不同胆汁加入量时，我们考虑到《全国中药炮制规范》的方法蒸制时间长，尝试将 6 倍、4 倍、3 倍、2 倍的胆汁浓缩成 1∶1 的体积，加入南星细粉中，作为胆汁加入量 1∶6、1∶4、1∶3、1∶2 的样品，但结果发现，加入胆汁比例增加，胆南星中胆酸类成分未成比例增加，且其中结合型胆酸占总胆酸比例含量较高，说明胆汁的浓缩增加了胆汁的黏稠度，使胆南星发酵过程受到抑制，结合型胆酸未能完全或大部分转变成游离型胆酸。这个结果给我们另外的检测结果予以提示：河北柏林药业根据买家需要生产不同胆膏含量的胆南星样品，随胆膏加入量售价增加，我们购买并检测了胆膏含量分别为 15%、20%、40% 的胆南星，但其中的胆酸含量并未呈现与胆膏含量一致的倍数关系，推断直接浓缩胆汁或以高浓度胆膏（大于 10%）进行发酵以提高胆汁用量的方式会导致胆酸水解不完全。如何大比例地加入胆汁并能够缩短《全国中药炮制规范》的方法，还需进一步探索。

（十二）胆南星发酵新工艺研究

　　以胆南星深层样品有氧菌和厌氧菌分别进行分离纯化时，发现有的发酵菌株数量是逐渐升高的，有的发酵菌株数量是逐渐降低的，说明在发酵过程中随着环境的改变，不同种的微生物交替，其代谢势必又引起环境的变化。数量升高的微生物一定是适应当前环境，可能是对胆南星发酵起到突出作用的菌种，因此我们以分离得到的增量菌作为胆南星发酵新工艺的发酵菌株开展研究，并将胆酸类成分的变化规律用来评价胆南星发酵的新工艺。

　　实验结果表明，增量菌液的加入能够在相同的发酵周期发酵环境下，使游离型胆酸含量更加升高，结合型胆酸更加降低，即在相同的发酵周期下，加入增量菌液能够使胆南星发酵更加完全，可缩短发酵周期。

（十三）胆南星中试放大生产

　　根据本章的研究结果，胆南星的发酵工艺基本确定，故在仟源、辅正两家胆南星市售产品销量较高的两家公司对胆南星进行中试放大研究，将实验室的炮制工艺与工厂的发酵环境相结合，以胆酸类成分为考察指标，探究胆南星发酵工艺的普适性。

四川仟源中药饮片有限公司采用发酵池，温度相对较高，但无控温控湿装置，所用猪胆汁为冷冻猪胆现场搅碎过滤所得。四川辅正药业股份有限公司用塑料箱发酵，亦无控温控湿装置，受当时连雨天影响，温度较低，约 26℃，所用猪胆汁为预购胆汁室温存贮，有变质变味。二者生产出的产品与前面提及的因素密切相关，二者游离型胆酸类成分含量相差 10 倍甚至 20 倍。由此可见发酵的温度、湿度、胆汁的品质对胆南星品质影响很大，用我们制定的含量测定标准可做评判。

仟源发酵的胆南星中，我们有意将其中两批延长了发酵时间，可见发酵 40～45 天样品比发酵 15～20 天样品的游离型胆酸成分含量高 7% 左右，结合型胆酸类成分含量降低，进一步验证了发酵时间对胆南星发酵的影响。

（十四）我们确定胆南星的发酵工艺

原料：东北天南星或虎掌南星均可，牛胆汁、猪胆汁、羊胆汁均可（检测标准是按猪胆汁制备的样品建立的）。

工艺：将东北天南星或虎掌南星粉成细粉，加入 1.1～1.5 倍的猪胆汁混匀，32±2℃，湿度 70%～80%，发酵 15 天以上，取出，置浅盘中平铺（3cm 左右），蒸 1h 左右，取出，切块，晒干或置 60℃烘箱中烘干。

五、药效物质基础研究

胆南星发酵工艺不规范、缺少科学有效的控制指标等问题，均源于胆南星的发酵机理不清楚。为此我们对天南星、胆汁、胆南星的化学成分进行了系统的研究，包括东北天南星成分研究、胆南星化学成分研究、胆南星活性部位筛选（解热、对大鼠急性肺炎）、胆南星活性成分分析（胆汁酸的质谱裂解规律研究、基于 UPLC-Q-TOF 的胆南星化学成分鉴定）、猪胆粉的化学成分研究。

（一）东北天南星成分研究

经提取得化合物 1（23.0mg）、2（10.0mg）、3（14.4mg）、4（221.6mg）、5（200mg）、6（18.0mg）、7（20.2mg）、9（20.9mg）、10（8.5mg）、11（15mg）、12（5mg）。其中化合物 1~10 均为首次从该植物中分离得到。

化合物 1：白色粉末，与香草醛－硫酸试液显紫红色。将该化合物光谱数据与文献中橄榄树脂素对照基本一致，故鉴定该化合物为橄榄树脂素。

化合物 2：白色粉末，与香草醛－硫酸试液显紫红色。将该化合物光谱数据与文献中异落叶松脂素对照基本一致，故鉴定该化合物为异落叶松脂素。

化合物 3：白色粉末，与香草醛－硫酸试液显紫红色。

化合物 4：白色粉末，与香草醛－硫酸试液显紫红色。将该化合物光谱数据与文献中 Isoamericanol A 对照基本一致，故鉴定该化合物为 Isoamericanol A。

化合物 5：白色粉末，与香草醛－硫酸试液显紫红色。将该化合物光谱数据与文献中去氢双松柏醇对照基本一致，故鉴定该化合物为去氢双松柏醇。

化合物 6：白色粉末，与香草醛－硫酸试液显紫红色。将该化合物光谱数据与文献中 3,3′–bisdemethylpino resinol 对照基本一致，故鉴定该化合物为 3,3′–bisdemethylpinoresinol。

化合物 7：白色粉末，与香草醛－硫酸试液显紫红色。将该化合物光谱数据与文献中异落叶松脂 Americanol A 对照基本一致，故鉴定该化合物为 Americanol A。

化合物 8：白色粉末，与香草醛－硫酸试液显紫红色。将该化合物与文献对照，鉴定其为开环异落叶松脂素。

化合物 9：白色粉末，与香草醛－硫酸试液显紫红色。将该化合物与文献对照，鉴定其为落叶松脂醇。

化合物 10：白色粉末。将该化合物与文献对照，鉴定其为色氨酸。

化合物 11：黄色粉末，盐酸－镁粉反应阳性。将该化合物与文献对照，鉴定其为夏佛托苷。

化合物 12：黄色粉末，盐酸－镁粉反应阳性。将该化合物与文献对照，鉴定为异夏佛托苷。

（二）胆南星的化学成分研究

胆南星，参照中国药典的方法，选用采自辽宁千山地区的东北天南星加猪胆汁发酵制成。商品胆南星由四川百胜药业有限公司提供。

胆南星经提取得 6 个组分（Ⅰ～Ⅵ）。其中组分Ⅱ（13.3g）经硅胶柱色谱，以环己烷－乙酸乙酯（80：20）洗脱，得化合物 1（552.5mg）。组分Ⅲ（19.4g）经 MCI 吸附树脂色谱纯化后，再经反复 ODS 柱色谱，以甲醇－水溶液（76：24）洗脱，得化合物 2（20.0mg）、3（100.0mg）、4（15.4mg）、5（221.6mg）。组分Ⅳ（75.7g）经 MCI 吸附树脂色谱纯化后，再经反复 ODS 色谱，以甲醇－水溶液（72：38）洗脱，得化合物 6（120.9mg）、7（88.5mg）、8（8.2mg）、9（29.0mg）、10（20.5mg）。组分 V（87.7g）经 MCI 吸附树脂色谱纯化后，再经反复 ODS 色谱，以甲醇 – 水溶液（64：36）洗脱，得 化 合 物 11（10.0mg）、12（8.5mg）、13（8.0mg）、14（7.0mg）、15（8.5mg）、16（10.9mg）、17（8.5mg）、18（8.2mg）、19（9.0mg）、20（10.5mg）、21（20.9mg）、22（10.5mg）、23（18.2mg）。

化合物 1：白色粉末，与香草醛 – 硫酸试液显紫红色。ESI–MS：m/z 387[M+H]$^+$。将该化合物光谱数据与文献中胆固醇对照基本一致，故鉴定该化合物为胆固醇。

化合物 2：白色粉末，与香草醛 – 硫酸试液显橙红色。ESI–MS：m/z 462[M+H]$^+$。将该化合物的光谱数据与文献中 6– 酮猪去氧胆酸甲酯对照基本一致，故鉴定该化合物为 6– 酮 – 猪去氧胆酸甲酯。

化合物 3：白色粉末，与香草醛 – 硫酸试液显紫红色。ESI–MS：m/z 407[M+H]$^+$。将该化合物的光谱数据与文献中鹅去氧胆酸甲酯对照基本一致，故鉴定该化合物为鹅去氧胆酸甲酯。

化合物 4：白色粉末，与香草醛 – 硫酸试液显紫红色。ESI–MS：m/z 407[M+H]$^+$。将该化合物的光谱数据与文献中猪去氧胆酸甲酯对照基本一致，故鉴定该化合物为猪去氧胆酸甲酯。

化合物 5：白色粉末，与香草醛 – 硫酸试液显紫红色。将该化合物的光谱数据与文献对照，鉴定为 7– 酮 – 鹅去氧胆酸甲酯。

化合物 6：白色粉末，与香草醛 – 硫酸试液显紫红色。将该化合物的光谱数据与文献对照，鉴定为猪胆酸甲酯。

化合物 7：白色粉末，与香草醛 – 硫酸试液显紫红色。ESI–MS：m/z 393[M+H]$^+$。将该化合物的光谱数据与文献中鹅去氧胆酸对照基本一致，故鉴定该化合物为鹅去氧胆酸。

化合物 8：白色粉末，与香草醛 – 硫酸试液显紫红色。ESI–MS：m/z 393[M+H]$^+$。将该化合物的光谱数据与文献中猪去氧胆酸对照基本一致，故鉴定该化合物为猪去氧胆酸。

化合物 9：白色粉末，与香草醛 – 硫酸试液显紫红色。将该化合物的光谱数据与文献中甘氨猪去氧胆酸甲酯对照基本一致，故鉴定该化合物为甘氨猪去氧胆酸甲酯。

化合物 10：白色粉末，与香草醛 – 硫酸试液显紫红色。将该化合的光谱数据与文献对照，鉴定为甘氨鹅去氧胆酸甲酯。

化合物 11：白色粉末，与香草醛－硫酸试液显紫红色。将该化合的光谱数据与文献对照，鉴定为甘氨猪胆酸甲酯。

化合物 12：白色粉末，与香草醛－硫酸试液显紫红色。将该化合的光谱数据与文献对照，鉴定为甘氨熊去氧胆酸甲酯。

化合物 13：白色粉末，与香草醛－硫酸试液显橙红色。ESI–MS：m/z 409[M+H]$^+$。将该化合物的光谱数据与文献中胆酸对照基本一致，故鉴定该化合物为胆酸。

化合物 14：白色粉末，与香草醛－硫酸试液显紫红色。将该化合物的光谱数据与文献中甘氨猪去氧胆酸对照基本一致，故鉴定该化合物为甘氨猪去氧胆酸。

化合物 15：白色粉末，与香草醛－硫酸试液显紫红色。将该化合物的光谱数据与文献中牛磺鹅去氧胆酸对照基本一致，故鉴定该化合物为牛磺鹅去氧胆酸。

化合物 16：白色粉末，将该化合物的光谱数据与文献对照，鉴定为牛磺猪去氧胆酸。

化合物 17：白色粉末，将该化合物的光谱数据与文献对照，鉴定为牛磺猪胆酸。

化合物 18：白色粉末，与香草醛－硫酸试液显紫红色。将该化合的光谱数据与文献对照，鉴定为 7– 酮 – 甘氨鹅去氧胆酸。

化合物 19：白色粉末，与香草醛－硫酸试液显紫红色。将该化合的光谱数据与文献对照，鉴定为 6– 酮 – 甘氨猪去氧胆酸。

化合物 20：白色粉末，与香草醛－硫酸试液显紫红色。将该化合的光谱数据与文献对照，鉴定为甘氨鹅去氧胆酸。

化合物 21：白色粉末，将该化合物的光谱数据与文献对照，鉴定为甘氨猪胆酸。

化合物 22：无色油状物，将该化合物的光谱数据与文献对照，鉴定为甘油。

化合物 23：白色粉末，与香草醛－硫酸试液显紫红色。将该化合的光谱数据与文献对照，鉴定为熊去氧胆酸。

化合物 24：红色粉末。将该化合物与胆红素进行 TLC 对照，Rf 基本一致，故鉴定其为胆红素。

（三）胆南星解热作用活性成分筛选

本实验运用 ELISA 法，进行外周血及下丘脑组织中发热相关细胞因子及体温调节介质分析，结果显示，胆南星与胆南星中胆汁酸均能明显降低干酵母致热的大鼠的体温，且能显著抑制大鼠血清 IL–1β、IL–6、TNF–α 及下丘脑 PGE$_2$、cAMP 水平（$P<0.05$），

且二者无明显差异。以上结果提示，胆汁酸是胆南星的主要解热活性成分，其可能通过降低血清 IL-1β、IL-6、TNF-α 及下丘脑 PGE$_2$、cAMP 水平，对感染性致热发挥解热作用。

（四）胆南星对大鼠急性肺炎作用活性成分筛选

病理切片的结果显示，模型组大鼠肺泡充血，纤毛钝化，给药后炎症反应明显改善，主要表现为肺泡无明显充血现象，纤毛无明显钝化现象。

与空白对照组比较，模型组小鼠 TNF-α、IL-1β、IL-6 的含量显著高于空白对照组（$P<0.05$）；和模型组相比，地塞米松组 TNF-α、IL-1β、IL-6 的含量显著降低（$P<0.05$）；和模型组相比，胆南星组 TNF-α、IL-1β、IL-6 的含量显著降低（$P<0.05$），说明胆南星在一定程度上抑制 TNF-α、IL-1β、IL-6 的分泌。

（五）胆南星的活性成分分析——胆汁酸的质谱裂解规律研究

目前胆南星的主要生产工艺是用天南星加猪胆汁或牛、羊胆汁混合发酵，天南星与胆汁的比例一般为 100：400 左右，提示胆南星可能含有较大量的胆酸类成分。胆汁酸中除了结合型和游离型胆汁酸外，还少量单酮基胆汁酸以及胆汁酸酯化物。由于胆汁酸类成分的紫外吸收较弱，质谱成了其定性定量检测的重要方法和手段。

胆汁酸类成分存在多种同分异构体，4 种类型 25 种胆汁酸类成分包括 9 组同分异构体。在本实验所选定的条件下，均得到良好分离。

游离胆汁酸与结合型胆汁酸结构中具有羧基或磺酸基，易失去质子带负电荷，在负离子模式下可形成稳定的伪分子离子峰 [M-H]$^-$，故游离胆汁酸和结合型胆汁酸宜采用负离子模式测试。甘氨酸结合型胆酸酯的结构具有氮原子，易于结合质子，带正电荷，在正离子模式下比较稳定。游离胆酸的甲酯在正负离子模式下都比较难形成离子，但相对来说正离子模式下略好。从碎片的可能裂解途径可见，虽然很多胆汁酸类成分难于结合正电荷，但是正离子模式下，由于胆酸类成分的母核发生裂解，包括 A 环、C 环和 D 环的裂解，可以给出更多的结构信息，这也提示在分析复杂胆酸类样品时，根据胆酸类化合物的上述特点可以在正负两种模式下测定其二级质谱，以便更好鉴定样品中胆汁酸类成分。

（六）基于 UPLC-Q-TOF 的胆南星化学成分鉴定

基于 UPLC-Q-TOF-MS 的正离子和负离子质谱图，结合文献与对照品，鉴定出其中 26 的胆汁酸类成分，结果见表 5-6。

表 5-6　胆南星中主要胆汁酸类成分的鉴定

No.	t_R/min	Identification	Formula	（ — ）MS and MS^2 m/z	Erro /ppm	（ ＋ ）MS and MS^2 m/z	Erro /ppm
1	4.23	Iso-THDCA	$C_{26}H_{45}NO_6S$	514.2841, 496.2737, 478.2631, 448.3066, 430.2963, 412.2855, 402.3011, 382.2751, 371.2590, 124.0073, 106.9806, 79.9573	+0.6		
2	4.52	THCA	$C_{26}H_{45}NO_7S$	514.2841, 496.2737, 478.2631, 448.3066, 430.2963, 412.2855, 402.3011, 382.2751, 371.2590, 124.0073, 106.9808, 79.9573	+0.6	516.2998, 480.2788, 462.2684, 355.2641, 3 37.2861, 319.2429, 126.0229	+0.6
3	5.31	THDCA	$C_{26}H_{45}NO_6S$	498.2891, 480.2788, 462.2680, 432.3118, 416.3171, 386.3065, 373.2749, 368.259, 355.2640, 124.0072, 106.9809, 79.9576	+0.4	500.3049, 482.2946, 464.2837, 357.2802, 339.2690, 321.2583, 280.0646, 175.1126, 126.0229	+0.6
4	5.34	DTHDCA	$C_{26}H_{43}NO_6S$	496.2738, 478.2631, 430.2964, 124.0068, 106.9803, 79.9568	+1.0		
5	6.01	Unknown	$C_{26}H_{43}NO_5$	448.3068, 430.2962, 404.3168, 386.3065, 386.3065, 368.2958, 74.0243	+1.1		
6	6.34	GHCA	$C_{26}H_{43}NO_6$	464.3016, 446.2929, 418.2963, 402.2904, 371.2593, 369.2430, 354.2612, 323.2377, 74.0243	+0.9		
7	7.30	Unknown	$C_{26}H_{43}NO_5$	448.3068, 430.2962, 404.3168, 386.3065, 386.3065, 368.2958, 74.0243	+1.1		

No.	t_R/min	Identification	Formula	(−) MS and MS^2 m/z	Erro /ppm	(+) MS and MS^2 m/z	Erro /ppm
8	7.66	GHDCA	$C_{26}H_{43}NO_5$	448.3068, 430.2962, 404.3168, 386.3065, 368.2958, 355.2637, 74.0243	+1.1		
9	7.81	6−O−GHDCA	$C_{26}H_{41}NO_5$	446.2913, 428.2806, 402.3011, 384.2905, 371.2592, 368.2954, 325.2536, 299.2371, 74.0243	+1.6		
10	7.88	Unknown	$C_{27}H_{45}NO_5$			464.3378, 446.3278, 428.316, 357.2797, 339.2682, 321.2582, 201.1280, 189.1275, 175.1129, 161.0972, 90.0557	0.4
11	8.13	7−O−GCDCA	$C_{26}H_{41}NO_5$	446.2913, 428.2803, 402.3013, 384.2904, 368.2954, 325.2536, 311.2368, 74.0243	+1.6		
12	8.70	HCA	$C_{24}H_{40}O_5$	407.2800, 389.2697, 371.2588, 361.274, 353.2483, 345.2800, 343.2644, 341.2500, 327.2693, 323.2379, 309.2588, 289.2166, 271.2064, 253.1960	+0.7	409.2954, 391.2848, 373.2743, 355.2637, 337.2531, 319.2434, 309.2588, 259.1970, 245.1551, 215.1353, 159.0820	−1.0
13	8.86	GHDCAM	$C_{27}H_{45}NO_5$			464.3275, 446.3271, 428.3166, 357.2797, 339.2684, 321.2580, 201.1280, 189.1275, 175.1129, 161.0972, 90.0557	+1.2
14	9.05	6−O−GHDCAM	$C_{27}H_{43}NO_5$			462.3221, 430.2960, 373.2737, 355.2643, 337.2534, 319.2424, 201.1280, 189.128, 175.1120, 161.0972, 90.0555	+0.4

续表

No.	t_R/min	Identification	Formula	（—）MS and MS² m/z	Erro /ppm	（+）MS and MS² m/z	Erro /ppm
15	9.30	7–O–GCECAM	$C_{27}H_{43}NO_5$			462.3221，430.2960，373.2737，355.2643，337.2534，319.2424，201.1280，189.128，175.1120，161.0972，90.0555	+0.4
16	9.51	HDCA	$C_{24}H_{40}O_4$	391.2853，373.2744，355.2637，343.2638，329.2839，327.2685，325.2533，309.2852，299.2366，273.2219，271.2065，255.2115	+1.3		
17	9.51	GCDCA	$C_{26}H_{43}NO_5$	448.3068，430.2962，404.3168，402.3007，386.3065，368.2958，74.0243	+1.1		
18	9.61	Unknown	$C_{26}H_{43}NO_5$	448.3068，430.2962，404.3168，386.3065，368.2958，74.0243	+1.1		
19	9.77	Unknown	$C_{26}H_{43}NO_5$	448.3068，430.2962，404.3168，386.3065，368.2958，74.0243	+1.1		
20	10.39	GCDCAM	$C_{27}H_{45}NO_5$			464.3378，446.32781，428.316，357.2797，339.2684，321.2580，90.0555，201.1280，189.1275，175.1125，161.0972	+0.4
21	10.83	HCAM	$C_{25}H_{42}O_5$			423.3110，387.2893，369.2790，355.2640，337.2531，319.2427，275.2019，195.1180，161.0966	0.00
22	11.19	DCA	$C_{24}H_{40}O_4$	391.2853，373.2744，355.2637，343.2638，329.2839，327.2685，325.2533，299.2366，299.2366，273.2219，255.2115	+1.3		

续表

No.	t_R/min	Identification	Formula	(−) MS and MS^2 m/z	Erro /ppm	(+) MS and MS^2 m/z	Erro /ppm
23	11.23	Unknown	$C_{24}H_{40}O_4$			423.3110, 387.2893, 369.2790, 355.2640, 337.2531, 319.2427, 275.2019, 195.1180, 161.0966	0.00
24	11.41	CDCA	$C_{24}H_{40}O_4$	391.2853, 373.2744, 355.2637, 343.2638, 329.2839, 327.2685, 325.2533, 299.2366, 273.2219, 271.2065, 255.2115	+1.3	393.3009, 357.2790, 311.2744, 261.1849, 257.1901, 199.14789, 161.0961	+1.0
25	11.69	HDCAM	$C_{25}H_{42}O_4$			407.3166, 389.3063, 355.2800, 337.253, 321.2588, 275.3017, 243.1756, 215.1439, 161.0972	+1.2
26	12.46	CDCAM	$C_{25}H_{42}O_4$			407.3166, 389.3063, 357.2800, 339.2696, 321.2588, 243.1756, 215.1439, 161.0972	+1.2

（七）猪胆粉的化学成分研究

猪胆汁为猪科动物猪 *Sussxrofa domestica* Bruisson 的胆汁，在我国用于治疗疾病已有两千多年的历史，最早记载于汉末药学著作《名医别录》，名猪胆，曰其："微寒，疗伤寒、热渴。"后世亦有记载，如明代李时珍所著《本草纲目》云："方家用猪胆，取其寒能胜热，滑能润燥，苦能入心，又能祛肝胆之火也。"历代医家取猪胆汁解毒、清热、镇咳、平喘、止痢等作用，广泛用于治疗内、外、妇、儿多种疾病。为使用更方便，现多将其制成猪胆膏或猪胆粉。《中国药典》收录的是猪胆粉，猪胆膏也收载于很多地方标准中。

胆南星的传统发酵辅料是猪胆汁，但因猪胆汁保存、取用麻烦，实际生产多采用猪胆粉或猪胆膏。猪胆粉已被收载于《中国药典》，其制备方法是：取猪胆汁，滤过，干燥，粉碎，即得。目前有关猪胆粉的化学成分研究较少，主要发现其含有猪去氧胆酸、鹅去氧胆酸、牛磺猪去氧胆酸等，难以为胆南星炮制过程中成分变化提供充足依据。为此，本研究对猪胆粉的化学成分进行系统研究，为更好控制猪胆汁、猪胆粉、猪胆膏的质量，保证以这些原料为炮制辅料的一些制品饮片的质量。

从猪胆粉中共分离得到 10 个单体成分，分别为胆固醇（1）、3α- 羟基 -6- 氧代 - 甘氨猪去氧胆酸甲酯（2）、鹅去氧胆酸甲酯（3）、猪去氧胆酸甲酯（4）、鹅去氧胆酸（5）、猪去氧胆酸（6）、去氧胆酸（7）、胆酸（8）、甘氨猪去氧胆酸（9）、牛磺鹅去氧胆酸（10）。其中化合物 2、化合物 3、化合物 4 为首次从猪胆粉中分离得到。

（八）验证试验

经过前期对胆南星发酵原理的研究，我们认为胆汁是胆南星中重要的原料，而绝非辅料，正如《药品化义》所说："胆星，意不重南星而重胆汁，借星以收取汁用，非如他药监制也。"天南星在发酵过程中起到提供营养、筛选菌群的双重作用。二者缺一不可，为此我们将天南星替换为面粉、将胆汁替换为水，进行验证。

在使用小麦粉发酵过程中，液面有与天南星发酵时相似的鼓起，但表面菌落种类较多，有难闻的酸败腐臭气味，且发酵后不成型，流动性较大，比较稀薄。分析可能是失去了天南星对微生物的抑制作用，使某些在发酵过程中无用的微生物产生或过度生长，分解淀粉，导致腐败，所以仅有能提供营养的培养基与胆汁一起发酵是远远不够的。同时也对比了玉米淀粉与天南星发酵的差别，玉米淀粉在与胆汁 1∶1 搅拌后，玉米淀粉沉淀，上层为猪胆汁，当玉米淀粉与猪胆汁 1∶0.5 搅拌后，才能使拌药状态干稀程度与传统发酵相一致，故不予考虑。将胆汁替换为自来水的样品，无明显发酵迹象，亦无胆酸类成分，即无苦寒之性。

综上，天南星在微生物的作用下将胆汁中的结合型胆酸分解为游离型胆酸，与天南星特有成分共同作用，即形成了胆南星。

六、药效学及安全性评价

在前面进行原料种类筛选、发酵工艺研究时，除确定化学成分外，还进行了大量紧扣胆南星功效的药效学实验及急毒实验。天南星加入胆汁发酵制成胆南星，是炮制改变药性最典型的例子，炮制前后药效学差异很大。在确定胆南星发酵工艺后，对胆南星的药效学进行再评价。

（一）解热作用研究

1. 不同时间点用药各组对干酵母致热大鼠体温的影响

实验结果提示未发酵胆南星组、胆南星组、阿司匹林组基础体温与模型组、正常组差异无统计学意义（$P>0.05$），造模后 3h 各组间体温差异无统计学意义（$P>0.05$）。造模后 5h 模型组、给药各组与正常组体温差异具有统计学意义（$P<0.05$），造模 7h 后模型组和给药各组与正常组体温差异具有统计学意义（$P<0.05$）。造模 8h 和 9h 两个时间点未发酵胆南星组与胆南星组、阿司匹林组体温差异具有统计学意义（$P<0.05$）。提示，胆南星比未发酵胆南星的解热作用强且持久。

2. 用药各组对干酵母致热大鼠解热作用的比较

最大体温上升高度是反映发热效应程度的重要指标之一，经单因素方差分析，提示用药各组最大体温上升高度与模型组比较均存在差异，其中胆南星组和阿司匹林组与模型组比较具有显著差异（$P<0.01$），未发酵胆南星组与模型组比较也有差异（$P<0.05$）。胆南星组与未发酵胆南星组比较有差异（$P<0.05$），说明胆南星发酵后抑制干酵母诱导发热大鼠体温升高的作用较强。

（二）化痰作用研究

传统理论认为天南星经加入胆汁发酵后，性由温转凉，功效由温化寒痰转为清热化痰，故本实验设计解热实验和化痰实验考察胆南星发酵前后药效作用差异。实验结果表明，在解热作用方面，胆南星发酵后强于发酵前，在化痰方面发酵前后无显著差异（$P>0.05$）。这与传统理论基本相符。结合成分变化提示，可能由于发酵前后成分变化导致其药效变化。发酵天南星组和胆南星组给药后与空白对照组相比，可见显著的祛痰作用（$P<0.01$），与临床上胆南星长于化痰的作用相符。胆汁酸类成分作为胆南星的主要成分之一，具有解热、祛痰作用。其发酵后成分组成和比例又明显变化，可能是胆南星发酵后解热作用增强的主要物质基础。

七、质量标准提升研究

《中国药典》自 1977 年版开始收载胆南星，为制天南星的细粉与牛、羊或猪胆汁经加工而成，或为生天南星细粉与牛、羊或猪胆汁经发酵加工而成。自 1977 年版以来，胆南星的质量控制项仅有性状、显微鉴别、定性鉴别，质量标准始终未做修改。

缺少有效的质量控制标准，对胆汁种类、胆汁加入量、发酵时间等几乎无法识别与控制，也是当前胆南星生产工艺不规范的原因。

1988 年《全国中药炮制规范》及部分省级的炮制规范亦收有胆南星，部分标准建立了薄层、含量测定等控制项，但存在与胆南星发酵机理、胆南星功效相关性不强的问题。课题组通过市场及生产企业的走访调研，了解到因为缺少相应的质控指标，胆南星发酵工艺不规范，发酵时间从 24 小时至数月不等，所用胆汁多为猪胆汁（或猪胆膏），胆汁用量相差数倍，产品质量参差不齐，故急需建立胆南星的质控标准。

本课题在研究胆南星发酵原理的基础上，明确猪胆酸、猪去氧胆酸、鹅去氧胆酸含量是猪胆汁与天南星在足够的发酵时长保证下逐渐升高的，因此以 3 种增量的游离型胆酸作为含量测定指标，可对胆汁加入量、发酵时间起到有效的控制作用。

附：胆南星质量标准草案

【品名】

胆南星 Dannanxing

【来源】

本品为天南星科植物天南星 *Arisaema erubescens*（Wall.）Schott、异叶天南星 *Arisaema heterophyllum* Bl. 或东北天南星 *Arisaema amurense* Maxim. 的炮制品。

【炮制】天南星细粉与牛、羊或猪胆汁经发酵加工而成。

【性状】

本品呈方块状或圆柱状。棕黄色、灰棕色或棕黑色。质硬。气微腥，味苦。

【鉴别】

（1）本品粉末淡黄棕色。薄壁细胞类圆形，充满糊化淀粉粒。草酸钙针晶束长 20 ～ 90μm。螺纹导管和环纹导管直径 8 ～ 60μm。

（2）取本品粉末 0.2g，加水 5mL，振摇，滤过，取滤液 2mL 置试管中，加新制的糠醛溶液（1 → 100）0.5mL，沿管壁加硫酸 2mL，两液接界处即显棕红色环。

（3）取本品粉末 1g，加甲醇 20mL，超声处理 30 分钟，滤过，滤液作为供试品溶液。另取猪胆酸、猪去氧胆酸对照品，加甲醇制成每 1mL 含 0.5mg 的溶液，作为对照品溶液。照薄层色谱法（通则 0502）试验，吸取上述供试品溶液和猪胆酸、猪去氧胆酸对照品溶液各 6μL，分别点于同一硅胶 G 薄层板上，以环己烷 – 乙酸乙酯 – 甲醇 – 冰醋酸（20：20：5：2）为展开剂，展开，取出，晾干，喷以 5% 香草醛浓硫酸，在

105℃加热至斑点显色清晰。供试品色谱中，在与对照品色谱相应的位置上，显相同颜色的斑点。

【检查】

水分   不得过 10%（通则 0832 第二法）。

总灰分   不得过 8%（通则 2302）。

酸不溶性灰分   不得过 3%（通则 2302）。

【浸出物】

照醇溶性浸出物测定法（通则 2201）项下的热浸法测定，用乙醇作溶剂，不得少于 7%。

【含量测定】

照高效液相色谱法（通则 0512）测定。

色谱条件与系统适用性试验   以十八烷基硅烷键合硅胶为填充剂，以乙腈 –0.5% 冰醋酸溶液（体积比 55：45）为流动相，蒸发光散射检测器检测。理论塔板数按鹅去氧胆酸计应不低于 14000。

对照品溶液的制备   取猪胆酸、猪去氧胆酸和鹅去氧胆酸对照品适量，精密称定，加甲醇制成每 1mL 含猪胆酸、猪去氧胆酸和鹅去氧胆酸分别为 0.5mg、0.5mg 和 0.3mg 的溶液，即得。

供试品溶液的制备   取本品粉末（过五号筛）约 0.5g，精密称定，置锥形瓶中，加入甲醇 10mL，称定重量，超声处理（功率 200W，频率 40kHz）50 分钟，放至室温，恒定重量，摇匀，滤过，取续滤液，即得。

测定法   分别精密吸取对照品溶液 1μL 和 15μL，供试品溶液 10～20μL，注入液相色谱仪，测定，用外标两点法对数方程计算，即得。

本品按干燥品计算，含猪胆酸（$C_{24}H_{40}O_5$）、猪去氧胆酸（$C_{24}H_{40}O_4$）和鹅去氧胆酸（$C_{24}H_{40}O_4$）分别不得少于 0.10%，0.15%，0.15%。

第六章　淡豆豉发酵技术

一、古今文献研究

（一）古代文献

豆豉是我国古代的食品之一，由大豆经微生物发酵而成。关于豆豉的历史起源，尚且存在争论。明代罗颀《物原》载有"殷汤作醢，吴寿梦作鲊，秦苦李作豉，糟酱诸物则周末制也"的内容。据此豉的出现约在唐朝。而《楚辞》云："大苦咸酸，辛甘行也。"王逸注曰："大苦，豉也。辛谓椒姜也，甘谓饴蜜也。言取豉汁调和以椒姜咸酸，和以饴蜜，则辛甘之味皆发而行也。"这是我国有关豆豉的最早记载，王逸距战国未远，其注可信也。长沙马王堆辛追（公元前2世纪）之墓以及南昌西汉海昏侯刘贺（公元前59年）之墓的出土实物中均有豆豉，这些考古发现确证了两汉时期已有豆豉。大豆原产中国，是中华民族传统"五谷"之一，古名为"菽"，异形字是"尗"。《广雅》云："大豆，菽也。"豆豉古名"幽菽"，在长期的大豆食用进程中，先民逐渐发现将煮熟的大豆幽闭于容器中，经过微生物发酵后制成大豆制品有良好的食用与药用价值。这体现了其制备工艺中包含固体发酵过程的特点。时至汉代，"豆"的含义由"食器"扩充到"豆类作物"，豆豉的名称由"幽菽"演化为"豉"，异形字是"尗"。许慎《说文解字》曰："豉，配盐幽菽也。"刘熙《释名·释饮食》解释了"豉"名的由来："豉，嗜也，五味调和须之而成，乃可甘嗜，故齐人谓豉，声同嗜也。"随着时代的演变，豆豉的医疗保健作用逐步被认识。历代文献中有不少豆豉药食两用的记载，不同时期的医家对淡豆豉的认识与应用也存在差异。

1. 本草始载

（1）食药两用始载：《史记·货殖列传》载："通邑大都，酤一岁千酿……漆千斗，蘗曲盐豉千荅……其大率也。"记叙了"通邑大都"豆豉生产之盛的史实。《史记·淮南衡山列传》亦有"廪食给薪菜盐豉炊食器席荐"的记载。三国时期曹植有"煮豉以为汁"的记载。这些记录证实汉代已食用"豉"。豆豉不仅是副食品，也是生产调味料豉汁（即酱油）的重要中间品。至于"豉"的药用价值，汉代亦有明确记载。《武威汉代医简》云："治金创肠出方：冶龙骨三指撮，和以豉汁饮之。"张仲景《伤寒论》也有应用"豉"治疗疾病的论述，常用方剂有栀子豉汤、栀子大黄汤、栀子甘草豉汤、栀子生姜豉汤、枳实栀子豉汤、瓜蒂散等。综上所述，汉代"豉"食药两用已较为普遍，相应文献也有不少记载。

（2）药名药性始载：陶弘景将"豉"归为《名医别录》药物，位列米食部中品。后世主流本草大多沿袭"淡豆豉始载《名医别录》"的观点。清代以来，本草考据家对于淡豆豉有一些新的论断。比如，清代孙星衍、孙冯冀叔侄根据宋代类书《太平御览》，将豉条目"豉，益人气"的内容归于《吴普本草》（孙本《神农本草经》附篇"吴氏本草十二条"）。现代学者尚志钧、马继兴、王淑民等也认同这一观点，他们根据隋唐类书《北堂书钞》，在《吴普本草》辑佚本中收载了相关内容。尚志钧、马继兴将"豉"归于谷部中品；王淑民将其归于谷部下品。综上所述，虽然《名医别录》原书早佚，但是由于陶弘景的影响所在，更因《本草经集注》体例之完备，内容之丰富，并且早在汉代即广泛应用"豉"以组方治病，而《吴普本草》成书于魏晋时期，晚于汉末成书的《名医别录》，故认为淡豆豉始载于《名医别录》。

（3）炮制方法始载：古代的造豉法大都经过复杂的炮制工序，通过充分发酵即"发透"以保证豆豉的质量。在制备工艺方面，本草方书中采用"罯""罨""窨""盒""盫""黦"（霉）"鬱"（郁）等方法体现发酵生产的特点。古代食品豆豉的制作方法可分为"咸""淡"两类。我国被保存下来的最早的杰出农书《齐民要术》第八卷七十二篇中引用了古代《食经》的做豉方法，详细记载了"淡"豆豉的制作方法，从而保留了珍贵的文献资料。同时期医家大多不区分"咸""淡"豆豉的药性差异，应用食品豆豉治疗疾病。

2. 药名演变

淡豆豉在宋代以前本草文献中的名称大多为"豉"，如南北朝《本草经集注》、唐《新修本草》、宋《证类本草》。医家使用"豉""香豉""好豉""新豉""豉心""淡豉""咸豉"等作为药物名称，散见于《伤寒论》《肘后备急方》《备急千金要方》《外台秘要》《太平圣惠方》等方书当中。迨至元代，李东垣著作《珍珠囊补遗药性赋》使用"淡豆豉"药物名称。曾世荣《活幼心书》下卷"信效方"收录乌豉膏与不惊丹的处方中均使用"淡豆豉"作为药物名称。明代本草典籍中采用"豉""豆豉""大豆豉""淡豉""淡豆豉"等作为药物名称。从整体上分析，清代以后，淡豆豉药名逐渐统一，医家大多认可"淡者入药"的观点，本草书籍应用"淡豆豉"为药物名称。具体药名历代演变情况如表6-1所示。

表6-1　淡豆豉的药名历代演变情况

药名	记载年代及书籍	药名	记载年代及书籍
豉	汉《名医别录》、魏《吴普本草》	盐豉	晋《肘后备急方》
香豉	汉《伤寒论》	淡豉、香淡豉	唐《外台秘要》
好豉	唐《千金方》	大豆豉	唐《千金食治》、明《本草纲目》
新豉	唐《外台秘要》	豆豉	宋《太平圣惠方》、明《雷公炮制药性解》
豉心	唐《千金方》	淡豆豉	元《珍珠囊补遗药性赋》、明《本草原始》

3. 性味演变及可能原因分析

（1）药物性味认识演变历程：在对淡豆豉药性的考证过程中发现：宋代以前，《本草经集注》《唐本草》《证类本草》一脉相承，均记载其药性为"寒"。元代李东垣所作《珍珠囊补遗药性赋》载有"温"与"寒"两种论述，其卷一温性药中有"淡豆豉发伤寒之表"的论述，卷三蔬菜部又收录了淡豆豉苦寒的药性。药性认识的分歧一直延续至今。

（2）药物归经演变历程：至于淡豆豉归经，诸家本草论述虽有一些差异，但总体上是一致的。明《雷公炮制药性解》："入肺经。"清《本草经解》所载归经较为复杂，归足太阳膀胱经、手太阳小肠经、手少阴心经及手少阳三焦经。多数本草中对淡豆豉的归经论述较为简洁，《得配本草》载其"苦寒，入手太阴经"。《本草求真》记载"淡豆豉专入心、肺"。后代本草也多有继承，《要药分剂》即有明确的入"胃经"论述。《中国药典》自1985年版以来，执简驭繁，明确其"归肺、胃经"。

（3）药性、归经认识分化原因分析：淡豆豉是一味卓有特色的发酵中药，综合分析本草中"生大豆""大豆黄卷""淡豆豉"的相关内容，笔者认为淡豆豉发酵生产的差异化是导致医家对淡豆豉的药性认识不尽一致的主要原因。此外，临床应用"咸""淡"豆豉的不同以及发酵原料大豆的不同也是造成医家不同药性认识的原因。

4. 淡豆豉的炮制技术沿革及质量控制

我国古代的造豉法大都需要经过浸泡、蒸煮以及多次发酵（前酵制曲与后闷再发酵）的工序，通过"发透"，保证药品质量。从整体上分析，不同时期各地豆豉的炮制方法各有特点，制备工艺存在差异。

我国现存最早的杰出农书《齐民要术》第八卷第七十二篇中引用了古代《食经》的作豉方法，详细记载了"淡"豆豉的制作方法。其制法注重环境卫生与温度控制，是利用环境微生物多次发酵的工艺过程。"以青茅覆之""以矫桑叶满之""穰覆""令温如人腋下为佳""宁伤冷不伤热""悉着白衣，豉为初定""从此以后，乃生黄衣"等描述体现了古人对于利用微生物开展发酵生产以及固体发酵产热控制的智慧。本草方书中关于其生产工艺的记载不多。陶弘景《本草经集注》收录了"油豉"的炮制方法，具体工艺为："依康伯法，先以酢酒溲蒸曝燥，以麻油和，又蒸曝之，凡三过，乃末椒、干姜屑合和，以进食，胜今作油豉也。好者出襄阳、钱塘，香美而浓，取中心弥善也。"

随着对淡豆豉认识与应用的深入，明代医家逐渐认识到"咸""淡"豆豉的差异，多数认可"药用淡豆豉"的观点，淡豆豉的发酵炮制工艺有了更为明确的记载。徐春甫《古今医统大全》97卷"制法备录"中详细记载了淡豆豉的3种不同炮制方法，主要区别在于炮制辅料的差异。李时珍《本草纲目》记载造豉法已较为成熟，采用青蒿、桑叶为辅料的多次发酵工序进行生产。《本草纲目》收载淡豆豉制备方法被后世不少本草沿袭，如《本草述》《本草备要》《本草从新》《本草求真》《本经疏证》《本草述钩元》等。也有部分本草对《本草纲目》做了修正，卢子颐《本草乘雅半偈》疏方部分心疟章节收录一种再发酵过程加入粳米促进微生物固体发酵的工艺。张璐《本经逢原》淡豆豉制法的再发酵过程有"酒拌入瓮"的内容。

（二）现代文献

1. 现代发酵炮制工艺沿革

我国幅员辽阔，文化多元，中药饮片炮制传承具有鲜明的地方特色。淡豆豉历代炮制工艺较为复杂，现代制备工艺也各地各法。下文从中国药典及全国炮制规范和地方炮制规范两个层面进行梳理。

（1）中国药典及《全国中药炮制规范》（1988年版）收载的发酵炮制工艺：淡豆豉是中国药典自1963年版至现版一直收载的药物。1963年版《中国药典》淡豆豉项下的制备方法为单次发酵，以"闷至发酵生黄衣为度"。自1977年版开始收载包含再发酵工序（再闷）的淡豆豉制法，后续各版药典收载"制法"没有变化。

《全国中药炮制规范》（1988年版）收载淡豆豉制法，与中国药典收录的淡豆豉炮制方法一致，进一步规定了发酵生产的温度与湿度，一定程度上便于组织生产。具体内容上明确了"在 25～28℃，相对湿度 80% 的条件下闷使发酵至长满黄衣"以及"保持温度 50～60℃，再闷 15～20 天"等工艺参数。

（2）地方炮制规范类收录发酵炮制工艺：目前各地方规范收载淡豆豉发酵炮制工艺情况主要有三类：①与中国药典方法基本一致；②地方特色方法；③既收录中国药典方法，也收录地方特色方法。当前全国 22 个收录淡豆豉品种的省（市、自治区）现行版炮制规范中的发酵炮制工艺具体情况见表 6-2。

表 6-2　现行版各地方炮制规范收录淡豆豉发酵工艺总结

类别	地方炮制规范简称	备注
与中国药典方法一致	山西 1984*，宁夏 1997，江苏 2002，贵州 2005，安徽 2005，河南 2005，重庆 2006，广西 2007，陕西 2007，江西 2008，湖南 2010，天津 2012，四川 2015	山西 1984 中每 1000g 黑豆用桑叶与青蒿均为 70g；湖南 2010 中每 1000g 黑豆用桑叶与青蒿均为 100g
地方特色方法	内蒙古 1977，吉林 1986，辽宁 1986，浙江 2005，北京 2008，上海 2008，湖北 2009	北京 2008 中收载 2 种特色方法
既收录中国药典方法又收录特色方法	江西 2008，甘肃 2009	甘肃 2009 中收录 2 种特色方法

*注：山西 1984 指《山西中药炮制规范》（1984 年版），表中所有地区加年份的表达方式的内涵与此类似。

2. 发酵成品炮制方法与质量控制研究

淡豆豉发酵工艺完成后，发酵成品也存在不同炮制处理过程，以适应不同病证。历代本草方书中载有淡豆豉发酵成品的不同炮制方法，如"微熬""熬""烧""酒渍"等。成品炮制工艺大致分为加热处理与粉碎处理，现代临床应用的淡豆豉，以不经炒制的淡豆豉为主。

古代对淡豆豉的质量控制，以发"透"为度。由于古代微生物的发酵认识不够深入，常采用"如此七次"等多次发酵的方式，以达到发"透"目的。《中国药典》自1963 年版开始收载淡豆豉，其质量控制以色黑、附有膜状物、无糟杇籽粒者为标准。此后，历版药典均对淡豆豉有所完善与修改。历版药典关于淡豆豉的质量评价见表6-3。

表 6-3　历版中国药典收载淡豆豉项下的质量控制要点

版次	制法要点	性状要点	鉴别要点	检查要点
1963 年	黄衣上遍。每黑豆 100 斤,用桑叶 4 斤,青蒿 7 斤	以色黑、附有膜状物、无槽朽籽粒者为佳	—	—
1977 年	黄衣上遍;再闷,充分发酵,香气溢出。每 1000g 净大豆,用桑叶、青蒿各 70 ~ 100g	以质柔、气香、无槽粒者为佳	吲哚醌试剂溶液颜色反应	—
1985 年	同 1977 年	质柔软,气香,味微甘	吲哚醌试剂纸显色反应	双缩脉试剂显色反应
1990 年	同 1977 年	同 1985 年	同 1985 年	同 1985 年
1995 年	同 1977 年	同 1985 年	同 1985 年	同 1985 年
2000 年	同 1977 年	同 1985 年	同 1985 年	同 1985 年
2005 年	同 1977 年	同 1985 年	同 1985 年	同 1985 年
2010 年	同 1977 年	同 1985 年	①吲哚醌试剂纸显色反应;②淡豆豉与青蒿对照药材的薄层色谱	同 1985 年
2015 年	同 1977 年	同 1985 年	同 2010 年	同 1985 年

中国药典中规定的淡豆豉的质量控制以定性鉴别为主。可以看出,药典收载的淡豆豉炮制工艺,自 1977 年以来已无变化,性状描述也沿用之前版本内容。质量控制除了性状,仅包含鉴别氨基酸类成分的显色反应,鉴别发酵过程中辅料青蒿是应用的薄层色谱,检查蛋白与大分子多肽含量高低的颜色反应。此类质量指标,一定程度上可鉴别大豆发酵品的真伪,但难以评价淡豆豉的优劣。地方炮制规范中,也未收载药典规定以外的质量控制指标,总体上,淡豆豉的制备工艺要点为"发透",但缺少客观量化的指标以控制发酵程度。

3. 淡豆豉菌种研究现状

传统的淡豆豉制备工艺多采用自然发酵的方法,是多种微生物共同作用而成,包括霉菌、细菌和酵母菌等微生物的参与。由于不同的开放环境、生产地域、季节、原料来源等会形成不同的微生物区系,也决定了其酶系的多样性,使代谢产物也存在差异,且有些微生物可能会产生有毒的代谢产物,从而导致了淡豆豉饮片质量不稳定、不可控。关于食用豆豉的发酵菌种报道较多,有黑曲霉（*Aspergillus niger*）、米曲霉（*Aspergillus oryzae*）、毛霉（*Mucor sp.*）、根霉（*Rhizopus sp.*）、枯草芽孢杆菌（*Bacillus subtilis*）、乳酸菌（Lacticaid bacteria）及微球菌（*Micrococcus sp.*）等。而淡豆豉在发酵过程中加入青蒿、桑叶作为辅料（参照 2015 年版《中国药典》），使一些微生物受到抑制，从而使参与淡豆豉发酵的菌群发生改变。关于药用淡豆豉纯种发酵菌种的相关研究较少，主要以枯草芽孢杆菌为主，其次还有曲霉、毛霉和酵母菌等，但并未明确可用于规范化生产的淡豆豉优势发酵菌。豆豉和淡豆豉的发酵菌种研究概况见表 6-4 和 6-5，可见，自然发酵的淡豆豉或豆豉中含有复杂的有益菌和有害菌。

表 6-4　豆豉的发酵菌种研究概况

产地	微生物种类	主要微生物
陕西咸阳，河南郑州，浙江杭州，贵州贵阳，重庆永川，黑龙江齐齐哈尔，河北唐山	细菌	豆豉芽孢杆菌、枯草芽孢杆菌、地衣芽孢杆菌、乳酸菌、微球菌
四川成都	毛霉、曲霉、细菌	总状毛霉
贵州大方	毛霉、细菌、酵母、微球菌	爪哇毛霉、鲁氏毛霉、总状毛霉
印度尼西亚	根霉、细菌	少孢根霉、肺炎克雷伯氏杆菌、费氏柠檬酸杆菌
贵州黔西	细菌、酵母、微球菌	泛酸芽孢杆菌、蜂房芽孢杆菌、坚强芽孢杆菌
湖南浏阳	曲霉、根霉、细菌、酵母	米曲霉、埃及曲霉、细菌
江苏扬州	曲霉、细菌、酵母	米曲霉、黑曲霉、木糖葡萄球菌、发酵乳酸杆菌、毕赤酵母、枯草芽孢杆菌

表 6-5　淡豆豉的发酵菌种研究概况

文献来源	菌种
1999 年，汤扬，贵州省药品检验所	确定贵阳淡豆豉系芽孢杆菌属细菌型
2010 年，蔡琨，贵阳中医药大学	分离筛选出两株枯草芽孢杆菌
2011 年，李华，扬州大学	分离筛选出两株枯草芽孢杆菌
2015 年，朱海针，江西中医药大学	细菌有枯草芽孢杆菌、解淀粉芽孢杆菌、松鼠葡萄球菌、抗辐射不动杆菌、铅黄肠球菌、赫氏埃希菌和产酸克雷伯菌；霉菌有寄生曲霉、黄曲霉、黑曲霉

二、原料与样品采集

1. 淡豆豉发酵原辅料

药典淡豆豉发酵工艺的原辅料包括大豆（黑豆）、桑叶与青蒿。桑叶与青蒿均有药典标准，符合中国药典要求的产品即能满足淡豆豉发酵生产的要求。原料大豆虽然有黑豆药典标准，但实际调研中发现，至少有三种大豆作为淡豆豉的原料。具体品种包括黑大豆（黑色种皮的大豆，高蛋白，低热量，被药典收载为黑豆）、马料豆（黑色种皮大豆，籽粒较小，呈扁椭圆形，主要用作饲料使用）以及黄豆（黄色种皮大豆，常用作油料作物，生产食用豆制品等）。市场上主要的品种为黑大豆及马料豆，但也可见黄豆。原料的混乱造成淡豆豉质量的差异，为规范淡豆豉发酵工艺，需对原料进行规定，以水溶性蛋白含量以及大豆异黄酮含量为指标，分别对3种原料及其发酵的淡豆豉进行分析比较，筛选适宜的发酵原料。

实验结果显示，黑大豆、马料豆、黄豆（购自农贸市场，产地为黑龙江）的液相特征图谱具有相似性，但化学成分有所差异。原料中TLC图谱表现出荧光斑点颜色的差异，主要为色素类成分，可以区分黑色种皮与黄色种皮的大豆；蛋白含量均在30%以上，不同原料其蛋白含量水平有差异，以黑大豆最高；异黄酮总量以染料木素计，马料豆含量最高。在发酵为淡豆豉后，不同原料发酵淡豆豉的色谱图依然相似，难以区分，此外，淡豆豉的蛋白含量也降解到同一水平，发酵后的异黄酮苷元含量均显著提升，苷元总量在一定范围内。因此，利用特征图谱区分不同发酵原料与不同原料制备的淡豆豉较为困难。

由于发酵成品的蛋白含量差异不显著，从蛋白分解水平难以评价原料的优劣。以异黄酮含量为指标，黑大豆发酵淡豆豉更具有优势。结合各地调研现状，发现黑大豆为主流发酵原料，因此采用黑大豆作为淡豆豉的发酵原料。

2. 淡豆豉样品采集

淡豆豉目前既作为中药材又作为饮片管理，一般药材市场均有销售，药店及医院药房也有销售，但各地产品质量差异较大。本项目在收集来源于全国不同地域15份样品的基础上，重点关注北京太洋树康中药饮片厂和国药集团冯了性（佛山）药业有限公司的生产药品，采集了发酵全程0%、25%、50%、75%、100%时间节点的样品，供后续菌种分离及质量标准研究使用。

三、发酵菌种（群）筛选研究

1. 淡豆豉发酵菌群分离方法的优化

区别于食用豆豉，中药淡豆豉发酵过程中加入青蒿、桑叶两味中药作辅料，具有解表、除烦、宣发郁热的功效。其中青蒿能够清虚热、除骨蒸、解暑热、截疟、退黄；桑叶能够疏散风热、清肺润燥、清肝明目。2015年版《中国药典》规定，青蒿、桑叶是淡豆豉发酵的重要外部因素，因此，用青蒿、桑叶煎煮液制备培养基分离淡豆豉发酵菌，模拟重现淡豆豉发酵的外部环境，对实际参与发酵过程的菌种进行分离筛选更科学有效。通过实验对比，青蒿、桑叶的不同配比制成的 SHA 培养基对淡豆豉优势发酵菌的生长无显著影响，又由于桑叶具抑菌作用，既可用来抑制或干扰非参与发酵杂菌滋生，又能够影响淡豆豉的解表、宣发郁热功效，因此选择桑叶最大量 100g；青蒿素对大肠杆菌、枯草芽孢杆菌均有抑制作用，其中对大肠杆菌的抑制效果更明显，为了减弱对有益菌枯草芽孢杆菌的抑制作用，选择青蒿最小量 70g 与桑叶 100g 的组合。适宜用量的桑叶、青蒿可保证中药淡豆豉的功效，这也与河北医科大学牛丽颖教授研究以大豆苷元、染料木素、异黄酮目标产物的含量为标准确定桑叶加入量最高，青蒿次之的结果一致。因此，无论从功能性成分大豆异黄酮的转化，或是从对发酵菌的调控（对霉菌菌丝生长的促进等），都能体现出桑叶、青蒿在淡豆豉发酵过程中独特的专属性作用，所建立含药培养基可以模仿发酵环境，更适用于淡豆豉优势菌发酵的筛选。

SHA 培养基用 2% 的葡萄糖做启动微生物生长的碳源，用 3% 的黄豆粉做氮源，加入青蒿、桑叶煎煮液模拟淡豆豉菌种生长环境，针对性强，优势菌群可以在发酵过程中壮大，有效抑制不利于发酵的杂菌生长。

本研究采用青蒿、桑叶加药培养基分离筛选淡豆豉优势发酵菌，是以《中国药典》2015 年版中淡豆豉的炮制工艺为基础，模拟淡豆豉发酵环境并经实验验证该培养基可选择性抑制有害菌，保留优势发酵菌，使菌种筛选简便快捷。

2. 不同产地淡豆豉饮片及发酵过程菌群的分离及动态变化规律

淡豆豉为自然条件下多菌种混合发酵而成，因地区、季节及生产环境不同，菌群会发生明显变化，而淡豆豉质量、外观、功效也会随菌群变化而存在差异。通过对北京太洋树康和广东佛山冯了性生产的同一批次不同发酵阶段的淡豆豉样品菌群的动态变化过程的研究以及对不同产地淡豆豉中药饮片的发酵菌进行考察，以获取较有代表性的淡豆豉优势发酵菌，为淡豆豉发酵菌种标准化提供一定依据。与从淡豆豉饮片中分离菌种相比，动态发酵过程无菌取样可避免饮片在干燥、存贮及运输过程中的二次污染，使发酵优势菌更具代表性。而传统从中药饮片上直接分离发酵菌的方式可以经洗涤处理，以减少干燥、存贮及运输过程中的二次污染的杂菌。

本章采用发酵过程动态取样与饮片取样两种方式相结合，分离筛选淡豆豉发酵菌，建立了淡豆豉发酵菌库。共获得淡豆豉发酵菌 26 株，其中细菌 4 株（1 号和 5 号为杆菌，8 号为链球菌，22 号为微球菌），酵母菌 5 株（15 号、18 号、20 号、23、25 号），毛霉 10 株（分别是 2 号、3 号、4 号、6 号、10 号、11 号、12 号、16 号、17 号、19号），曲霉 4 株（24 号为黑曲霉，9 号、13 号、26 号为曲霉），青霉 1 株（7 号菌），根霉2株（14号和21号）。

淡豆豉动态发酵过程中出现了细菌、酵母菌、霉菌交替更迭的变化，先是细菌占优势，然后霉菌占优势，最后细菌和酵母菌再度生长繁殖。原因有两方面：一方面是由于不同菌的生长周期不同，另一方面当霉菌占优势时竞争性抑制了细菌和酵母菌生长，当霉菌生长到停滞期后竞争性减弱时，细菌和酵母菌仍会继续生长。

3. 淡豆豉优势发酵菌的筛选

微生物产生的蛋白酶可将大豆蛋白降解成具有生理活性的多肽，β–葡萄糖苷酶可将大豆中的苷类成分转化为苷元类成分，更利于人体吸收，纤溶酶是淡豆豉发酵过程中微生物产生的具有溶栓作用的活性物质，三种酶的活性与淡豆豉的功效密切相关。因此，通过三种酶活性测定，初步确定淡豆豉优势发酵菌较全面、科学、合理。

将加入青蒿、桑叶提取液的药性培养基与各类酶活监测平板显色反应相结合模仿发酵菌产酶环境，进而筛选发酵菌，发现加药培养基的透明圈直径明显较其他培养基大，意味着胞外中性蛋白酶和β–葡萄糖苷酶产量较其他培养基高，说明桑叶、青蒿提取液可促进发酵菌产酶。而β–葡萄糖苷酶显色反应中，加药培养基无需喷洒碳酸钠在培养过程中自动显色，推测桑叶、青蒿提取液中可能存在碳酸根或化学性质相似的阴离子，但也不能排除药液成为酶促反应的激活因子，其机理有待进一步研究。

通过初筛，1号菌和5号菌两种杆菌均具有一定的蛋白酶和β–葡萄糖苷酶活性；酵母菌与微球菌在产蛋白酶与β–葡萄糖苷酶方面均不占优势；霉菌无法有效筛选优势菌种。因此，去掉经初筛无活性的15号微球菌和20号、22号、23号、25号四种酵母，需对分离所得的剩余21种菌株进行复筛。

4. 淡豆豉优势发酵菌的酶活复筛

通过对26株菌酶活性的初筛及复筛，结合淡豆豉发酵用原、辅料以及发酵过程菌群的动态变化过程，按照菌种的类别筛选出主要优势菌有细菌1株、曲霉1株、毛霉2株，次要发酵菌16～19号4株菌。本研究所获得的优势菌均为自然界野生型菌株，需经遗传育种技术才能获得更高活性的生产用菌株。此外，还需进行传统发酵工艺向现代发酵工艺的转变，为优良菌种提供最佳发酵环境条件，从而获得质量稳定、安全有效的淡豆豉产品，实现真正意义上的淡豆豉生产标准化。

5. 淡豆豉优势发酵菌的鉴定

根据淡豆豉动态发酵过程菌群的变化规律及菌种类别的不同，经酶活性筛选，初步筛选出1号细菌，9号曲霉，11号、14号毛霉活性相对较高，其次是16号、17号、

18 号和 19 号菌酶活性较高。因此对以上 8 株菌采用生理生化（细菌）、显微特征、Biolog 微生物鉴定系统并结合分子生物学方法进行鉴定。鉴定结果如下：1 号为枯草芽孢杆菌（*Bacillus subtilis* A），9 号为寄生曲霉（*Aspergillus parasiticus* Speare BGB），11、16、17 号均为伞枝梨头霉 [*Absidia corymbifera*（Cohn）Saccardoet Trotter]，14 号为米根霉（*Rhizopus oryzae* Went et Pr.Geerligs BGB），18 号为白地霉（Galactomyces geotrichum），19 号为卷枝毛霉（*Mucor circinellodides* V.Tieghem）。

课题组对优势菌的碳源利用情况进行了分析，其中细菌和酵母菌，利用碳源较少，而霉菌利用碳源的种类较多，且各不相同。11、16、17 号均为伞枝梨头霉，11 号酶活最高，且对碳源的利用能力（AWCD）最强，因此在三株菌中 11 号为最优选菌株，对 N- 乙酰基 -β-D 葡萄糖胺型碳源利用度最高。

6. 淡豆豉优势发酵菌的同工酶谱分析

同工酶图谱已广泛应用于植物、菌类等品种间亲源关系的研究，酯酶同工酶（Esterase）是指酶蛋白结构有差异，但能催化酯键水解的一类酶，其作用是水解脂肪族酯和芳香族酯。本研究对淡豆豉优势发酵菌的酯酶和同工酶谱进行分析，为探讨发酵菌的遗传标志差异性及功能性提供依据。

本研究对 6 种优势真菌酯酶的胞内酶和胞外酶进行分析，结果显示，6 种菌的酯酶同工酶存在明显差异，其中胞内酶谱带数明显多于胞外酶谱带数。对于胞内酶，19 号最为丰富，谱带颜色深，浓度高，18 号仅有两个条带，而 11 号、16 号、17 号尽管都为伞枝梨头霉，但胞内酶谱带数量及 Rf 值不同，说明三株菌种内菌株存在同工酶基因位点的差异；对于胞外酶，仅有 11 号和 19 号两株菌呈现不同分子量的酯酶条带，表明同样存在外排酶基因位点的差异性，而其他 4 株菌未见明显谱带。

8 株优势菌经鉴定 1 株为细菌，另外 7 株为真菌，从表型可看出明显区别。9 号为黄曲霉，会产生黄曲霉毒素，不能作为淡豆豉发酵菌，无须进行同工酶谱分析。胞内同工酶谱的不同反映了基因型的不同，即酯酶同工酶型在种间有差异，而种内几乎没有差异。在发酵过程中，胞外分泌的酯酶对酯类转化起重要的作用。微生物酯酶可用于发酵物的风味改进，在食醋和酱油酿造中可以利用微生物酯酶催化产生的酯类增进香味，同样酯酶对于淡豆豉的增香也会起到一定的作用。通过 Biolog 鉴定得到 11 号、16 号、17 号均为伞枝梨头霉，而通过酯酶胞内酶的分析表明三株伞枝梨头霉的种间差异性。另外胞外酶的分析结果表明，在所有优势菌种中，11 号和 19 号呈现出酯酶胞外酶谱带的多态性，可作为淡豆豉的发酵菌种用于产品的增香。

四、工艺优化研究

（一）工艺筛选评价指标的选择

1. 发酵过程监控指标

淡豆豉发酵炮制过程中，微生物起到了主导作用。发酵过程中，微生物会分泌大量的酶来对底物进行分解，发酵的好坏与微生物的生长情况直接相关，监控发酵过程中微生物分泌酶的活力，可以从侧面监控微生物的生长情况。因此，对发酵过程监控，主要对酶活力进行评价研究，对淡豆豉的质量控制指标进行筛选，以寻找淡豆豉质量控制的更有专属性的指标。淡豆豉的发酵原料大豆中，蛋白含量约占 40% 以上，脂肪含量约 25%，粗纤维含量约占 5%，还有碳水化合物及其他微量元素。现代研究也发现了淡豆豉中异黄酮苷元的高生物活性，并且发酵过程中产生了纤溶活性物质。所以测定蛋白酶活力可以在一定程度显示对蛋白质的分解能力，测定 β– 葡萄糖苷酶活力可以显示将大豆异黄酮苷转化为苷元的能力，测定纤维素酶活力可以显示对粗纤维的分解能力，测定纤溶酶活力可以显示发酵过程产生纤溶活性物质的能力强弱。

淡豆豉为实验室自制，其炮制工艺流程为：大豆净制→浸泡辅料煎液→沥干→蒸煮→冷却→自然发酵制曲→洗曲→后发酵（再闷）→略蒸、干燥→成品。分别于蒸煮后大豆制曲第 0 天，制曲第 1 天，制曲第 3 天，后发酵第 0 天，后发酵第 5 天，后发酵第 8 天，后发酵第 12 天，后发酵第 15 天，后发酵第 19 天取样。

（1）蛋白酶活力评价研究：淡豆豉发酵过程中的蛋白酶活力，主要采用福林试剂法评价。基于发酵过程，对淡豆豉发酵过程实时采样测定。将样品测定吸光度按照公式计算蛋白酶活力，发酵过程中不同时间取样点的蛋白酶活力结果为中性蛋白酶活力较高，在发酵过程中呈现先升高后降低的趋势，而酸性和碱性蛋白酶活力远低于中性蛋白酶活力，且发酵过程变化不明显。

（2）β– 葡萄糖苷酶活力评价研究：淡豆豉中的 β– 葡萄糖苷酶活力，采用对硝基苯酚比色法测定。可以看出，在发酵过程中，β– 葡萄糖苷酶发挥了重要作用，发酵初期酶活力较弱，推测由于微生物处于繁殖阶段，因此产酶量较低。

（3）纤维素酶活力评价研究：计算样品纤维素酶活力，发酵过程中不同时间取样点的 β– 葡萄糖苷酶酶活力极弱。

（4）纤溶酶活力评价研究：计算样品纤溶酶活力，发酵过程中不同时间取样点的纤溶酶活力始终存在，呈波动变化。

发酵过程中几种酶活力均存在，但纤维素酶活力较低，且发酵过程中无明显变化。传统固体发酵的难点在于样品均一性差，采集的样品很可能由于微生物的分布不均，导致采样不均，影响酶活力数据的稳定性。酶活力的数据仅能定性表明酶类物质发挥了活性，而难以建立发酵节点的酶活力的标准，只适合作为控制淡豆豉"黄衣上遍"节点的指标。

2. 淡豆豉质量评价指标

淡豆豉质量的优劣，最客观的评价还是临床疗效。临床疗效现代则常用动物实验进行评价，亦有体外评价生物活性的方法。现代研究发现了其多样的生物活性，比如降血糖、降血脂等。评价其体外生物活性，也可以在一定程度上显示淡豆豉的质量。淡豆豉有效成分或有效部位为直接发挥功效的物质基础。因此，从淡豆豉的药效、生物活性、化学成分三个角度，对淡豆豉的质量进行评价研究。

（1）淡豆豉的药效评价：淡豆豉具有解表、除烦、宣发郁热的功效。以大鼠发热模型，对淡豆豉的解热能力进行评价。由于淡豆豉的作用缓和，单独给药时，对发热大鼠的解热作用不易观测，因此，考虑配伍栀子，观测给药后其协助栀子降温的能力。

造模后大鼠体温先有所下降，后急速增高，干酵母高剂量组在造模 6h 后，大鼠体温升高达到 1℃以上，并且此后高温维持了 6 小时，而干酵母低剂量组在造模 6h 后，大鼠体温升高了 1.4℃，此后仅保持 3 小时高温，此后，大鼠体温下降。选择造模后 6h 给药，给药后连续观察体温 8h。给药后，阳性药组体温迅速下降，于给药 2h 后降至基础体温水平，此后体温逐渐上升。淡豆豉组给药后各时间点与模型组无统计学差异，降温不显著，栀子组与栀子豉汤组在给药后大鼠体温继续上升，在给药 2h 后，体温逐渐下降，但始终高于空白对照组，配伍栀子后，没有显著降低大鼠体温。

（2）生物活性指标的评价研究：现代研究发现了淡豆豉的抗氧化、降血糖、降血脂、抗骨质疏松、抗肿瘤等作用。其降血糖能力可以通过对 α- 葡萄糖苷酶的抑制作用来评价。α- 葡萄糖苷酶可以将碳水化合物酶解，生成 α-D- 吡喃型葡萄糖，而抑制小肠上段的 α- 葡萄糖苷酶活性，可以降低碳水化合物的水解，从而延缓糖的吸收，起到抑制餐后血糖的目的。

此外，学者们也关注到了大豆抗衰老以及美白等作用，常用的体外评价方法为酪氨酸酶抑制活力评价法以及抗氧化评价法。对发酵产物的体外生物活性进行评价，筛选适宜的发酵工艺评价指标。在发酵后，3 种抗氧化指标均有所上升，说明发酵可以增加淡豆豉的抗氧化活力，但随着发酵时间的延长，其抗氧化活力呈波动状态，无法根据抗氧化活力来评价其工艺。而其抗氧化活力多与大豆异黄酮含量以及大豆皂苷含量相关，对化学成分进行定量即可评价其工艺。因此，其抗氧化活性不作为优化工艺的控制指标。

（3）化学成分评价研究：由于目前淡豆豉的药效物质基础尚不明确，药典标准主要围绕蛋白质分解程度以及分解产物，因此本研究对发酵过程淡豆豉的蛋白含量进行评价。同时，大豆异黄酮具有较高的抗肿瘤、抗氧化、雌激素样作用等方面的活性，大豆皂苷也具有酪氨酸酶抑制活性，抗氧化等活性，此类成分应为淡豆豉中的活性物质，与淡豆豉发挥药效存在联系。因此，对于发酵过程中淡豆豉的皂苷含量进行评价。

实验证明，发酵后水溶性蛋白含量发生显著性变化，随着时间的推移，水溶性蛋白含量逐渐趋于稳定，含量不再发生变化。发酵后总皂苷含量以齐墩果酸计，随着发酵时间的变化，呈波动变化，总体趋势为降低，但变化范围较小，降低的程度为20%以内。

依据淡豆豉发酵过程样品和成品质量的筛选评价研究，最终选择了可以评价淡豆豉发"透"程度的相关指标。以蛋白酶活力和 β-葡萄糖苷酶活力作为发酵过程评价指标；以水溶性蛋白含量、异黄酮苷元总量作为成品质量评价指标。

（二）传统自然发酵工艺优化研究

1. 发酵辅料比例的研究

中国药典淡豆豉项下的制法中规定，每1000g大豆，用青蒿、桑叶各70～100g。可见辅料的用量范围比较宽泛，为明确辅料具体用量，采用单因素实验设计方法，考察不同辅料配比对淡豆豉发酵的影响。以10g为间距，考察不同青蒿（A）、桑叶（B）配比煎液，同法炮制对淡豆豉发酵品质量的影响。实验结果表明，最优比例为每1000g大豆，用青蒿80g，桑叶100g。

2. 发酵工序中后酵的必要性研究

各地炮制规范收载的淡豆豉的发酵工序有较大差异，中国药典中明确收载了包含"再闷"的后酵的工序，但部分地方炮制规范仍收载单次发酵的工艺。为考察"再闷"发酵的必要性，制备单次发酵与包含后酵过程的多次发酵的淡豆豉样品，评价其质量差异。

发酵3天时，淡豆豉表面黄衣上遍，因此，3天的样品为单次成品，将剩余的样品进行后酵，分析不同发酵次数淡豆豉的蛋白与异黄酮含量。实验结果表明，单次发酵淡豆豉蛋白质分解不完全，水溶性蛋白含量显著高于多次发酵样品，异黄酮苷元含量显著低于多次发酵淡豆豉，多次发酵淡豆豉的蛋白质分解程度以及异黄酮苷元的得率均高于单次发酵，多次发酵有优势，因此，后酵工序是必要的。

3. 发酵工艺参数的研究

中国药典项下淡豆豉的制法仅以"黄衣上遍""充分发酵，香气四溢"为发酵节点，缺乏具体发酵温湿度、时间等工艺参数。1988 年版《全国中药炮制规范》中记载淡豆豉的制法，明确了"在 25～28℃，相对湿度 80% 的条件下闷使发酵至长满黄衣"，"在 50~60℃下再闷 15~20 天"，细化了发酵温湿度。本项目在此基础上进一步完善。采用正交实验的方法优化辅料煎煮时间、大豆浸泡时间、大豆蒸煮时间、后酵后蒸时间，以异黄酮苷元和水溶性蛋白为评价指标，结果表明，最佳工艺为煎煮 30min，2 次，浸泡 10h，蒸 2.5h，发酵后略蒸 0.5h。

4. 后发酵时间的研究

按照优化的工艺进行淡豆豉发酵，在发酵过程中取样测定，以异黄酮苷元总量作为指标，筛选最佳后酵时间。结果显示，发酵过程中的每个取样点，苷元含量与总量都与黑大豆相比具有极显著性差异；对比相同取样时间点的不同发酵工艺淡豆豉，添加辅料对淡豆豉发酵更有利；对比后酵样品与前发酵样品，后酵工序在淡豆豉发酵中，是必要步骤；后发酵过程中，苷元含量先上升，后下降，以染料木素的含量下降得更显著。提示在异黄酮苷元含量达到峰值后，继续发酵，会导致异黄酮苷元含量的显著性损失。后酵 15 天，淡豆豉中的异黄酮苷元含量最高，发酵的淡豆豉质量最佳。

5. 优化工艺验证

按照优化的工艺进行 3 批小试发酵实验。工艺为：取青蒿 80g，桑叶 100g，加水煎煮 2 次，每次 30min，滤过，合并滤液并浓缩。煎液拌入净大豆 1000g，浸泡 10h，蒸 2.5h，稍晾凉，置容器内，用煎过的青蒿、桑叶渣覆盖，26℃，湿度 80%，发酵 3 天，使黄衣上遍，取出，除去药渣，洗净，置容器内密闭，55℃再闷 15 天，至充分发酵，香气四溢，取出，略蒸 0.5h，干燥，即得。实验结果表明，优化后的淡豆豉，其蛋白含量、皂苷含量与异黄酮苷元含量均差异不大，工艺稳定，发酵成品质量较佳。

（三）纯种发酵工艺优化研究

微生物在淡豆豉发酵过程中起到关键性作用。淡豆豉的传统自然发酵下，微生物大多来源于空气，不同地区的空气中微生物的菌群结构不同，在淡豆豉生产中容易受到杂菌的影响，影响微生物发挥分解作用。对自然发酵淡豆豉发酵过程中的微生物进行动态分析，筛选出在发酵过程中起主要作用的微生物。合作单位分离出了 5 种优势微生物，经中国工业微生物鉴定中心鉴定，分别是枯草芽孢杆菌（KC）、黄曲霉（HQ）、伞枝犁头霉（SZ）、米根霉（MG）、米曲霉（MQ）。利用分离鉴定出的优势菌进行纯种发酵工艺研究，单菌种发酵淡豆豉的异黄酮苷元含量可以达到 1100μg/g，产品质量较好，批间质量稳定性高。进行多菌种发酵淡豆豉研究时，由于菌种间的竞争抑制，并未发挥更好的活力，现有条件的多菌种发酵淡豆豉质量不如单菌种发酵。

五、药效物质基础研究

依据固体发酵的基本原理及淡豆豉中医用药特点，对中药淡豆豉发酵饮片的药效物质基础研究，分别设计了发热动物模型和高血脂动物模型，结果表明，淡豆豉发酵品解表和降血脂功效优于未发酵品。

利用药理模型，对各个分离部位进行了活性测定，确定了药效（活性）分离部位为正丁醇萃取部位。针对淡豆豉活性成分研究，从中药淡豆豉发酵炮制品中，分离得到 18 个单体化合物，分别进行了 UV、NMR、MS 等谱学测定，对其化学结构进行了鉴定，得到的一系列化合物中，有 2 个化合物为尚未报道的新化合物，并对其中部分单体化合物进行了活性测定，初步确定了与淡豆豉降血脂活性有关的成分，与文献报道有相同之处，如大豆苷元（daidzein）、大豆苷（daidzin）、黄豆黄素（glycitein）、黄豆黄苷（glycitin）、染料木素（genistein）、染料木苷（genistin），但另有重要的新的发现。

综上，通过对发酵前后淡豆豉活性成分的转化及其转化机理的研究，为淡豆豉的发酵工艺和生产过程、质量控制提供了科学的依据。

六、药效学及安全性评价

根据中医用药特点，淡豆豉具有"解表、除烦"功效。现代药理学研究表明，中药淡豆豉具有调节血脂、抗动脉硬化、抗肿瘤、抗骨质疏松、抗氧化、降糖、免疫调节作用等药理作用。我们选择了对淡豆豉发酵前后的样品进行了解表试验、降血脂试验对比研究，实验结果表明，淡豆豉对干酵母致大鼠发热模型有"解表"作用。淡豆豉经发酵后，具有调节血脂作用。该研究为我们进行活性成分的筛选，提供了帮助。其药效作用机理，尚待进一步研究。

七、质量标准提升研究

在古代由于对于微生物发酵过程缺乏深入认识，淡豆豉的炮制过程，大多采用多次发酵的方式，以达到发"透"的目的。中国药典以及地方炮制规范收载的淡豆豉的炮制方法各异，其发酵炮制的关键节点，大多采用"黄衣上遍""发酵完全""香气溢出"等性状描述来控制。淡豆豉质控体系的研究应在基于发"透"炮制原理的基础上，强化发酵产物的药效、生物活性以及化学成分控制。

《中国药典》（2015 年版）淡豆豉项下的质量控制项目重点关注淡豆豉的真伪，具体包括性状、鉴别、检查项，通过鉴别、检查其蛋白质的分解程度与分解产物，以及鉴别发酵过程中是否应用辅料青蒿，来控制淡豆豉的质量。总体上，当前药典收载淡豆豉的质量控制标准，虽然一定程度上可鉴别其真伪，但缺乏专属性指标评价淡豆豉内在质量，较难保证药物的均一性、稳定性与临床用药的安全性及有效性。

淡豆豉的发酵原料黑豆与其发芽炮制品大豆黄卷，也收载于《中国药典》（2015 年版）中。黑豆的质量控制项既有浸出物含量要求，也有异黄酮类化合物大豆苷以及大豆苷元的薄层鉴别，大豆黄卷有氨基酸类物质亮氨酸以及异黄酮类物质染料木苷为对照品的薄层鉴别要求，同时，对于大豆苷、染料木苷的含量水平也有具体规定。总体上评价，二者较淡豆豉而言，在药效物质（特别是异黄酮类化合物）定性与定量标准方面，质量控制水平均有提升。淡豆豉的质量控制应在基于发酵原理基础上，提升药效物质的质量控制水平。

1. 淡豆豉中辅料转移及发酵转化多成分含量水平研究

淡豆豉的发酵原料为大豆。大豆性平，炮制为淡豆豉后，药性为凉。从物质基础的角度分析，可能受到两方面的影响。一是发酵过程中，微生物及酶或其他因素引发大豆中的成分发生变化所致；二是由于在发酵过程中加入了辅料青蒿、桑叶等药性辅料，辅料成分发生转移，使得淡豆豉的药性发生变化。本实验开展淡豆豉中辅料转移及发酵转化多成分含量水平研究，为进一步明确炮制原理，提高工艺科学水平，提升质量标准奠定基础。

采用 HPLC 测定发酵过程中来自原辅料的化学含量，其中异黄酮苷在发酵后呈现减少趋势，部分葡萄糖苷异黄酮在发酵后期含量低于检测限，而苷元类成分可以较好地评价发酵程度，转移成分的含量不能判断发酵的程度。异黄酮苷元含量在发酵过程中随着药物发酵进程发生变化，采用异黄酮苷元含量作为指标，可以筛选发酵终点，从而对工艺进行优化，以控制成品质量。

为了更准确评价淡豆豉成品中转移及转化化学成分的含量水平，采用 HPLC-DAD 与 HPLC-TOFMS 相结合的方法探究了样品中香豆素、异黄酮及倍半萜三类 10 种活性成分的含量水平。结果表明：异黄酮转化组分为淡豆豉的主要活性成分，苷元类化合物含量占绝对优势；辅料转移组分在淡豆豉中含量非常低，其中香豆素类化合物东莨菪内酯含量较高（10～20μg/g），七叶亭（6，7-二羟基香豆素）及滨蒿内酯（6，7-二甲氧基香豆素）含量极低，倍半萜类化合物青蒿素、青蒿乙素及青蒿酸的含量极低。

2. 淡豆豉异黄酮定量方法研究

（1）UV 法测定总黄酮含量：考虑到异黄酮苷水解转化为苷元后，糖苷配基丢失，异黄酮的含量自然会降低，为准确评价其变化规律，将异黄酮苷全部折算为相应的苷元来计量总异黄酮含量。本实验应用不同工艺发酵淡豆豉开展总黄酮含量对比研究，结果证实，UV 评价淡豆豉发酵前后总黄酮含量变化趋势的准确性受到两方面的影响：①发酵过程中蛋白质等营养物质的消耗，使淡豆豉发酵后质量减少，导致异黄酮相对含量增加。②辅料中成分的转移，影响 UV 测定结果，使得测定结果高于真实值。因此，采用 UV 评价淡豆豉总黄酮是不合理的。

（2）基于水解法的 HPLC 测定淡豆豉总黄酮含量：对淡豆豉总黄酮定量，除了紫外法测定，也有直接测定 12 种异黄酮含量，采用加和的方法实现。由于乙酰基以及丙二酰基异黄酮苷较难获得，12 种异黄酮同时测定的难度较大，技术要求高。本项目采用水解的方法，将 12 种大豆异黄酮水解为容易获得对照品的 3 种苷元或 3 种苷元加 3 种葡萄糖苷型异黄酮。水解过程会对淡豆豉中异黄酮类成分造成损失。进行方法学验证时，发现加样回收结果偏低，在 80%～90%。利用水解方法定量异黄酮总量，其测定结果与真实值相比偏低，影响定量准确性。

3.HPLC 法同时测定 3 种异黄酮苷元定量方法的研究

UV 法与水解后 HPLC 测定法的相关研究结果提示，完全定量淡豆豉中的所有异黄酮类化合物不具有现实可行性。传统工艺发酵淡豆豉的质量优劣取决于是否发"透"，这就要求淡豆豉中异黄酮苷尽量转化为苷元。因此，本项目建立了 HPLC 法同时测定

3 种异黄酮苷元的定量方法，为进一步提升质量标准奠定了基础。

淡豆豉发酵成品中的异黄酮组分主要是 3 种苷元。过度发酵会显著降低成品中生物活性较高的异黄酮苷元类化合物的含量。从发酵原理分析，以 3 种苷元为指标，可以优化发酵条件，更好地控制淡豆豉质量。3 种异黄酮苷元含量评价可作为淡豆豉质量控制的手段之一。

4. 对照药材薄层鉴别方法优化

中国药典淡豆豉项下收载了应用淡豆豉以及青蒿的对照药材的 TLC 鉴别实验。结合前期淡豆豉多组分含量测定结果，按照该方法对发酵原辅料黑豆、青蒿、桑叶以及发酵成品淡豆豉进行薄层色谱研究，为进一步优化该方法奠定基础。

TLC 相关研究表明，中国药典薄层鉴别应进一步优化。可以应用东莨菪内酯作为对照品替代青蒿对照药材，或者改变"供试品色谱中，分别在与对照药材色谱相应的位置上，显相同颜色荧光斑点"的论述为"供试品色谱中，分别在与对照药材色谱相应的位置上，显相同颜色亮蓝色荧光斑点"。

5. 水溶性蛋白含量水平限度检查研究

为保障淡豆豉要求发"透"的质量标准，《中国药典》1985 年版至现行版，一致收载双缩脲法检查水溶性蛋白质含量水平的试管试验。本项目结合中国药典检查方法的相关规定，对淡豆豉水溶性蛋白含量水平限度检查开展研究，期望能进一步明确该方法的科学内涵。

淡豆豉检查项的化学反应实质是：在碱性条件下，硫酸铜反应试剂可以与两个肽键的化合物生成紫色或蓝紫色络合物。结果显示，相同蛋白含量的黑大豆与淡豆豉显示了不同的颜色。这可能与发酵过程中蛋白质受热变性，发酵分解有关。评价其水溶性蛋白含量可以控制发酵程度。结合颜色反应，淡豆豉的水溶性蛋白含量在 20% 以下。中国药典定性鉴别的颜色反应与直接定量相比，可以更简便迅速对蛋白质分解程度进行评价。

6. 黄曲霉毒素含量检测研究

实验结果表明，在现有实验条件下，与对照品相同出峰时间，未见明显色谱峰，其黄曲霉毒素含量低于定量下限，未发现黄曲霉毒素的产生。为了更准确评价淡豆豉成品中黄曲霉毒素的含量水平，采用 LC–ESI–MS/MS 方法探究了淡豆豉样品中黄曲霉毒素的含量水平，结果表明，不同来源、不同制备条件的淡豆豉样品中毒素含量水平均较低。黄曲霉属于条件产毒微生物，青蒿桑叶法发酵炮制淡豆豉，黄曲毒素风险不高，不建议质量标准体系增加真菌毒素检测项。

7. 优化工艺生产淡豆豉与市售淡豆豉的质量比较研究

优化工艺得到的淡豆豉，与收集到的市售样品进行比较，可以看出，市售样品的化学成分含量差异性较大，自制样品的皂苷含量高于大部分市售样品，异黄酮苷元总量均高于市售样品。蛋白含量与市售样品水平相当。总体上，自制的淡豆豉质量优于一般市售样品以及药典对照药材。

自然发酵的自制样品与纯种发酵淡豆豉均符合药典标准，化学成分含量在同一水平。纯种发酵淡豆豉，由于后发酵温度低于传统自然发酵，其蛋白含量较高，异黄酮苷元含量略低于传统自然发酵，但其后酵时间较自然发酵短，发酵周期更短。此外，由于纯种发酵中省去了自然发酵中辅料药渣拌入熟大豆发酵的过程，减少了除去药渣的步骤，也简化了工序。

8. 质量标准草案建议

综上，本项目建议从鉴别（可以应用东莨菪内酯作为对照品替代青蒿对照药材，或者改变"供试品色谱中，分别在与对照药材色谱相应的位置上，显相同颜色荧光斑点"的论述为"供试品色谱中，分别在与对照药材色谱相应的位置上，显相同颜色亮蓝色荧光斑点"）、含量测定（HPLC 法测定异黄酮苷元总量）两个方面提升淡豆豉质量标准。黄曲霉属于条件产毒微生物，研究发现青蒿桑叶法传统工艺发酵炮制淡豆豉，黄曲毒素风险不高。项目开展了实验室优化工艺生产淡豆豉与市售淡豆豉的质量比较研究，自制样品符合现行药典标准，从大豆异黄酮苷元含量角度评价，质量高于一般市售样品，达到了发"透"的传统质量要求标准。

第七章　红曲发酵技术研究

一、古今文献研究

1. 起源

汉末王粲诗赋《七释》中有"西旅游梁，御宿素餐，瓜州红曲掺揉相伴，软滑膏润，入口流散"的记载，证明汉代已有红曲并用它做红饭或腐乳。

2. 产地

我国红曲的产地主要分布在福建、浙江、台湾等省。其中以福建古田红曲最为著名。福建地方志记载"红曲出古田县，转鬻四方"。《古田县志》卷七"实业篇"中记载："邑东北等区出产以红曲为大宗。北区多数，大东区次之，小东乡又次之。近售本馆及连罗福宁省城，远则贩运上海、宁波、天津各埠。"

3. 性味归经

红曲味甘，性平，无毒，归脾、胃、肝、大肠经。《饮膳正要》云："味甘性平，无毒。"《本经逢原》云："味甘、微苦、辛，性平。"《本草纲目》记载："味甘性温，无毒。"《本草便读》云："味甘性温，入脾胃血分。"《得配本草》云："入足阳明、太阴经血分。"

4. 功能主治

红曲有健脾消食、温中止痢、活血化瘀等功效，主要用于治疗食积饱胀、赤白痢疾、产后恶露不净、跌打损伤等症。《饮膳正要》云："健脾、益气、温中。"《本草衍义补遗》云："活血消食，健脾暖胃，赤白痢下水谷。"《神农本草经疏》云："红曲消食，健脾胃，与神曲相同，而活血和伤，惟红曲为能，故治血痢尤为要药。"《本草备要》云："入营而破血，燥胃消食，活血和血。治赤白下痢，跌打损伤。"《本草求原》云："粳米饭加酒曲窨造，变为真红，能走营气以活血，燥胃消食。凡七情六欲之病于气以致血涩者，皆宜佐之。故治冷滞赤白痢、跌打损伤、经闭、产后恶血。"《本草便读》

云："夺造化之功，行血和营兼治痢，和脾助胃并调中。"《本草纲目》云："凡妇人血气痛及产后恶露不尽，擂酒饮之良……此人窥造化之巧者也，故治脾胃营血，得同气相求之理。"

5. 红曲发酵方法

明代对红曲制备方法叙述较为详尽，如《本草纲目》记载："白粳米一石五斗，水淘浸一宿，作饭，分作十五处，入曲母三斤，搓揉令均，并作一处，以帛密覆；热即去帛摊开，觉温即堆起，又密覆；次日日中又做三堆，过一时分作五堆，又过一时分作十五堆，稍温又作一堆，如此数次；第三日，用大桶盛新汲水，以竹箩盛曲作五六份，蘸湿完又作一堆，如前法作一次；第四日，如前又蘸；若曲半沉半浮，再依前法作一次，又蘸；若尽浮则成矣，取出日干收之。"明代《天工开物·下卷》有更详细的记载："凡造法用籼稻米，不拘早晚。舂杵极其精细，水浸一七日，其气臭恶不可闻，则取入长流河水漂净。漂后恶臭犹不可解，入甑蒸饭，则转成香气，其香芬甚……熟后，数石共积一堆拌信。……过矾水一次，然后分散入簸盘，登架乘风。……其初时雪白色，经一二日成至黑色，黑转褐，褐转赭，赭转红，红极复转微黄。目击风中变幻，名曰生黄曲，则其价与人物之力皆倍于凡曲也。凡黑色转褐，褐转红，皆过水一度。红则不复入水。"

《中药大辞典》记载："选择土壤为红色的地方，挖一深坑，在坑之上下周围铺以簸席，将粳米倒入其中，上压以重石，使其发酵，而变为红色。经 3～4 年后米粒皮呈紫红色，内心亦为红色，若内心有白点表示尚未熟透，品质较差。"现代红曲发酵多为纯种发酵，如 2015 年版《中国药典》云：本品为曲霉科真菌红曲霉 *Monascus purpureus* Went 菌株，接种于稻米（去皮种仁）上，经人工培养制成。

6. 红曲次级代谢产物及生物活性

（1）红曲色素：红曲色素为红曲霉发酵产生的优质天然食用色素，在合成色素被证实具有不同程度的毒副作用后，红曲色素作为食品着色剂已经列入 GB 2760-2011 食品添加剂使用卫生标准，按正常需要量将其加入酒、糖果、熟肉制品和腐乳中作为着色剂。红曲色素是一类聚酮类物质，属于复合色素，主要包括红、橙、黄色素三大类，各大类又分为很多组分。近年来，研究发现，红曲色素除作为着色剂，还具有抗菌、降血脂、抗癌等生物活性。

（2）莫纳可林 K：1979 年，日本学者远藤章教授从红曲霉的发酵产物中首次分离出一种可以抑制胆固醇合成的生理活性物质莫纳可林 K（Monacolin K）。莫纳可林类物质能抑制胆固醇合成的 HMG-CoA 还原酶活性，使得胆固醇在肝脏内合成受阻，导致血液循环系统中的胆固醇下降。同时，当细胞内胆固醇的量降低到一定程度后，会导致一系列连带反应，它能激活细胞表面一种结合并运输脂蛋白的受体的活性，该受体能促进血浆中各种脂蛋白的清除，这就降低了细胞内中密度、低密度和极低密度脂蛋白等一系列血浆脂蛋白的浓度，最终起到了降低血脂的作用。

红曲霉通过发酵获得的莫纳可林 K 有两种结构，一种为内酯式的闭环结构，另一种为酸式的开环结构。红曲中酸式莫纳可林 K 和内酯式莫纳可林 K 都能起到对 HMG-CoA 还原酶的抑制作用，但是酸式莫纳可林 K 比内酯式莫纳可林 K 对 HMG – CoA 还原酶的抑制效果好。内酯式莫纳可林 K 在体内发挥作用时，需要羟基酯酶参与，并将其水解成酸式，长期使用富含内酯式莫纳可林 K 的制品会过度加重肝脏和肾脏的负担，伴引起呕吐、恶心和其他副作用。

（3）橘霉素和黄曲霉毒素：1995 年，法国学者 Blanc 等发现某些红曲霉菌株代谢会产生对人体有害的真菌毒素——橘霉素后，红曲产品的安全性问题受到广泛关注。橘霉素有显著的肾脏毒性，毒性较明显，能引起实验动物的肾脏肿大、尿量增多、肾小管扩张和上皮细胞变性坏死等，并有致癌性，而且还能引发基因突变。

近年来，各地方炮制规范也对红曲中的黄曲霉毒素的含量做出严格的限定。黄曲霉毒素也是红曲中存在的一种具有严重安全隐患的真菌毒素，是红曲被黄曲霉菌、寄生曲霉菌等杂菌污染后产生的次级代谢产物，对人体具有强烈的致病性和致癌性。

7. 临床应用

（1）治疗高脂血症：Clinton W Yang 等采用安慰剂法分别对挪威、中国台湾、美国三地的血脂异常患者进行研究，三个实验结果表明红曲有显著的降总胆固醇的作用，平均 TC 下降 18%，LDL-C 下降 24%，在台湾地区 TG 有轻微但显著的降低。Jiyuan Ma 等研究了红曲中莫纳可林 K 的化学结构，红曲中莫纳可林 K 的化学结构多为酸式莫纳可林 K，其空间结构与人体内 HMG-CoA 更为接近，所以酸式莫纳可林 K 无须水解，可直接发挥抑制体内胆固醇合成的作用，其活性较内酯式莫纳可林 K 高约 1 倍，并认为红曲降血脂功能是由红曲中莫纳可林类化合物共同起作用的结果。

在研究红曲治疗高脂血症的过程中发现，红曲降血脂功效大于化学药物洛伐他汀，各地研究者也给出了不同的看法。Chia-hao Chen 等对比了三个红曲产品中莫纳可林 K 与化学药莫纳可林 K 溶解性、物理状态、口服生物药效率的区别，结果显示红曲产品中莫纳可林 K 的溶解度高并结晶度低，因而具有比化学药洛伐他汀更高更快的口服生物药效率。还有部分研究者认为红曲中还存在有非他汀类的降脂活性成分，与他汀类成分起协同作用。

（2）治疗颈动脉粥样硬化：现代临床研究表明，红曲具有治疗颈动脉粥样硬化的作用。吴昕对经彩色多普勒超声检测证实有不同程度颈动脉粥样硬化斑块形成的患者给予红曲治疗，6g/次，2次/天，饭后予开水 150mL 泡 20min，红曲完全溶解后服用，连续服用 6 个月。治疗后，彩色多普勒超声检测颈动脉内膜 – 中膜厚度（IMT）和 Crouse 斑块积分的变化，结果红曲组治疗后 IMT 和 Crouse 斑块积分均显著改善，红曲具有改善颈动脉粥样硬化患者临床症状及减轻和消退颈动脉粥样硬化的作用。杨俊慧等观察降脂红曲微粉对颈动脉粥样硬化患者血清单核细胞趋化蛋白 –1（MCP–1）、基质金属蛋白酶 –9（MMP–9）及颈动脉粥样硬化斑块的影响。已有研究表明 MCP–1 和 MMP–9 是形成动脉粥样硬化的 2 个主要参与因子。患者给予降脂红曲微粉治疗后，MCP–1、MMP–9 下降较明显，颈动脉内膜厚度、斑块总积分方面也得到明显改善，表明降脂红曲微粉可以明显降低颈动脉粥样硬化患者血清 MCP–1、MMP–9 水平，缩小颈动脉粥样硬化斑块，起到保护血管内皮作用。

二、原料与样品采集

1. 生产企业调研

红曲生产企业调研显示，生产红曲的厂家在四川、浙江、湖北、河北等省均匀分布，绝大部分厂家有 GMP 资质，但均无批文。

2. 红曲原料及标准

由于中药饮片红曲对原料的要求是必须使用大米，其标准参照"中华人民共和国国家标准（大米）GB1354–2009"。在红曲发酵工艺优化中，对各品种大米进行筛选，结果表明早籼米为最佳发酵基质。

三、菌种筛选

1. 实验菌株

因现在企业红曲发酵生产一般为纯种发酵，混合菌的传统发酵方式已不多见。故本项目组采取从江南大学微生物菌种库获得红曲霉菌株，对菌株进行形态学和基因鉴定，并筛选高产莫纳可林 K、高产色素、高产多糖和糖化力及液化力最高的菌株。

从江南大学微生物菌种库获得 7 种红曲霉菌株：红曲菌 9901、红曲菌 9908、红曲菌 9909、红曲菌 W1、红曲菌 ZH2、红曲菌 ZH6、红曲菌 SJS-6。

2. 培养基

PDA 琼脂斜面培养基：200g 土豆去皮，切成块，加水煮沸 30min，经纱布过滤后的滤液中加入 20g 葡萄糖，20g 琼脂，融化后加水定容至 1000mL。115℃灭菌 15min，灭菌后放置斜面。

种子培养基：葡萄糖 60g/L，蛋白胨 25g/L，$NaNO_3$ 2g/L，$MgSO_4 \cdot 7H_2O$ 1g/L，$K_2HPO_4 \cdot 3H_2O$ 1g/L，玉米浆 6g/L。121℃灭菌 20min。

固态发酵培养基方案：50g 固态发酵基质加 45mL 水。

3. 方法与操作

（1）菌种斜面：将在 4℃冰箱保藏的菌种放于 30℃的恒温箱中活化 24h，在无菌室中将保藏菌种转接到新鲜的 PDA 斜面上，然后放入 30℃的恒温箱中培养 8 天，以作为实验的出发菌种。

（2）孢子悬浮液接种：在无菌室中用无菌水将菌种孢子从斜面洗脱下来，制成孢子悬液，用于接种。

（3）种子培养：将制成的孢子悬液，接种到装有 100mL 种子培养基的 500mL 的三角瓶中，在 30℃，170r/min 的旋转式摇床中培养 48h。

（4）发酵培养：将长好的种子以 10% 的接种量接种于发酵瓶。固态发酵瓶放于生化培养箱 30℃培养 48h，25℃培养 18 天。

4. 结果与讨论

（1）7 株红曲菌菌种鉴定：形态学鉴定由本课题组及中国科学院微生物研究所鉴定，基因鉴定由中国科学院微生物研究所鉴定。

鉴定结果表明，红曲菌 9901 为 *Monascus ruber*，红曲菌 9908 为 *Monascus pilosus*，红曲菌 9909 为 *Monascus ruber*，红曲菌 SJS-6 为 *Monascus purpureus*，红曲菌 W1 为 *Monascus purpureus*，红曲菌 ZH2 为 *Monascus purpureus*，红曲菌 ZH6 为 *Monascus purpureus*。

（2）高产莫纳可林 K、红曲色素、红曲多糖、γ- 氨基丁酸、糖化力、液化力菌株筛选：7 株菌种中，产莫纳可林 K 的最适菌株为红色红曲菌 9901，其次为 *Monascus ruber* 9909，而 *Monascus purpureus* ZH6 的发酵产物中未检测到莫纳可林 K 的存在。其余几株紫色红曲菌产莫纳可林 K 的能力也相对较低。产色素能力最佳的为 *Monascus purpureus* W1，其中红曲黄色素产量最高，其红曲黄色素色价达到 2901.5U/g。而其他菌株色素含量均低于 500U/g。高产红曲多糖的菌株为 *Monascus purpureus* ZH6。其多糖含量可达 52mg/g。其他菌株产红曲多糖能力相对较弱。糖化力及液化力最高的菌株为 *Monascus purpureus* ZH6，其糖化力可达到 214.24U/g，液化力可达 35.72U/g。其次为紫色红曲菌 SJS-6。

四、发酵工艺优化

1. 红曲菌固态发酵产莫纳可林 K 工艺优化

（1）不同基质筛选：研究结果表明，最适宜 *Monascus ruber* 9901 产莫纳可林 K 的基质为小米，其莫纳可林 K 产量可达 11140mg/kg，其次为荞麦。但早籼米的莫纳可林 K 产量也可到 6884mg/kg。但小米的价格几乎是早籼米的 2 倍，而荞麦价格更高，使用价位相对较低但产量较高的早籼米可以大大节约生产成本。故以早籼米作为红色红曲菌固态发酵基质较为合理。

（2）以早稻米为固态发酵基质，*Monascus ruber* 9901 最适培养时间确定：研究结果表明，在 *Monascus ruber* 9901 固态发酵过程中在第 6 天到第 18 天之间莫纳可林 K 增长比较迅速，且产品收率下降也相对较快。可能在该阶段菌体消耗大量的基质用于生产莫纳可林 K。而 20 天过后莫纳可林 K 含量稍微有所下降，这可能是由于莫纳可林 K 转化成其他物质。故固态发酵周期定为 20 天时 *Monascus ruber* 9901 固态发酵产 Monacolin K 产量及莫纳可林 K 收率最高。

（3）不同变温时间对红曲菌固态发酵产莫纳可林 K 的影响：在所选的条件中，最适合 *Monascus ruber* 9901 固态发酵产莫纳可林 K 的培养条件为 30℃培养 2 天，变温到 25℃继续培养 18 天。

（4）不同加水量对红曲菌固态发酵产莫纳可林 K 的影响：*Monascus ruber* 9901 固态发酵产莫纳可林 K 的最适加水量为 45mL。水分过少菌体长势不好，且基质相对较硬，不利于红曲菌菌丝生长到米粒里面。而水分过多则造成发酵基质结块严重，造成基质内部氧气含量过低，同样不利于菌体生长。

（5）叩瓶次数对红曲菌固态发酵产莫纳可林 K 的影响：结果表明，仅当叩一次瓶时 *Monascus ruber* 9901 固态发酵产莫纳可林 K 产量最高，且其产品收率与不叩瓶相差不大。随着叩瓶次数的增多莫纳可林 K 产量随之下降，且其产品收率也随之下降。但不叩瓶的莫纳可林 K 产量低于叩一次瓶的，可能是红曲菌在生长初期生长较快，容易结块，不利于菌丝生长。而叩瓶次数太多，菌丝在发酵前期供氧充足，造成菌丝生长过快，营养消耗过多，且后期叩瓶对菌丝破坏严重，不利于次级代谢产物产生。

（6）不同接种量对红曲菌固态发酵产莫纳可林 K 的影响：*Monascus ruber* 9901 固态发酵产莫纳可林 K 最适种子液添加量为 10%。种子液添加过少菌丝生长较慢，不利于莫纳可林 K 的产生。而种子液添加过多又会引起菌丝生长过快，大量营养物质被菌丝生长消耗不利于莫纳可林 K 的产生。且种子液中水分含量约为 90%，种子液的多少同样影响发酵基质的水活度，从而对红曲菌固态发酵产莫纳可林 K 造成影响。

（7）响应面优化 *Monascus ruber* 9901 固态发酵产莫纳可林 K：通过 Design Expert 软件对实验数据进行拟合，由结果分析得以确定最佳条件为：最适加水量为 45.33mL，30℃培养时间为 53.90，最适接种量为 20.40，在此条件下对应莫纳可林 K 产量为 10314.4mg/kg。

2. 红曲菌固态发酵产色素工艺优化

（1）不同水分对 *Monascus purpureus* W1 固态发酵产色素的影响：在所选的条件中添加 35mL 水为最佳条件。可能 *Monascus purpureus* W1 固态发酵不需要太高的水活度。

（2）不同接种量对 *Monascus purpureus* W1 固态发酵产色素的影响：*Monascus purpureus* W1 固态发酵产色素最适接种量为 15%，可能是接种量过小时菌体生长较慢，在一定时间内色素含量过低，接种量过大时造成菌体快速生长，而到后期发酵产色素时营养物质大都被利用，故产量相对较低。

（3）培养时间对 *Monascus purpureus* W1 固态发酵产色素的影响：*Monascus purpureus* W1 固态发酵产色素在前 8 天色素增长较快，而产品收率快速降低。而第 8 天后色素增长缓慢。故将发酵周期定为 8 天相对较为合理。

3. 规范饮片红曲发酵的工艺

（1）流程（固态发酵法）：菌株为 *Monascus purprues* 9901，发酵总周期为 20 天。前期 2 ～ 3 天用于菌种生产，后期 18 天用于发酵。总的发酵工艺流程图见图 7-1：

种子培养基制备及灭菌　　　　　　　　米饭及营养液配制、灭菌

斜面保存菌种 ⟶ 生产斜面菌种 ⟶ 种子摇瓶培养 ⟶ 发酵 ⟶ 培养，补无菌水或翻料 ⟶ 湿热灭菌 ⟶ 第一次烘干 ⟶ 混料，调配 ⟶ 第二次烘干 ⟶ 粉碎 ⟶ 包装 ⟶ 辐照灭菌

图 7-1　红曲米生产工艺流程图

（2）发酵过程的管理

1）发酵基本工艺条件：发酵时间 18 天左右。根据发酵物料中莫纳可林 K 的含量要求而定。

发酵温度：采用变温发酵的策略。

发酵时，培养瓶横放。使瓶口朝外，有利于瓶内二氧化碳气体的排出，并使培养瓶内的物料与空气的接触面积最大。

发酵室内每 24h 开动风扇一次，每次 30min，使室内空气保持流通。

2）发酵的管理：发酵分为两个阶段，即前期发酵和后期发酵，分别对应为菌体生长阶段及产物合成阶段。

①发酵温度的管理：前期发酵阶段：0 ～ 48h，为菌体生长阶段，不必翻动物料。待物料开始转红，菌丝布满整个物料，才可转化后期发酵阶段。后期发酵阶段：一般是接种 48h 后，将培养瓶转移到另一培养室（26℃），轻轻叩瓶，使物料翻身。物料最好呈自然的疏松状态，不可剧烈翻动物料。转移后再静止培养 16 天左右。

②培养室湿度控制：前期培养 80% 相对饱和度，后期培养 75% 左右。培养室内设湿度计。

③培养瓶位置的转移：为保证各发酵瓶发酵产物含量保持稳定，可根据情况进行培养瓶位置的调换操作。具体方法是自上向下调换，即上层瓶转移到下一层，最下层的转移到最上层。如果发酵 2 ～ 3 天后，发现物料板结，底部与上部物料的颜色如果不同（底部仍呈黄色），则说明接种时种子液与物料接触不佳。种子未渗透到物料中去。这时，要尽量翻动物料，使下面的翻到上面来。

④培养室换气与通风：培养室应有排气装置，以便让发酵过程所产生的二氧化碳排出。通风换气，每 8h 一次，每次 60min，电风扇应有足够的速度，使室内空气流通正常，不致造成室内不同的层高发酵物料的温度有明显的差别。必要时可在培养室放置二氧化碳吸附剂。

3）染菌检查：发酵过程中，应由专人检查发酵瓶内是否染菌。如有染菌，应及时取出染菌的发酵瓶。染菌的发酵瓶，绝对不能在培养室开盖检查。应取出到车间外，并采用高压灭菌锅灭过菌（121℃，30min）后，才能将物料倒出在一个专门的容器内进行处置。

4）后处理

①检查：先要检查培养瓶内的红曲米是否染菌，如果发现较为严重的染菌，应单

独拿走。染菌的红曲米应放在专门的容器内，灭菌后，才可弃之。

②出料：取下扎绳，将包扎纱布集中存放。用出料叉将红曲米从瓶内扒出，放到盘内。盘内物料厚度要掌握好，不要太厚。

③物料的灭菌：物料盘一齐放入灭菌器，开蒸汽，当有蒸汽从灭菌锅排出时，100℃灭菌30min。冷却后，才能打开门。灭过菌的红曲米，应及时放到烘干器中。

④干燥：70℃真空烘干6h以上。水分含量要求在8%以下。干燥后对每批物料进行称重。

⑤粉碎：粉碎后物料细度应达到100目。

⑥调配：不同的批次所生产的功能性红曲米，莫纳可林K的含量不完全相同，故应根据最终产品的规格，根据现有不同批次产品的重量及莫纳可林K含量的数据，进行计算，决定不同批次产品的使用量。

⑦包装：将最终产品装入塑料包装袋（双层）中，称重。每袋25kg。装入木桶内。

⑧辐射灭菌：包装后的产品应进行辐射灭菌，辐照剂量应根据样品的含菌数而定。一般不低于50万伦琴。

五、药效物质基础研究

1. 红曲发酵炮制过程化学成分的动态变化研究

（1）红曲发酵炮制过程75%醇提小分子成分动态变化研究：UPLC-TOFMS检测得到了红曲75%乙醇提取物中9个化合物的保留时间和质谱裂解数据信息，根据高效液相色谱反映化合物的极性大小、特征碎片离子和已有文献报道数据进行对比分析，确定了5个他汀类成分（酸式Monacolin J、Monacolin J、酸式Monacolin K、Monacolin K、Dehydro Monacolin K），2个色素类成分（红斑红曲胺、红曲素），2个未知成分。

（2）红曲发酵炮制过程糖类成分的动态变化研究：红曲发酵第1天可溶性多糖含量仅为0.95%，且发酵初期保持在1.3%左右。第12天以后含量持续升高，在第30天时达到最高6.14%，说明红曲霉菌在生长旺盛期可产生大量可溶性多糖。第30天后，可溶性多糖含量保持平稳而后下降，可能是后期红曲霉菌分解利用了其所产生的多糖所致。

红曲发酵以大米为发酵基质，所以在发酵初期淀粉含量较高，发酵第1天淀粉含量高达60.78%，随着发酵的进行，红曲霉菌生长产生的淀粉酶、糖化酶等酶类水解淀粉以获得碳源，所以红曲中淀粉含量随发酵天数呈下降趋势，且第 3 天至第 22 天淀粉含量下降较快，第 22 天后淀粉含量下降趋缓，最后淀粉含量维持在 20% ～ 30%。

红曲中总糖含量在第 1 天时高达 76.77%，发酵初期平稳，第 12 天以后随着发酵的进行呈下降趋势，到达发酵第 45 天，总糖含量维持在 45% 左右。

红曲中还原糖含量在发酵初期仅有 0.24%，随后呈线性增长趋势，说明红曲在发酵过程产生的酶类分解利用了大米中的淀粉，产生了单糖。发酵第 9 天时最高，达 1.47%，第 30 天以后趋于稳定，保持在 1.2% 左右。

（3）红曲发酵过程中可溶性蛋白含量的动态变化研究：红曲发酵过程中可溶性蛋白含量随发酵天数增加而增加，因大多数酶类，如淀粉酶、蛋白酶、糖化酶等都属于可溶性蛋白，这提示随着发酵进行红曲霉菌产生的酶类也呈现动态变化。

2. 红曲"健脾消食"物质基础研究

（1）红曲"健脾消食"有效部位研究：研究表明，红曲发酵后促进脾虚食积证小鼠胃排空的有效部位在水提取部位，促进脾虚食积证小鼠肠推进的有效部位也在水提取部位。

（2）红曲总多糖"健脾消食"研究：研究表明，红曲总多糖可以促进脾虚食积证小鼠胃排空，促进肠推进。

（3）红曲发酵过程中消化酶的动态变化分析：本研究主要对红曲发酵过程中产生的 5 种消化酶进行了系统而全面的分析。消化酶活力大小趋势为：糖化酶＞蛋白酶＞纤维素酶＞脂肪酶≈淀粉酶。淀粉酶、蛋白酶、糖化酶和脂肪酶活力在发酵第 75 天时达到最高，酶活力分别为 2.25U/g、137.5U/g、400.1U/g 和 2.996U/g。纤维素酶活力在发酵第 22 天时达到最高，酶活力为 34.85U/g。

六、药效学及安全性评价

1. 红曲发酵炮制前后"健脾消食"药效学研究

（1）实验方法：采用随机分组法将 50 只昆明小鼠分为 5 组，即空白对照组、模型组、红曲未发酵组、红曲发酵组、多潘立酮阳性给药组，每组 10 只，雌雄各半。除空白对照组外，其余各组以"冰水灌胃＋饮食不节"法造成脾虚食积证模型。

每天观察小鼠的一般状态，包括皮毛、活动度、粪便状态等。期间每日 17 点对每只小鼠进行称重记录，计算体重变化率，每日 17 点每笼给予 120g 正常饲料，并记录每笼小鼠每日进食量。

胃内残留及小肠推进测定：末次给药后 1 小时，将已禁食（不禁水）18 小时的小鼠灌胃给予半固体黑色糊，每只 0.8mL。30 分钟后脱颈处死小鼠，开腹，结扎胃贲门和幽门，取胃，用滤纸拭干后称全重。然后沿胃大弯剪开胃体，洗去胃内容物后拭干，称净重。同时迅速取出小肠，轻轻剥离肠系膜后将小肠拉成直线，测量幽门至回盲部的小肠全长及幽门至黑色半固体糊前沿的距离。

（2）实验结果

1）一般状态：正常组小鼠精神状态好，行动敏捷，毛色光泽顺滑，大便成形，呈黄褐色。模型组小鼠精神萎靡，形体消瘦，毛色无光泽，蜷缩聚堆，大便溏软。红曲发酵组和阳性给药组小鼠精神状态良好，行动敏捷，毛色光泽顺滑，大便成形，呈黄褐色，与正常组接近。未发酵组小鼠形体消瘦，蜷缩聚堆，偶见大便溏软。

2）体重及进食量：与正常组相比，各组小鼠造模后体重均有下降（$P < 0.01$）；给药第 3 天，各组小鼠体重均有增加，正常组小鼠体重增加最快，与正常组小鼠体重相比，各组小鼠体重仍有显著差异（$P < 0.05$）；给药第 6 天，各组小鼠体重均有增加，与正常组小鼠体重相比，阳性给药组小鼠体重无显著性差异（$P > 0.05$），而模型组、红曲未发酵组和红曲发酵组小鼠体重仍有显著差异（$P < 0.05$）；给药第 9 天，各组小鼠体重均有增加，与正常组小鼠体重相比，红曲发酵组和阳性给药组小鼠体重无显著性差异（$P > 0.05$），而模型组和红曲未发酵组小鼠体重仍有显著差异（$P < 0.05$）。

与正常组相比，各组小鼠造模后进食量均有下降；给药第 3 天，各组小鼠进食量均有增加，其中阳性给药组和红曲发酵组小鼠进食量增加最快；给药第 6 天，模型组进食量略有降低，其余各组小鼠进食量均有增加；给药第 9 天，模型组和红曲未发酵组进食量略有降低，其余各组小鼠进食量均有增加，其中阳性给药组增加较为明显。

3）胃排空及肠推进：与空白对照组比较，模型组小鼠胃内残留率显著增大，差异极显著（$P < 0.01$）；与模型组比较，红曲发酵组和阳性给药组胃内残留率显著下降，差异极显著（$P < 0.01$）；与模型组比较，红曲未发酵组胃内残留率有下降，但差异不显著（$P > 0.05$）；与空白对照组比较，红曲发酵组和阳性给药组差异不显著（$P > 0.05$），说明红曲发酵炮制后能增强脾虚食积证小鼠胃排空，恢复至正常水平。

与空白对照组比较，模型组小鼠肠推进率显著降低，差异极显著（$P < 0.01$）；与模型组比较，红曲发酵组和阳性给药组肠推进率显著升高，差异极显著（$P < 0.01$）；与模型组比较，红曲未发酵组肠推进率无显著差异（$P > 0.05$）；与空白对照组比较，红曲发酵组与阳性给药组差异不显著（$P > 0.05$），说明红曲发酵炮制后能增强脾虚食积证小鼠肠蠕动，恢复至正常水平。

2. 红曲"健脾消食"作用机制初步研究

（1）胃肠激素影响研究：本研究表明，正常小鼠模型中，相比空白对照组，发酵后红曲可增加小鼠胃动素、胃泌素和 5-HT 的水平，而对 VIP 水平无影响。

脾虚食积证小鼠模型中，相比空白对照组，脾虚食积证小鼠胃动素和胃泌素水平均下降，发酵后红曲可增加脾虚食积证小鼠胃动素和胃泌素的水平。相比空白对照组，脾虚食积证小鼠 5-HT 水平下降，VIP 水平升高，发酵后红曲可增加脾虚食积证小鼠 5-HT 水平，降低 VIP 水平。

（2）胃肠组织形态研究：通过对各组小鼠胃肠组织形态学分析，结果表明，空白对照组胃黏膜正常，结构层次清楚，上皮结构完整，腺体排列整齐，未见明显损伤。造模组胃黏膜上皮基本完整、连续，腺体排列较整齐，部分上皮细胞脱落破坏，胃腺体少量表层坏死，胃黏膜轻微充血。红曲给药组胃黏膜上皮基本完整、连续，腺体排列整齐，部分上皮细胞脱落，胃黏膜未见充血现象。胃组织形态学分析说明，造模组相对于空白对照组有轻微的病理性改变，红曲能改善造模后胃黏膜的轻微充血和腺体的排列。

空白对照组肠黏膜结构完整，黏膜肌层下层细胞排列整齐，层次清晰，肠绒毛排列整齐规则。造模组黏膜肌层变薄，肠绒毛变短且不规则，萎缩，缺失，脱落较严重，并排列紊乱，绒毛数量减少，间距增宽。红曲给药组肠黏膜结构完整，层次清晰，黏膜较厚，肠绒毛排列整齐。小肠组织形态学分析表明，造模后小肠黏膜组织有明显的病理性改变，红曲能显著改善造模后肠黏膜肌层变薄，肠绒毛变短、不规则、萎缩、缺失和脱落的情况，具有保护肠道的作用。

3. 红曲安全性评价

（1）重金属及有害元素：按照《中国药典》2015 年版四部通则"铅、镉、砷、汞、铜测定法"进行实验。采用微波消解 ICP-MS 法测定 3 批次中试放大生产的红曲样品中铅、镉、砷、汞、铜 5 种重金属元素，3 批次中试放大生产的红曲样品均符合《药用植物及制剂进出口绿色行业标准》中对重金属及有害元素的规定。

（2）农药残留量测定：按照《中国药典》2015 年版四部通则"农药残留测定法"，对 α- 六六六、六氯苯、γ- 六六六、五氯硝基苯、β- 六六六、δ- 六六六、七氯、艾氏剂、环氧七氯（exo）、氧化氯丹、环氧七氯（endo）进行检测，3 批次中试放大生产的红曲样品均未检测出待测农药。

（3）黄曲霉毒素：按照《四川省中药饮片炮制规范》2015 年版"红曲"黄曲霉毒素项下实验，3 批次中试放大生产的红曲样品均未检测出黄曲霉毒素。

（4）橘青霉素：按照《四川省中药饮片炮制规范》2015 年版"红曲"橘青霉素项下实验，3 批次中试放大生产的红曲样品检测出橘青霉素含量为 0.45mg/g、0.41mg/g、0.33mg/g，符合《四川省中药饮片炮制规范》2015 年版要求。

（5）微生物限度：按照《中国药典》2015 年版四部非无菌产品微生物限度检查法，检验金黄色葡萄球菌、铜绿假单胞菌、枯草芽孢杆菌、大肠埃希菌、白色念珠菌、黑曲霉、乙型副伤寒沙门菌，3 批次中试放大生产的红曲样品均符合药典的规定。

七、质量标准研究

1. 2015 年版《四川省中药饮片炮制规范》红曲项质量标准全面提升

按照中国药典有关中药饮片质量标准起草项目要求，从制法、性状、鉴别、检查、含量测定、其他等项目内容进行全面研究，以提升红曲的质量标准，并收录进 2015 年版《四川省中药饮片炮制规范》。

2. 含量测定项标准提升

后期在《四川省中药饮片炮制规范》（2015 年版）基础上，进行质量标准提升，在含量测定项中对红曲莫纳可林 K 的酸式结构和内酯式结构进行同时测定，以期更科学、全面地评价红曲质量。

第八章　半夏曲发酵技术

一、古今文献研究

（一）文献查阅

1. 半夏曲的本草考证

半夏曲的炮制及临床应用历史悠久，其本草源流考释如下：

（1）宋代：宋代始有生姜和半夏末制曲法。《太平惠民和剂局方》中有记载"半夏洗七次，姜汁捣作曲"，或"半夏洗为末，姜汁作曲"，又或"半夏汤洗七次为末，生姜汁捣和作曲"；钱乙的《小儿药证直诀》中记载"半夏用生姜三钱同捣成曲，焙干"；《女科百问》中记载"缓息丹……半夏汤洗七次，研成末，姜汁和，候干再为末，啜之，不辣为度"。邵家德本草考证结果表明，半夏曲源自宋代或以前，并非《中药大辞典》称始创于明代的《韩氏医通》和《中医大辞典》中称出自《本草纲目》。

（2）元代：王好古《医垒元戎》中记载："若产后虚劳日久而脉浮疾，宜柴胡四物汤：柴胡、川芎、当归、熟地黄、芍药……半夏曲，水煎服。"

（3）明清：至明朝，半夏曲不再由半夏末和生姜制曲，而是依据疾病的需求进行化裁，配伍不同的药物造曲，如韩懋的《韩氏医通》卷下记载："痰分之病，半夏为主。……然必造而为曲，以生姜自然汁、生白矾汤等分共和造曲，楮叶包裹，风干，然后入药。风痰，以猪牙皂角煮汁去渣，炼膏如饧，入姜汁。火痰……以竹沥或荆沥入姜汁。湿痰……以老姜煎浓汤，加煅白矾三分之一……予又以霞天膏加白芥子三分之二，姜汁、矾汤、竹沥造曲，治痰积沉痼者，自能使腐败，随大小便出，或散而为疮，此半夏曲之妙也。"陈嘉谟的《本草蒙筌》卷三中记载："半夏生嚼戟喉……若研末掺少许枯矾，拌姜汁捏作小饼，风际阴干，此又名半夏曲也。"李时珍的《本草纲目》第十七卷中记载："今治半夏，惟洗去皮垢，以汤泡浸七日……或研末以姜汁、白矾汤和作饼……待生黄衣，日干用，谓之半夏曲。"稻生宣义的《炮炙全书》卷二中记载："以半夏洗净，研细，以姜汁矾汤和作饼，楮叶包裹，去叶，晒干用。"陈士铎的《本草新编》卷三中记载："半夏……研末，每一两，用入枯矾二钱、姜汁一合，捏饼，又名半夏曲也。"此外，在《本草从新》《本草求真》《本草新编》等明清本草著作中，均基本沿袭了《韩氏医通》和《本草纲目》中的炮制方法。

（4）现代：半夏为天南星科植物半夏 *Pinellia ternate*（Thunb.）Breit 的干燥块茎，具有燥湿化痰、降逆止呕、消痞散结的功效。半夏生品有毒，对口腔、喉头和消化道黏膜有强烈的刺激性，可导致失音、呕吐、水泻等副作用，严重的喉头水肿可致呼吸困难、窒息等症状，甚至引起死亡。目前对半夏刺激性成分的研究比较多，最早研究认为半夏的刺激性成分是尿黑酸（homengenstic acid），也有专家提出是草酸钙，现代认为具有特殊晶型（细长坚韧，末端尖锐）的草酸钙针晶是半夏的主要刺激性成分。半夏中的草酸钙针晶是由草酸钙和蛋白组成的特殊晶体，正是其特殊的晶型和组成才使得其具有刺激性，半夏中的凝集素蛋白可以增强针晶引起的刺激性。

《中药炮炙经验集成》中收载了半夏曲的现代炮制经验，其发酵处方有漂半夏、姜半夏加生姜和面粉，半夏、法半夏或姜半夏加面粉，法半夏加杏仁、红小豆、麻叶、蓼子、面粉，法半夏加甘草等；炮制工艺有发酵与不发酵以及麸炒和蜜麸炒等。各地发酵处方和炮制工艺各异，究其原因，可能是由于各地按其继承的传统方法演变而来。此外，《全国中药炮制规范》（1988 年版）将半夏曲收载于"半夏"项下，《中药大辞典》把"半夏曲"作为品种单列，而在部颁标准第十册则把半夏曲作为中药成方制剂收载，半夏曲的归类、处方和参照标准不能统一。通过市场调研发现，市售半夏曲的处方分别源自部颁标准和《全国中药炮制规范》（1988 年版），其中以部颁标准中的半夏曲为主流产品，且只有按部颁标准生产的半夏曲才具有生产批文和质量标准。

2. 半夏曲的相关批文和专利

（1）现有批文情况：依据 CFDA 数据库查询有关半夏曲的生产批文，结果显示，现有批文中的半夏曲是以曲剂进行生产批准文号管理。其次，半夏曲的生产厂家主要位于四川，这反映四川省是曲类生产大省。

（2）相关专利检索及分析：通过对半夏曲发酵相关专利信息进行检索，共有发明专利 2 项，其中"半夏曲的炮制方法"专利中有关原料的预处理以及发酵工艺参数对我们模拟和研究半夏曲的自然发酵工艺有启示。

（二）调查研究

1. 市售半夏曲的产品概况

目前，市场上半夏曲的规格有 50g/ 袋、250g/ 袋、500g/ 袋；样品形态有小块状和颗粒（粉末）状；因半夏存在伪品冒充问题，半夏曲当中也存在掺伪品，其价格和成品性状存在很大差异；因半夏曲存在"同名异方"，且由于地方用药习惯不同或参照标准不同，市场上存在不同处方的半夏曲及其炮制品。

2. 生产工艺及质量现状调研

目前半夏曲的生产工艺及处方是以部颁标准为主，生产方式为自然发酵，其质量标准也一直沿用 1995 年的部颁标准，生产工艺参数不明确，质量标准偏低，产品质量不稳定，易导致伪品横行、市场监管难等现象。

近年来，国家政策对中药饮片的部分品种逐渐淡化生产批准文号管理，比如半夏曲、六神曲等产品已不再要求具备批准文号进行生产，只需要具有满足相关生产的要求即可，这既是一个机遇，也是一大挑战。因此，有必要加强对中药发酵类饮片的研究，传承和创新中药的发酵技术，规范发酵工艺，提升标准，保证产品质量。

二、原料与样品采集

1. 原料半夏的掺伪研究

鉴于半夏容易与虎掌南星混淆，课题组建立了"半夏药材中水麦冬酸成分检查项补充检验方法"。

2. 生产企业调研和样品收集

为了了解半夏曲的生产、销售和质量情况，我们进行了生产企业调研和市售样品收集。资料显示，生产半夏曲的厂家有 12 家，绝大部分集中在四川省，其中 6 家有批文、3 家仅拥有饮片 GMP 资质、1 家没有任何资质、2 家有药品批文但实际并不生产。

在产品调研过程中，课题组收集到 5 个厂家的 12 批样品，其中 10 批生品，2 批炒制品。调研发现，半夏曲的生产主要还是采用传统自然发酵，制曲时受杂菌干扰大，生产周期长，受季节影响大，还没有实现产业化和自动化，发酵成品的微生物杂菌数量多，存在较大的安全隐患，亦有直接混匀压块成型（不发酵）的现象。

3. 半夏曲原料考证和采购

课题组通过对半夏曲有关国家及地方标准的整理和实际调研发现，半夏曲的主要原料为半夏（清半夏为主）。依托四川新荷花中药饮片股份有限公司自有的 GAP 基地和半夏饮片生产线，共收集清半夏原料 10 批，经鉴定和检验均符合药典要求。

三、发酵菌种（群）筛选研究

本课题研究了半夏曲炮制过程中的优势微生物及其在炮制中的作用，为揭示半夏曲炮制机理、规范炮制工艺奠定基础。

（一）主要研究方法

1. 应用传统微生物学方法对半夏曲发酵炮制至 0h、30h、60h、90h、120h 这 5 个不同时间点样品中的微生物进行培养、菌落计数，尽可能多地挑出不同的菌落，取形态相似且出现频率高的菌落作为优势菌种进行纯化并保存。

2. 应用 16S rRNA 和 26S rRNA 基因序列分析，对上述分离纯化的优势微生物进行菌种鉴定。

3. 应用荧光定量 PCR 技术对样品中的优势微生物枯草芽孢杆菌、宛氏拟青霉菌、丝衣霉菌、黑曲霉菌进行绝对定量，分析比较半夏曲炮制过程中不同时间点的样品中这四种优势菌的数量变化。

4. 对优势微生物枯草芽孢杆菌、宛氏拟青霉菌、丝衣霉菌、黑曲霉菌的生理特性、产酶能力、产黄色素能力进行测定。初步研究这四种优势菌株在半夏曲炮制中的作用。

（二）主要实验结果

1. 从 5 个不同发酵时间点的样品中共分离出 27 株优势菌株，其中包括 11 株细菌、9 株酵母菌、7 株霉菌。通过分子生物学鉴定分别为 *Streptomyces* sp.（链霉属）、*Staphylococcus epidermidis*（表皮葡萄球菌）、*Bacillus pumilus*（短小芽孢杆菌）、*Bacillus* sp.（芽孢杆菌属）、*Bacillus subtilis*（枯草芽孢杆菌）、*Bacillus aryabhattai*（阿氏芽孢杆菌）、*Meyerozyma guilliermondii*（季也蒙毕赤酵母菌）、*Paecilomyces variotii*（宛氏拟青霉菌）、*Byssochlamys spectabilis*（丝衣霉菌）、*Aspergillus niger*（黑曲霉菌）。

2. 成功构建了枯草芽孢杆菌、宛氏拟青霉菌、丝衣霉菌、黑曲霉菌的荧光定量 PCR 检测体系，最低检测限度分别为 5.84×10^2 copies/μL、6.22×10^2 copies/μL、2.72×10^{-1} copies/μL、5×10^2 copies/μL。5 个不同发酵时间点的样品中枯草芽孢杆菌的拷贝数为 5.89×10^3 copies/μL、1.26×10^3 copies/μL、2.63×10^3 copies/μL、3.16×10^4 copies/

μL、3.09×10^4copies/μL。发酵 0h、30h、60h 样品中未检测出宛氏拟青霉，发酵 90h、120h 的样品中宛氏拟青霉的拷贝数为 5.75×10^5copies/μL、6.92×10^6copies/μL。发酵 0h、30h、60h 样品中未检测出丝衣霉菌，发酵 90h、120h 的样品中丝衣霉菌的拷贝数为 1.74×10^6copies/μL、3.8×10^6copies/μL。发酵 0h、30h 样品中未检测出黑曲霉，发酵 60h、90h、120h 的样品中黑曲霉的拷贝数为 1.58×10^4、2.45×10^4、1.26×10^5copies/μL。

3. 生理生化特性测试表明，枯草芽孢杆菌液体培养的最适宜温度为 35℃，最适 pH 值为 7.0；宛氏拟青霉的最适宜培养温度为 29℃，最适 pH 为 7.0；丝衣霉菌的最适宜培养温度为 29℃，最适 pH 为 7.5；黑曲霉的最适宜培养温度为 37℃，最适 pH 为 7.0。枯草芽孢杆菌、宛氏拟青霉、丝衣霉菌、黑曲霉这四种优势菌株都具有产淀粉酶和产蛋白酶能力。通过初筛只有宛氏拟青霉、丝衣霉菌在平皿培养中显现黄色，测定其色价分别为 4.3、3.6U/mL。5 个发酵时间点样品中黄色素的含量分别为 0.559、0.559、0.574、0.956、1.103μg/mL。

（三）结论

1. 首次对半夏曲中的优势微生物进行了分离鉴定。初步研究表明优势微生物在生长过程中产生大量的初生及次生代谢物，比如淀粉酶、蛋白酶等，从而使得经发酵炮制后半夏曲增加了消食健胃的功效。

2. 成功建立了半夏曲炮制中优势微生物枯草芽孢杆菌、宛氏拟青霉、丝衣霉菌、黑曲霉的荧光定量 PCR 检测体系。

3. 筛选出两株具有产黄色素能力的菌株，并对半夏曲中黄色素的含量进行了测定。初步表明半夏曲炮制中"黄衣"的形成可能与微生物代谢产生的黄色素有关。

四、工艺优化研究

（一）发酵处方研究

半夏炮制后可以缓和半夏的毒性并增加消食健脾的药效，目前对半夏发酵制曲后减毒增效的研究报道很少，所以本课题采用单次给药毒性实验、家兔眼结膜刺激性实验、小鼠氨水诱咳实验、大鼠排痰实验和小鼠胃肠运动实验对不同处方半夏曲发酵后的毒性、刺激性和药效变化进行研究，为半夏曲处方选择提供理论依据。

急毒实验中生半夏、清半夏、处方一、处方二和处方三半夏曲最小致死量（MLD）

分 为 31.46、30.83、17.48、18.02 和 18.72g/（kg·d），分 别 相 当 于 临 床 人 用 量 的 174.48、171.33、97.11、100.11 和 104.00 倍，说明生半夏及半夏炮制品在正常的临床用药范围内都是低毒的，安全的。家兔眼结膜刺激实验中，生半夏可引起家兔眼结膜红肿并伴有分泌物排出，按评分结果算生半夏表现为中度刺激性，炮制后的半夏较生半夏对家兔眼结膜的刺激性明显减弱，表现为无刺激性或轻度刺激，表明炮制后可以缓解生半夏的刺激性毒性。以上实验都能说明半夏炮制后可以缓和生半夏的毒性和刺激性，但是不同的炮制品毒性和刺激性的缓和度有所区别。在家兔眼结膜刺激性实验中刺激性的缓和强弱顺序为清半夏组＝处方二组＞处方一组＞处方三组＞生半夏组，实验结果说明清半夏和处方二缓和刺激性毒性的效果更好一些。

对小鼠氨水诱咳实验、大鼠排痰实验和小鼠胃肠运动实验结果分析，不同处方发酵的半夏曲都有止咳化痰和消食化积的功效，但是按照不同处方发酵的样品药效强度有所区别。对小鼠咳嗽潜伏期的影响顺序为：氢溴酸右美沙芬组＞处方一组＞处方三组＞处方二组＞模型组；对小鼠咳嗽次数的影响顺序为：模型组＞处方二组＞处方三组＞处方一组＞氢溴酸右美沙芬组；大鼠排痰量顺序为：羧甲司坦组＞处方三组＞处方一组＞处方二组＞空白组；小鼠肠推进率顺序为：健胃消食片组＞处方一组＞处方二组＞处方三组＞空白组；小鼠胃排空率顺序为健胃消食片组＞处方一组＞处方二组＞处方三组＞空白组。综合分析以上 3 个实验，处方三的止咳化痰药效优于其他两个处方，处方一的消食化积药效强于其他两个处方。

清半夏是生半夏用白矾水泡后的炮制品，说明白矾水炮制可以缓和半夏的刺激性，文献研究也发现清半夏的刺激性较生半夏显著降低。处方一和处方二的缓和刺激性效果都要比处方三的半夏曲好，处方三与其他两个处方的区别就是处方三用的是生半夏，另外两个处方用的是清半夏，表明用白矾炮制后的清半夏缓和刺激性效果更佳，处方二与处方一的区别在于处方一中增加了面粉和少量的六神曲。现代各地方炮制规范中半夏曲的处方中 90% 以上都加了面粉和六神曲（或六神曲的原辅料）两味（或多味）药作为发酵的辅料。课题组认为面粉的加入可以为发酵提供更多碳、氮和其他能源，使发酵更快、质量更好；半夏曲发酵后增加了消食的功效，六神曲是消食的常用药，半夏曲处方中六神曲的加入可以更好地提高半夏曲消食的功效。因此处方中加入面粉和六神曲是合理的。

综合毒性、刺激性、药效实验及发酵工艺和现代市场多方面考虑，本课题组选择了处方一也就是按照部颁标准处方发酵的半夏曲作为课题组后面半夏曲功效和成分研究的最终处方。

（二）发酵过程研究

1. 半夏曲发酵过程样品制备

在查阅相关文献资料、调研四川辅正药业股份有限公司和四川新荷花中药饮片股份有限公司等相关生产厂家、咨询相关的中药发酵炮制方面的老药工及成都中医药大学的炮制专家后，确定了半夏曲的发酵炮制工艺为：取清半夏、六神曲、白矾粉碎成细粉，生姜汁加适量水（约5倍量的水），与面粉及上述细粉搅匀，制成软硬适宜的颗粒，置于适宜容器中并覆盖薄膜，在温度为30℃左右、湿度约为80%的环境下发酵，每隔一定时间取样一次，并随行记录其状态，发酵至产生"黄衣"时即为炮制终点（100%），取出，置于50℃的烘箱中干燥，备用。

2. 发酵过程中物质基础及"性状"变化的分析

（1）碳、氮源分析：通过分析半夏曲发酵过程总糖和总蛋白的含量变化可以从侧面反映微生物对碳、氮源利用情况。

1）总糖分析：半夏曲发酵过程中总糖含量先缓慢增加，而后呈下降趋势，可能是发酵初期，大分子糖类慢慢被微生物所产生的淀粉酶降解生产可溶性的糖类，而后随着微生物发酵的进行，糖类被微生物所消耗提供碳源以保证微生物的正常生长和繁殖。

2）总蛋白分析：随着半夏曲发酵时间的延长，样品中总蛋白的含量整体呈下降趋势，在发酵初期总蛋白的含量下降很少，在发酵中后期总蛋白的消耗很明显，这可能与发酵过程后期微生物大量繁殖，产生"黄衣"需要消耗大量的氮源有关。

（2）酶活力测定

1）淀粉酶活力：半夏曲在发酵过程中淀粉酶活力逐渐增强，其中从发酵初期 B1（0%）到 B2（25%）淀粉酶活力增长缓慢；从 B2（25%）到 B3（50%）淀粉酶活力显著增加，可能是此时酵母类微生物大量繁殖并产生较多的淀粉酶，从而大量分解半夏曲中的淀粉转化成糖类，为微生物的代谢提供碳源，与发酵过程中的碳源变化趋势基本吻合；发酵后期淀粉酶活力增长缓慢，可能与半夏曲自然发酵后期优势微生物发生改变有关。

2）蛋白酶活力：半夏曲发酵过程蛋白酶活力随发酵时间的延长呈增强趋势，从 B1（0%）到 B2（25%）酶活力增长缓慢，从 B3（50%）到 B4（75%）酶活力上升很快，发酵后期基本达到平衡状态，这与半夏曲发酵过程中总氮源的变化趋势相呼应。

3）脂肪酶活力：脂肪酶活力变化呈下降趋势，在半夏曲发酵初期脂肪酶存在可能是由于原料中含有六神曲；在发酵过程中脂肪酶活力一直减少，可能的原因是半夏曲培养基中基本不存在脂肪类成分，且脂肪酶作为蛋白质类成分，可能作为碳氮源被微生物所利用。

3. 发酵过程特征指纹图谱分析

通过对半夏曲发酵过程特征指纹图谱分析发现，在半夏曲发酵过程中1、2、3、4、5、6、7、8、9、10、15、19号色谱峰所代表的化合物为半夏曲原料本身中所含有的化学成分。其中峰2、峰3和峰4所代表的核苷类化合物既是微生物生长与繁殖所必需的原料，也是其代谢产物，对于这3种核苷类化合物在自然发酵过程中的变化规律还有待进一步研究；而11、12、13、14、16、17、18号色谱峰均是在S4～S5（75%～100%）产生，且11、12、13、14号色谱峰的峰面积非常明显，反映其成分含量较高，这可能是在接近发酵终点（"黄衣"上遍）时微生物代谢产物急剧增加，后期可通过LC–MS或其他分析手段对11、12、13、14号色谱峰（新产生的化合物）进行分离与结构鉴定，可将其作为指标从化学成分方面对半夏曲发酵与否进行鉴别。

4. 基于机器视觉技术的半夏曲发酵过程颜色变化分析

目前有关中药颜色方面的量化研究，多采用色彩色差计、机器视觉等对颜色进行客观量化，其中机器视觉具有检测速度快、精度高、可扩展性好的优势，对中药材样品进行颜色测定时，可不受样品形态的限制，更适合用于中药性状颜色的客观量化。

将保存的图像导入"新药工中药成像分析系统"软件进行颜色特征提取，分别输出颜色L、a、b值，将每个样品的3次平行的Lab颜色值用于最终的数据分析，其中L表示亮度（黑白），a表示从绿色至红色的范围，b表示从蓝色至黄色的范围，L、a、b共同构成一个三维颜色空间。根据现代公认的颜色视觉Lab理论，每一个颜色都可以在三维颜色空间中找到相应的坐标，因此，需要结合化学计量学方法对半夏曲发酵过程不同时间节点的样品颜色（L、a、b值）的变化规律进行综合分析。

SQC（统计质量控制方法）分析是在考虑样本的差异性的基础上，通过计算参考样本得出接收区域和拒绝区域。对每一个数据点而言，在单元内的距离表明了颜色的差异。本实验以B1（0%）为参考样本，将其他样品与其进行SQC分析。

在半夏曲发酵过程中，从B1（0%）到B4（75%）样品颜色的亮度、色彩缓慢变化；从75%～100%样品颜色发生明显改变，主要原因可能是此时样品开始产生"黄衣"，即产生黄色的微生物代谢产物，使样品样色变黄，这也从颜色方面反映出发酵终点样品颜色与未发酵样品存在明显的颜色差异。

5. 基于电子鼻技术的发酵过程气味变化分析

"气味"作为中药饮片的固有属性之一，亦是中药饮片的质量标准的重要指标。本研究拟通过电子鼻技术对半夏曲发酵过程样品的气味变化进行客观化的定性分析。

将电子鼻传感器获取的样品响应值进行 SQC 分析，以 B1 样品为参照对象，将其他样品与之进行比较，探索半夏曲发酵过程的气味的变化规律。

结果显示，半夏曲发酵过程中的气味特征综合响应呈现一定的变化规律，从半夏曲发酵过程 B1（0%）到 B2（25%）气味变化不明显；在发酵至过程 B3（50%）时，气味变化非常明显，这可能是在发酵过程中产生的"酒香气"，且电子鼻传感器对酒精类具有很高的响应值；发酵过程 B4（75%）到 B5（100%）气味与 B1 到 B2 气味有明显差异，分析原因可能与发酵后期产生特异香气有关。

（三）半夏曲纯种发酵与传统发酵的比较

半夏曲的发酵目前采用的是传统自然发酵，自然发酵由于没有进行严格的无菌控制，发酵过程环境中的多种微生物参与发酵，导致不同发酵环境发酵的半夏曲差异较大。因此本课题在半夏曲已经筛选出优势菌种的基础上进一步研究，采用优势菌种对半夏曲进行纯种发酵，以半夏曲的外观性状、内在成分、毒性、刺激性和药效为评价指标，比较传统发酵与纯种发酵工艺对半夏曲质量的影响，优化半夏曲发酵炮制工艺。

1. 发酵方式

（1）传统发酵：取清半夏、白矾、六神曲粉碎成细粉，生姜榨汁加适量水，与面粉及上述细粉搅匀，制成软硬适宜的小块或颗粒，置 37℃ 的恒温恒湿箱中发酵培养 3 天（RH75%），发酵至产生"黄衣"时，取出，冷冻干燥机中冻干，即得。其处方为清半夏 160g，白矾 10g，六神曲 5g，生姜汁 20g，面粉 32g。

（2）纯种发酵：原料同上，混匀，分装于 500mL 烧杯中，分别加姜汁和水的混合液体 30mL，搓成颗粒状（握之成团，触之即散），再分装于 250mL 广口瓶中，加塞，用牛皮纸封口，置高压蒸汽灭菌锅中于 121℃ 灭菌 20min，放冷后备用。

将购买的枯草芽孢杆菌、黑曲霉和季也蒙毕赤酵母菌分别按照说明书的方法复活，分别挑取培养后长出的单个菌落，接种到各自适宜的培养基平板上，置 28℃ 或 37℃培养箱中继续培养一代，待菌落长出后，用显微镜涂片染色法检查是否是单一微生物，若不纯，再依法反复稀释，直至获得纯培养物，纯培养物在无菌条件下用 10mL 无菌水将斜面上孢子冲洗下来，并稀释至 2×10^5 spores/mL 备用。

在无菌条件下，将上述孢子悬浮液以每瓶 6mL 的接种量均匀地接种到已经灭菌的曲料中，加棉塞，置 37℃的恒温恒湿箱中发酵培养 3 天（RH75%）。发酵结束后，将曲料取出，并于冷冻干燥机中冻干，即得。

2. 评价项目

选择半夏曲饮片外观性状、气味、内在成分、毒性、刺激性和药效等几项综合加权评分作为评价指标。

实验结果表明，不同孢子混悬液发酵后的样品外观性状、内在成分总有机酸含量和传统发酵后半夏曲样品比较，都是符合质量标准的。外观性状上课题组选择了直接观察的方法，为了更精确地比较各样品间性状与气味的差别，可以选用机器视觉技术和电子鼻等技术以数据的形式更准确地比较。内在成分含量选择了总有机酸一个成分比较单一，可以在确定了半夏曲的消食的有效成分后，进行多指标成分的比较。

家兔眼结膜刺激实验结果表明，传统发酵和纯种发酵均表现为无刺激性，说明传统发酵和纯种发酵两种发酵工艺都可以缓和半夏的刺激性。

药效方面，枯草芽孢杆菌、黑曲霉和季也蒙毕赤酵母菌为菌悬液发酵的半夏曲和传统发酵的半夏曲治疗效果相当，差距很小。下一步的实验可能需要更多和更精确的实验从药理和物质基础上具体地分析传统发酵和纯种发酵的不同。

综合以上几个实验结果和最终评分，可知以枯草芽孢杆菌为菌株进行纯种发酵优于传统发酵工艺。枯草芽孢杆菌是一种革兰阳性菌，被美国食品药品监督委员会称为"CRAS"（generally regarded as safe），即益生菌。枯草芽孢杆菌应用比较广泛，可用于工业污水处理、宠物养殖、水产养殖等多个领域。枯草芽孢杆菌能够保护肠道上皮细胞免受损伤，维持肠道稳态，分泌的抗菌肽物质可以抑制结肠癌，产生的消化酶能够促进小肠的消化吸收，恢复肠蠕动功能。枯草芽孢杆菌添加到饲料中对动物的肥育效果很好，说明可以很好地促进动物胃肠道的消化，与本课题研究的半夏曲主要消食药效是相同的，所以选用枯草芽孢杆菌为半夏曲纯种发酵的菌种，不仅可以保证良好的质量，还可以对药效有协同的作用。

五、药效物质基础研究

（一）半夏曲止咳化痰药效研究

半夏具有燥湿化痰、降逆止呕、消痞散结的功效，目前只有文献报道过不同处方对半夏曲消食药效的研究，并未见对其止咳化痰药效的比较。因此课题组选用了小鼠氨水诱咳模型、豚鼠枸橼酸模型、小鼠酚红排痰模型和大鼠排痰模型四个较为经典的模型对半夏曲的止咳化痰功效进行了研究，证实发酵炮制工艺可以保留半夏止咳化痰的功效。

1. 半夏曲止咳药效研究

小鼠氨水诱咳实验和豚鼠枸橼酸实验结果均表明，半夏曲具有明显的抑咳作用，能有效地延长咳嗽潜伏期，抑制咳嗽次数。半夏曲同发酵前辅料清半夏比较，清半夏的止咳效果更好一些，这可能与发酵过程中某些物质的变化有关，需要进一步研究发酵过程物质基础的变化来解释这种结果。半夏曲止咳的效果虽然没有清半夏强，但与空白组比较还是有显著抑咳效果的，可以用于临床上治疗咳嗽的症状。

2. 半夏曲化痰药效研究

小鼠酚红排痰实验和大鼠排痰实验结果表明，半夏曲和清半夏及羧甲司坦都不能明显地增加鼠的排痰量，但都有增加排痰量的趋势。课题组选择的两个模型实验结果不能很好地验证清半夏和半夏曲的化痰功效，可能这两个模型不适合半夏的化痰机制，课题组下一步需要选择更好的实验来验证半夏曲是否有很好的化痰功效。

（二）半夏曲消食化积药效研究

《本草纲目》记载半夏曲有化痰湿、消食滞之功，发酵后增加了消食滞的功效。现临床多用于治疗恶心呕吐，食欲不振，咳嗽痰壅。目前对半夏曲的研究主要集中在发酵前后的化学成分变化、处方研究和微生物研究。以清半夏与姜汁、白矾等为发酵处方的半夏曲治疗脾虚食积的研究未见报道。本课题主要研究部颁标准半夏曲对正常小鼠和脾虚积滞模型小鼠胃肠道运动的影响，为进一步说明半夏曲发酵后可以增加消食滞的功效提供理论依据。

通过比较半夏曲发酵前后对正常小鼠及脾虚积滞模型小鼠胃肠运动的影响，发现半夏曲发酵后较发酵前确实能更好地促进小鼠的胃肠运动，改善小鼠的消化功能。说明半夏曲发酵后对脾虚积滞证有一定的治疗效果，可以用于临床上治疗脘腹胀满、食欲不振、脾胃虚弱的患者。课题组前期研究中发现在半夏曲发酵的过程中消化酶的活力增加，一个原因可能是半夏曲发酵后增加了消食的功效。目前有关发酵后可以产生或增强消食功效的具体机制和原理还不清楚，需要今后进一步的研究。课题组下一步将从半夏曲发酵后消食功效有效部位的确定、有效部位的特征图谱和有效部位与消食功效的谱效关系几个方面更全面地阐述半夏曲发酵后增加了消食功效的物质基础。

六、药效学及安全性评价

1. 发酵对半夏毒性和刺激性变化的影响

目前对半夏的毒性成分研究尚存在争议，普遍认为主要的毒性成分为草酸钙针晶、蛋白类和生物碱类。其中草酸钙针晶为半夏的主要刺激性成分，蛋白类中的凝集素蛋白为主要的致炎性成分，生物碱类既是抑制相关肿瘤细胞增殖的有效成分，又是能够产生急性毒性的成分。炮制可以缓和半夏的毒性，目前对半夏发酵制曲后可以缓和半夏毒性的研究未见报道，所以本课题拟采用单次给药毒性实验方法、家兔眼结膜刺激性实验方法和高效液相色谱法对半夏发酵前后的毒性变化进行研究。对于草酸钙含量测定的方法目前多用滴定法和 HPLC，二者都是将不溶的草酸钙转化为草酸的方法间接测定草酸钙的含量，本实验选择了操作简单、结果更准确的 HPLC。

实验结果表明，急毒实验中半夏 MLD 为 45.47g/（kg·d），相当于临床人用量的252.61 倍，发酵后的半夏 MLD 为 39.42g/（kg·d），相当于临床人用量的 218.96 倍，说明半夏发酵前后在正常的临床用药范围内都是低毒的、安全的；家兔眼结膜刺激实验中，半夏可引起家兔眼结膜红肿并伴有分泌物排出，这说明半夏有刺激性，而发酵后的半夏较半夏对家兔眼结膜的刺激性明显减弱；草酸钙含量测定实验中，发酵后的半夏草酸钙针晶含量相对减少，说明发酵可以降低半夏中的刺激性成分、缓和半夏的刺激性。

2. 半夏曲止咳化痰药效的研究

与模型（空白）组比较，半夏曲及清半夏都能够延长小鼠咳嗽的潜伏期、减少咳嗽的次数，清半夏更明显（$P < 0.05$）；半夏曲高剂量可以明显地减少小鼠咳嗽的次数（$P < 0.05$），并且有明显延长咳嗽潜伏期的趋势（$P < 0.05$）；半夏曲及清半夏可以使小鼠气管段酚红含量增加，但没有明显的效果（$P > 0.05$）；清半夏可以明显增加痰液的排出（$P < 0.05$）；半夏曲有增加痰液排出的趋势，但效果不是很明显。

3. 半夏曲消食药效的研究

模型组与空白组比较，肠推进率和胃排空率明显降低（$P < 0.05$）；与模型比较，半夏曲发酵前后均能提高正常小鼠的肠推进率和胃排空率；与空白组比较，半夏曲发酵前后的肠推进率和胃排空率逐渐恢复至空白组的水平。对脾虚食积小鼠肠推进率恢复程度顺序为：吗丁啉组＞健胃消食片组＞半夏曲高剂量组＞半夏曲中剂量组＞半夏曲低剂量组＞半夏曲发酵前组＞模型组；对脾虚食积小鼠胃排空率恢复程度顺序为：健胃消食片组＞吗丁啉组＞半夏曲高剂量组＞半夏曲中剂量组＞半夏曲发酵前组＞半夏曲低剂量组＞模型组。健胃消食片组、吗丁啉组、半夏曲高剂量组与模型组比较有显著性差异（$P < 0.05$），说明发酵后的半夏曲能明显提高脾虚食积小鼠的肠推进率和胃排空率，对脾虚食积小鼠的胃肠运动情况有所改善。

与模型组比较，健胃消食片、吗丁啉、半夏曲高剂量能够显著促进胃肠道的运动，增加胃肠道激素胃泌素及神经递质胆碱酯酶的分泌，减少一氧化氮的分泌；与空白组比较，健胃消食片组、吗丁啉组及半夏曲高剂量对胃肠道的运动有所恢复，半夏曲中低剂量组、半夏曲发酵前组及模型组恢复不明显。说明半夏曲发酵后可以促进胃肠道的运动。

七、质量标准提升研究

目前部颁标准第十册中半夏曲的质量标准仅对性状、鉴别、检查做了简单的规定，未能充分体现处方中主要药物清半夏等的质量要求，为了科学评价和合理控制半夏曲的质量标准，本部分将按照中国药典有关中药饮片质量标准起草项目要求，从制法、性状、鉴别、检查、浸出物、含量测定、其他等项目内容进行全面研究，提升半夏曲的质量标准，为新版部颁标准或其他相关标准的修订或制定提供数据支撑。

1. 来源与制法

（1）来源：半夏曲为天南星科植物半夏 *Pinellia ternate*（Thunb）Breit. 的炮制品清半夏加面粉、姜汁、白矾和六神曲经发酵而成。

（2）处方

传统处方：清半夏 160g，白矾 10g，六神曲 5g，生姜汁 20g，面粉 32g。

纯种发酵处方：清半夏 7207g，面粉 1442g，生姜 900（榨成 1g/mL 的姜汁），白矾 450g，枯草芽孢杆菌（稀释至 2×10^5 spores/mL 备用）。

（3）工艺

传统工艺：取清半夏、白矾、六神曲粉碎成细粉，生姜汁加适量水稀释（约5倍量的水），与面粉及上述细粉拌匀，制成软硬适宜的小块或颗粒，置于适宜容器中并覆盖薄膜，在温度30℃左右、湿度约80%的环境发酵，发酵至产生"黄衣"时，取出，干燥，即得。

纯种发酵工艺：将曲料用和面机混合均匀，少量多次用紫外灯灭菌，在无菌条件下，将孢子悬浮液以270mL的接种量均匀地接种到已经灭菌的曲料中，用和面机混合均匀，分别放在三个灭菌的收纳箱中，置37℃的恒温恒湿箱中发酵培养3天（RH75%）。发酵结束后，将曲料取出并于50℃烘箱中干燥，即得。

（4）中试产品：本实验所用的中试产品为四川辅正药业股份有限公司和四川新荷花中药饮片股份有限公司按照半夏曲的传统和纯种发酵炮制工艺进行中试放大生产，各3批次。

（5）样品收集信息：为了提升半夏曲的质量标准，收集了全国主要的生产厂家的样品。共收集了10批样品，其中4批为中试产品，其他为购自具有生产批准文号的企业。

2. 性状

半夏曲饮片的性状为黄白色至淡黄色的小块或粗粉；气微，味酸涩、微辣。

3. 鉴别

显微鉴别结果表明，10批半夏曲饮片均可见淀粉粒和草酸钙针晶，与部颁标准第十册的半夏曲显微鉴别结果相同。

薄层色谱鉴别（1）中，半夏曲的薄层色谱中均能检出4种氨基酸，阴性无干扰，且水半夏伪品不含有精氨酸，故以4种氨基酸对照品作为对照，可做半夏曲的薄层鉴别，专属性较强。薄层色谱鉴别（2）中，参照中国药典中的半夏及清半夏的薄层鉴别（3）的方法，薄层斑点清晰，专属性较强。两种薄层方法联合使用，可更好地用于鉴别半夏曲的真伪，较部颁标准半夏曲的鉴别项有明显提高，故将两种TLC鉴别方法均列入"半夏曲质量标准草案"正文鉴别项下。

清半夏、半夏曲、混合半夏曲、样品1号均有香草醛硫酸显色反应，因此暂不考虑将其作为鉴别项的内容列入"半夏曲质量标准草案"中。

4. 检查

检查项下规定的项目要求指在加工、生产或贮藏过程中可能含有并需要控制的物质包括重金属、干燥失重、水分、杂质、灰分、总灰、黄曲霉毒素等或其限度指标。

（1）水分：水分指中药饮片中所含"自由水"的多少，是保证饮片质量的重要参数。含水量太高，易变质生霉，不利于饮片贮藏。因本半夏曲样品中不含或少含易挥发性成分，故可采用烘干法进行直接测定。

10 批半夏曲样品平均水分含量为 10.23%，最高水分含量为 11.91%，最低水分含量为 8.65%。发酵炮制品因质地较轻且松疏易吸潮，在贮藏过程中水分含量会有所上升，再加上我国地域广阔，温湿度具有差异性，结合《中国药典》（2015 年版）对中药饮片含水量的要求，综合考虑暂将半夏曲的水分定为不得过 13.0%，并将此结果收录入半夏曲质量标准草案正文检查项下。

（2）灰分：灰分间接反映了中药饮片含杂质的多少，亦是中药饮片质量标准中的重要参数。

10 批半夏曲的总灰分平均值为 4.42%，最低为 3.97%，最高为 5.40%。按照中药饮片质量标准的制定原则，暂规定半夏曲的总灰分不得过 5.5%，并将结果列入本品质量标准草案正文检查项下。

10 批半夏曲的酸不溶性灰分的平均值为 0.48%，最低为 0.38%，最高为 0.64%。按照中药饮片质量标准的制定原则，暂规定半夏曲的酸不溶性灰分不得过 0.6%，并将此结果列入半夏曲的质量标准草案正文酸不溶性灰分的检查项下。

（3）白矾限量检查：半夏曲处方中的清半夏和白矾均含有铝盐。现代文献研究表明，Al^{3+} 能在肝、肾、脑等脏器蓄积，具有神经毒性，所以应该限定半夏曲中白矾的含量。参考《中国药典》2015 年版一部中清半夏、姜半夏、制天南星中白矾限量的测定方法进行测定。

10 批半夏曲中白矾含量的平均值为 9.67%，最高为 10.82%，最低为 7.46%。综合考虑各批次的含量差异和处方中的白矾来源，暂规定半夏曲中白矾含量以含水硫酸铝钾计，不得过 12.0%，并将此结果列入半夏曲质量标准草案正文白矾限量检查项下。

（4）黄曲霉毒素：因目前半夏曲主要采用传统发酵方式生产，而自然发酵过程在微生物方面难以控制，很容易受杂菌的污染。半夏曲发酵过程中产生"黄衣"，通过初步微生物鉴定，可判断是黄色曲霉类，不但影响其疗效，还具有很强的致癌、致畸和高毒性，因此有必要在质量标准中增加黄曲霉毒素的检查，以保证临床用药的安全性。本实验采用《中国药典》（2015 年版）四部黄曲霉毒素测定法（通则 2351）第一法（高效液相色谱法）对半夏曲进行黄曲霉毒素检查实验。

10 批半夏曲样品中未检出 4 种黄曲霉毒素，可能是样本量太少。考虑到目前半夏曲的生产方式为传统发酵炮制，生产条件简单，仍然以自然发酵为主，存在易被产黄曲霉毒素的曲霉感染的风险，因此为了保证半夏曲的用药安全，还是有必要对黄曲霉毒素进行规定，按照中国药典对黄曲霉毒素的有关要求，暂列入本品的质量标准草案正文中。

（5）浸出物测定：通过对溶剂及浸出方法的考察，最后确定半夏曲的浸出物测定方法为以稀乙醇为溶剂的醇溶性热浸法，本法简单省时。10 批半夏曲样品的浸出物含量的平均值为 13.20%，最高为 15.06%，最低为 11.07%。根据中国药典中药质量标准研究制定的技术要求，暂将本品的浸出物含量范围定为不得少于 10.0%，并将此结果列入半夏曲质量标准草案正文浸出物项下。

（6）含量测定：文献报道，清半夏中的有机酸类成分具有止咳化痰的功效，因此，测定半夏曲中的总有机酸的含量对保证其质量标准具有一定的现实意义。

因半夏曲中主要以清半夏为主，故参考《中国药典》（2015 年版）一部清半夏含量测定项为质控指标，将总有机酸含量作为控制半夏曲的质量评价指标，收录至半夏曲的质量标准草案中，具有一定的可控性，对提升半夏曲的质量标准具有现实意义。本实验结果表明，10 批样品总有机酸含量的平均值为 0.47%，根据中国药典中药质量标准研究制定的技术要求，暂将本品的总有机酸限度定为不得少于 0.35%，并将此结果列入半夏曲质量标准草案含量测定项下。

（7）半夏曲特征图谱：目前有关部颁标准中半夏曲的化学成分研究鲜有报道，但是根据清半夏的现代文献报道，可推测半夏曲中主要含有有机酸类、氨基酸、核苷类、生物碱、多糖、无机盐类等。本研究利用指纹图谱分析技术，对半夏曲中的化学物质进行探索，为有效控制半夏曲的质量提供一种方法。

不同厂家之间样品的相似度很低，但是相同厂家的样品各批次之间的差异性不大。这反映了各厂家间样品之间的差异性很大，其原因可能是样品来源、炮制工艺以及发酵的微生物环境等因素均会对半夏曲中的物质基础产生不可控的影响，故半夏曲的特征指纹图谱暂不列入半夏曲质量标准草案正文中。

（8）其他：半夏曲的功能与主治、用法与用量及贮藏均参照部颁标准所收载的半夏曲的内容，注意项同《中国药典》（2015 年版）一部的清半夏饮片。

第九章 发酵类中药现代研究展望

第一节 中药发酵技术及应用展望

近年来，中医药在疾病的预防和治疗方面越来越受到国际医疗市场的认可，由传统药物和天然药物开发的创新药和相关健康产品成为世界药品需求的新趋势。我国纵使拥有极为丰富的中药资源，但不少传统药用动植物的开采量与自然生长量不协调，已经面临濒危，濒危物种逐年增加。因此，结合生物技术手段进行天然药物开发，研究中药资源有效利用，在药材炮制方法中寻求能批量化生产、稳定性高、对药材利用率高的方法，利用现代中药发酵技术成为药物研究者的又一选择方向。

一、中药发酵技术在未来中药研究中将拥有越来越重要的地位

发酵能影响到中药活性成分、药理药效等，可以较大幅度地改变药性、提高疗效、降低毒副作用、发现新的药用资源，为中药的发展开辟新的研究领域。

1. 中药发酵技术将推进中药炮制技术的升级

中药发酵炮制法是利用在发酵过程中产生的活性酶等物质对中药材成分进行分解和转化，并通过一系列化学反应使有毒物质减少、活性成分增加；而且发酵一般在常温就可以进行，操作简单，节省能源，利用现代发酵技术研究传统发酵如制曲、作豉等，可推动制曲、作豉传统技术向现代化、机械化、连续化生产发展，推动中药炮制技术升级。

2. 发酵技术可以有效增加中药提取度

90% 的中药都来自于植物，这类中药材的有效成分存在于植物细胞的胞浆中。在

中药发酵过程中，微生物在中药供养下进行分裂、生长、繁殖和代谢，同时产生出可使细胞破裂的酶，如纤维素酶、蛋白酶、半纤维素酶、淀粉酶、果胶酶等，从而减小了细胞间质和细胞壁的阻力，增加了细胞间隙，可促进有效成分释放，使植物类药材提取率大大提高。

3. 发酵技术可以增强中药药效

植物细胞都含有一层细胞壁，细胞壁是人体吸收和溶解植物中有效成分的最大障碍。而发酵中药最大的作用就是利用微生物吞噬的原理对植物细胞进行破壁，将营养物质充分释放出来，使人体能够更好地吸收。但不是所有的植物都可以直接用发酵方式进行破壁，例如灵芝孢子就需要结合破壁技术和发酵才能够发挥更多药性。

4. 中药发酵技术可以产生新物质及新的药理作用

中药在发酵过程中，利用微生物中的酶使化合物的结构发生脱氢或羟化反应，向预定的方向转化药物，从而形成新的化合物。微生物在发酵过程中也会形成具有药效的多种次生代谢产物，它们既可以把中药的有效成分作为前体形成新的化合物，也可以和有效成分发生反应而形成新的化合物。此外，在发酵过程中，中药的某些成分可能会对微生物的生长和代谢有促进或抑制作用，在这种特殊环境中微生物的代谢途径发生了改变，就可能形成新的活性物质。如五倍子发酵前后药理作用发生明显变化，发酵后产生了新的物质没食子酸，同时产生了抗病毒、抗肿瘤、抗过敏、利胆和支气管扩张等新的药理作用。

5. 中药发酵技术可以实现减毒增效

经过发酵，中药在微生物中酶的作用下有毒化合物的结构发生变化，降解或转化为低毒或无毒的化合物，从而使药物的毒副作用降低。如云南中医学院戴万生采用发酵法炮制大黄，发酵后结合型蒽醌衍生物含量降低，而具有抗肿瘤作用的游离型蒽醌的含量增加了 6 倍，从而改变了大黄的蒽醌类成分的含量，达到了减毒增效的作用。

综上所述，中药发酵是现代中药研究的热点，具有保护中药活性成分免遭破坏，使药物的有效组分、活性物质最大限度地得以提取、利用；提高中药药性，降低药物的毒副作用；所优选的人体有益菌种本身能补充或增强原有药物的功能；产生新的活性物质；为中药活性成分结构修饰提供新途径；节省药材资源，保护环境等优点。如果达到生产工艺可控，所得产物精确，制剂方便，则是具有高科技水平的又一中药现代化新技术。

二、中药发酵技术的应用及研究方向

中药发酵由于自身在中药新药研究开发方面具有的独特优势，可在扩大中药治疗范围、剂型改进、创制新药等方面提供新的技术手段，有望给中药新药研究开发注入新的活力并带来革命性的变革，具有广阔的发展前景。

近几年来针对药物的活性组分、药物药理和药物加工工艺等方面的研究都有了长足的进步，但是由于中药的发酵炮制由复杂多样的化学组分组成、药效的多样化、药物作用机理不明确及微生物菌种的多种多样等特点，使得其发酵机理的研究还处于起步的研究阶段。要实现发酵类中药的广泛高效发展以及适应现代化需求，还应该针对药物活性组分进行充分的研究，以中药的生物分解转化机理以及微生物的代谢机理为依据，来研究中药发酵过程中，药物主要组分的改变规律，从而明确药物发酵炮制的机理，同时就药理作用机制做更加深入的研究，从而更加合理地规划生产工序，依据传统的中药发酵炮制机理，再加上现代微生物技术的改进，才能使微生物转化率得以显著提升，明显提高药物的质量和疗效。

发酵中药的发展方向影响到其未来的发展前景，以下方面的进一步深入研究至关重要：

1. 中药发酵机理研究

目前微生物发酵中药的机理已有一些基础和推断，但由于中药化学成分的复杂性和作用机理的不明确性，中药的有效成分、一些非有效成分及特殊的基质环境与微生物的相互作用尚有待研究；针对具体的中药及复方，明确其发酵作用机理，揭示发酵中药的科学内涵，其发酵体系的特点和作用机理仍待进一步研究。

2. 中药发酵共性技术研究

加强对单味中药、中药提取物、中药复方发酵技术、微生物培养的系统研究，并进行成分的分离、鉴定和相关药理试验，明确微生物的性质以及变化过程，建立起统一的能应用于大多数中药发酵的通用方法与共性技术体系，为实现发酵中药的现代化、科学化、国际化提供新的途径和方法。

3. 优良菌种选育技术研究

菌种的选育是中药发酵的关键和基础。因此，应该加大发酵菌种的选育和评价工作，使更多优良的菌种能够最大限度地作用于中药，从而为更多有价值的发酵中药产品的研制奠定基础。由于微生物菌种的不同，其进行次生代谢的能力、产量都存在巨大的差别，同时菌种各自有着不同的特征以及发酵的效果，并且不同种类的菌种其制造次生代谢产物的能力也存在巨大的差别。所以就中药的发酵炮制而言，获取高产率、低毒性及高转化率的菌种非常重要。

4. 现代复合微生物发酵技术研究

通过采用纯种的菌种进行发酵代替传统自然发酵。在对发酵炮制中药的研究过程中，优势菌落以及发酵机理的不断深入使得纯种的发酵成为可能。并且经单一的菌种发酵制备的药物，其有效组分的含量远远高于自然发酵制备的药物，原因在于经单一的菌种发酵制备的药物有效抑制了有害杂菌的繁衍和活性，降低了对营养组分的竞争性，使得药品质量得以保证，避免或降低对药物的污染。多菌种发酵较单一菌种发酵具有更强的生物转化能力，但也是发酵研究的难点。传统中药发酵多是自然界混合菌种天然发酵的结果，因那时人们并不知道微生物和发酵的关系，从而很难人为控制发酵过程。如何应用现代微生物工程的相关技术，进行中药多菌种发酵，提高发酵生产的可控性、稳定性，提高发酵中药的有效性和安全性，是进行现代发酵中药研究的又一关键技术。优化发酵炮制的制备工艺条件，微生物所处培养的环境及自身所需的营养条件，对其自身的生长代谢以及产物量都有着极大的影响。药物作为原材料，为菌种的生长供应必需的营养组分，同时为以后微生物的分解转化运动带来底物，所以，针对药物原材料的配方，其组成、组分的配比以及预处理等将会影响药物的最终药效。

5. 发酵中药筛选模型和多维评价体系研究

中药具有品种多样性、化学成分复杂性、药效作用多向性的特点，中药复方具有整体性、系统性、复杂性、非加和性等特点。因此，中药及其复方在发酵过程中如何遵循中医药理论的指导，进行发酵后选用何种评价指标和评价模型，建立发酵中药筛选模型和多维评价体系，是发酵中药研究的难点。炮制和配伍是中医用药的主要特点，为了全面掌握不同的微生物对中药发酵后的作用，尤其是对原有药效、毒性的改变情况，在中药发酵过程中应根据方药的配伍规律对其进行科学组合和设计。在中医药理论的指导下，还应运用客观化、数量化的现代科研方法和手段，采用标准的动物实验与数据统计，使发酵品的有效化学成分得以明确，从而制得对疾病具有专一治疗作用的"新中药"。同时，中药发酵制品要开发具有自主知识产权的特色中药，不能完全照搬西医模式，要努力开辟中药新药开发的多种途径。

6. 发酵中药设备升级与适用性研究

发酵设备也是中药发酵技术产业应用的关键一环，想要实现发酵产物的批量化稳定生产，就要在发酵的每一环节做到量化，实时定量发酵产物中的标志性成分含量，提高可控性和安全性，保证高标准发酵产物的产出。我们可以借鉴食品工业的相关设备和工艺流程，按照中药饮片的生产规律进行技术改造，以适用于中药饮片发酵的要求。主要包括加热除去杂菌的蒸料罐、接种后发酵的造曲池、赋型设备及干燥设备。

7. 中药发酵工艺规范化及创新研究

传统中药发酵技术以固体发酵为主，在整个发酵过程中能够将现代生物技术理论以及相关元素等融入其中，严格控制发酵过程的中发酵环境，如温度、湿度、酸碱度以及氧气通气因素，对发酵菌种的数量和种类等进行严格地要求和控制，实现发酵工艺环境的动态控制，进行适时调节，保证发酵过程能够在可控环境中进行。现代中药发酵炮制工艺涵盖了从选育菌种、配置培养基、消毒灭菌以及接种、发酵、药品分离提取等整个生物发酵工程的流程和环节。随着现代生物发酵技术的不断进步，药物中的有效组分以及药物活性也慢慢被阐明，所以中药的发酵炮制也越来越趋向药物中的特定有效组分。而液态发酵可以明显地提升生产的效率，并且容易进行自动化控制。

8. 利用中药发酵缓解中药资源缺乏、发现新的天然活性物质和生物转化反应等

现代生物技术的发展，为传统的发酵炮制药物注入了更新的工艺，发酵条件更加可控，产品的有效成分含量更高，质量加稳定，发酵炮制药物的对象和种类也越来越多，应用也更加广泛。目前，主要应用的中药发酵技术可分为固体发酵和液体发酵，以及在固体发酵的基础上延伸发展而来的药用真菌双向发酵技术。多种中药经微生物发酵后可显著提高其免疫活性。例如，植物乳酸杆菌 M-2（Lactobacillus plantarum M-2）发酵可以显著提高红参免疫活性。黄芪具有增强免疫功能、补气升阳、益卫固表、利水消肿、托疮生肌等功效，其所含的黄芪多糖 APS 经实验证实能非常显著地促进抗体生成，提高小鼠免疫力。现代科学研究证明，中药黄芪经枯草芽孢杆菌发酵后，其黄芪多糖与普通煎煮水提法的多糖含量对比高 5 倍以上，即其更能显著增强免疫力，更适宜于临床应用。王惠芸等的实验显示，连翘经双歧杆菌发酵后其抑菌活性显著改变，从而影响其临床疗效。丁仁芳等在利用从金银花中分离到的内生枯草芽孢杆菌 RP5 对红薯叶发酵产绿原酸的研究中，通过优化发酵条件，使绿原酸的积累量成倍增加。积雪草有清热解毒、活血利尿的功效，临床上常由于治疗痈疮肿毒、湿热黄疸、跌打损伤等症，其有效成分三萜皂苷类中的积雪草酸的药物活性最高，但含量低，梅建凤等用分离到的一株黑曲霉（Aspergillus niger）JH-2 菌株，将积雪草粉加在液体转化培养基中，通过液体发酵的方式完成了从积雪草苷到积雪草酸的转化，其质量分

数提升了大约 3 倍。刘学湘等采用固体发酵技术，以白僵菌作为发酵菌种对蚕蛹进行发酵，不仅简化了操作步骤，而且优化发酵工艺后得到的有效成分比生药僵蚕也得到大幅提升，并且为丝绸业的综合利用开辟了一条新途径。

9. 使用中药发酵技术实现中药资源再利用

中药的应用须经过一系列的加工过程，中药材在加工炮制的过程中，产生了大量的药渣，随着中医药行业发展，药渣废弃物也随之增多，对周边水质、空气、土壤等环境产生了严重的污染，给社会经济带来负担，也危及了人们的健康。在中药发酵的基础上，药渣发酵的处理具有安全绿色环保的优势，药渣发酵主要分为物理转化、生物转化和化学转化。其中化学转化可应用于提取有效成分、造纸、制备能源和制备甲醇等；生物转化可应用于制作肥料、饲料、食用菌培养、处理废水、栽培基质、改良土壤等。并且药渣外敷具有活血化瘀、收敛止痛等效果，食用益生菌发酵的健胃消食片药渣可治疗腹泻、脾虚。随着食品发酵和中药成分微生物转化研究的深入，逐渐揭示了微生物对中药成分的代谢过程和产物，为中药发酵的深入研究奠定了良好的基础。多学科交叉在中药发酵研究方面必将有突破性进展，而且可能产生新的学科分支，这是传统中医药学发展的需要和必然趋势，也是中医药工作者的努力方向。

第二节　中药发酵原理及物质基础研究展望

近年来，随着现代科学技术的提高，像日本纳豆、印度尼西亚天培等，已经研究发现发酵后的药物对人体有很好的治疗和保健效果，而且还存在很大的研究空间。就目前而言，利用微生物对中药发酵，主要是引起中药有效成分的变化或者对次生代谢产物的含量或成分产生影响，前者利用对中药进行"二次开发"，以达到解毒增效的作用，后者通过中药调控微生物代谢，促进微生物生物资源的更好利用。但是，还存在很多问题，其一是目前中药发酵的原理大多数还不清楚，仍需要进一步进行研究。其二目前发酵药材都采用的是体外条件，还没有探索中药成分在体内的代谢过程。其三是中药发酵的品种还只是集中在单味药中，中药复方的发酵还处于初始阶段，仍需进一步研究。

一、中药发酵原理研究展望

中药发酵炮制的原理较为复杂，涉及两个方面：一是微生物对发酵基质的作用。即在一定条件下，利用微生物产生的酶定向转化中药的某些成分而提高活性成分的含量、降低毒性成分的含量或生成新的化合物以达到增效减毒的目的，同时微生物也会产生丰富多样、具有一定生物活性的初级和次级代谢产物。一是发酵基质对微生物的作用。中药中复杂多样的成分可以提供微生物生长所需的营养，如碳源、氮源、微量元素等，另外，中药多糖是很好的益生元，可促进有益微生物的增长，而中药中的生物碱等抗菌成分在发酵过程中尚可抑制有害菌的生长。

中药发酵是一门综合性很强的学科，需要研究人员不仅拥有中医药的背景知识，还需要拥有微生物、食品、化学以及药理方面的知识，研究中药发酵原理，也可为发酵后中药的物质基础研究提供思路，并为对其临床药理进行进一步的研究与开发提供物质基础和科学依据。

1. 发酵菌种的选择、优化、改造和育种

传统中药发酵，多是利用自然界中存在的天然菌种进行发酵，目前中药发酵对于菌种的研究集中于两类：一类是传统发酵品中的菌种分离和筛选，仅有部分品种确定了优势菌种或菌群。一类是利用已有的工业菌种对中药进行发酵，极少涉及到主动进行菌种的筛选与优化，甚至菌种改造和育种。根据微生物遗传和变异的特点，现代生物技术已经可以采用多种育种方法如自然选育、诱变育种、杂交育种和原生质体融合等对于现有发酵菌种的生产性状进行改良，以提高产量和质量，降低生产成本，使发酵菌种能够产生更多药效物质或者原来不能产生的新药效物质。这是将来发酵中药的重点研究内容之一。

2. 发酵基质组方筛选

传统中药发酵基质和组方是建立在传统经验传承基础上的，不同地域、不同环境条件、不同传承路径也造成了组方各不相同，很难辨别其是否为最优组方。通过对于微生物特性的掌握逐渐加深和发酵原理的研究深入，已经认识到发酵基质的组方并不是一成不变的。另外，工业菌种的引入也会对基质的组成和处理提出新的要求，需要进一步研究基质的组成成分、配比、预处理方法等。

3. 发酵条件优化和设备改进

菌种的优化和工业菌种的引入必然要求发酵条件的优化，通过对于菌种特性的了解以及对于代谢产物的要求，调整发酵过程中温度、溶氧率、酸碱度、加入消泡剂量、杂菌污染等指标，使其达到最佳组合，稳定高效地进行发酵生产，是中药发酵技术工业化应用的研究重点。

4. 发酵中药减毒增效炮制原理研究

众所周知，有不少中药自身具有很好的治疗作用，但是对人体也有毒性，可以通过中药炮制技术中的发酵方法，来对药材进行解毒，从而达到临床用药的要求。其主要机理是通过真菌对药物中的有毒物质破坏，使其化学结构发生变化，或产生新的物质，降低药物的毒性。

化风丹属于贵州省传统名药，具有息风止痉、豁痰开窍的功效，临床用于治疗风痰闭阻、中风偏瘫、癫痫等症，疗效显著。化风丹中含毒性药物川乌、半夏、天南星、白附子，故需进行发酵后方可制剂，其主要目的是降低药母中毒性成分，扩大其临床应用，在保证安全性的同时，为患者带来息风镇痉、豁痰开窍的作用，从而临床用于治疗风痰闭阻、中风偏瘫、癫痫等症。

银杏叶为银杏科植物银杏的干燥叶，性平，味甘、苦、涩，归心经、肺经。其有效活性成分为黄酮类化合物和萜内酯类物质，具有降低血清胆固醇、抗炎、抗氧化等功效。银杏叶含有的银杏酸是水溶性酸，具有一定的毒性，可采用光照法、超临界二氧化碳、中药配伍等方法除去银杏酸，但脱毒效率低，而且有可能改变银杏叶中的有效成分，用冠突散囊菌和银杏毛茶进行共发酵，结果发现毒性成分银杏酸下降了44.6%，活性物质黄酮提高了3.14%。发酵16天后茶中的银杏酸比采摘时的银杏叶减少了74.4%。

天南星为天南星科植物天南星 *Arisaema erubescens*（Wall.）Schott.、异叶天南星 *Arisaema heterophyllum* Bl. 或东北天南星 *Arisaema amurense* Maxim. 的干燥块茎，主要含有生物碱、苷、黄酮、脂肪酸、挥发油等成分。天南星性温，味苦、辛，有大毒，可能因用药不慎而导致死亡。天南星通过和白僵菌双向发酵可以明显降低其中毒性成分。经初步急性毒性试验观察，酵制天南星炮制品毒性大大降低，但药效学研究表明，炮制品与生天南星在抗惊厥方面的作用相差不大，达到了增效减毒的作用。

大黄通常为蓼科植物掌叶大黄 *Rheum Palmatum* L.、唐古特大黄 *Rheum tanguticum* Maxim. ex Balf. 或药用大黄 *Rheum officinale* Baill. 的根和根茎。大黄的主要化学成分为

蒽醌类、色酮类、鞣质及二苯乙烯苷，蒽醌是其中主要的化学活性成分，分为结合型蒽醌和游离型蒽醌，结合型蒽醌类成分中水溶性较大的双大黄酸蒽酮葡萄糖苷类成分是大黄泻下的主要成分，因此降低结合型蒽醌类成分是缓和大黄峻烈之性的主要措施。在传统的加工方法之中，加热去毒、水处理去毒、加辅料复制减毒、净制去毒是使用最多的方法。大黄也可通过发酵降低其泻下的作用。研究结果表明，在使用酵母菌发酵处理大黄的过程中，发酵时间对游离型蒽醌的转化率影响明显，发酵时间越长，转化率越高，但当发酵时间不断增大时，转化过程趋于缓慢，同时对于发酵温度的控制也可一定程度地影响游离蒽醌的转化率。当发酵条件控制在发酵时间 7 天，发酵温度 35℃，装液量 50mL，摇床转速 140rpm 时，可以将原料生大黄中大量的结合型蒽醌有效地转化成为游离型蒽醌，从而降低大黄对胃肠道的不良反应，缓和其泻下作用。

马钱子为马钱科植物马前 Strychnos nux-vomica L. 的干燥成熟种子，具有通络止痛、消肿散结的功效，为开通经络要药，可用于治疗风湿性关节炎。生品马钱子毒性较大，临床多使用其炮制品。在传统的炮制方法中，主要包括砂烫、油制。一些地区习用的炮制方法包括童便制、醋制、奶制等。在现代的炮制方法中，发酵是其中一种重要的降低马钱子毒性的炮制方法，采用六种真菌（裂褶菌、竹黄、单色云芝、鸡油菌、白僵菌、蝉花）与马钱子进行发酵得到六种发酵品（褶马菌质、竹马菌质、单马菌质、油马菌质、白马菌质、花马菌质）。或将真菌朱红栓菌接种在马钱子上，得到马钱子发酵品。研究表明，马钱子由裂褶菌、竹黄、单色云芝、鸡油菌、白僵菌、蝉花、朱红栓菌分别进行发酵后，7 种发酵品均具有良好的镇痛和抗炎作用，与生品比较无显著差异，毒性成分含量降低。由此推断，马钱子经由 7 种真菌发酵后镇痛抗炎作用没有减弱，可为马钱子安全广泛用于临床做出一定贡献。

广防己为马兜铃科植物广防己 Aristolochiae Fangchi. 的干燥木质根，具有利水消肿、祛风止痛等功效，其化学成分为马兜铃酸 I 和 III、马兜铃内酰胺 I、尿囊素、木兰碱、β- 谷甾醇、异鼠李素 -3-O- 刺槐双糖苷、9- 羟基 -3，4，8- 三甲氧基马兜铃内酰胺、N-β-D- 马兜铃内酰胺葡萄糖苷、N-β-D- 马兜铃内酰胺 I a 葡萄糖苷、9- 羟基马兜铃内酰胺 -8-O- 芸香糖苷、9- 羟基马兜铃内酰胺 -8-O- 芸香糖苷、胡萝卜苷等成分。据报道，广防己可致严重肾功能损害，通过降低马兜铃酸的含量可明显降低广防己的肾毒性。采用药用真菌固体发酵药材的方法，以 F1 和 F2 两种真菌处理广防己，经发酵之后的广防己中有毒物质马兜铃酸 I 的含量明显降低，下降率分别为 68.67% 和 52.67%。推测原因可能是因为真菌在一定温度和湿度条件下，其所分泌的酶对药材中的化学组分产生了作用。

除上文所提到的化风丹、银杏叶、天南星、大黄、马钱子、防己以外，还有许多中药发酵品在发酵过程中的毒性变化及其原理，需要我们给予更多的关注。例如半夏，其为天南星科植物半夏 *Pinellia ternate*（Thumb.）Breit. 的干燥块茎。半夏药理作用主要包括镇咳祛痰、止吐、抗肿瘤、抗菌、抗早孕等，但同时也存在一定的黏膜刺激性、脏器毒性和生殖毒性。而半夏发酵品——半夏曲为临床上常用的中药炮制品之一，由清半夏、生姜汁、面粉、白矾添加六神曲等炮制而成的发酵中药，大大降低半夏的毒性，增加其安全性的同时扩大临床应用。再如巴豆，为大戟科植物巴豆 *Croton tiglium* L. 的成熟果实。巴豆有大毒，通常采用取仁蒸、煮制熟后去油制霜（巴豆霜）的炮制方法，这对缓和巴豆的毒性有积极意义。而巴豆经灵芝菌和白僵菌发酵后，其毒性成分脂肪油和总蛋白的含量明显降低，且均低于巴豆霜。经气相色谱 – 质谱（GC–MS）分析，巴豆发酵品、生巴豆和巴豆霜的脂肪油中共鉴定出 48 种成分。与生巴豆相比，两种发酵品脂肪油成分的组成和相对含量产生了明显变化；且出现了新成分，其中灵巴菌质和白巴菌质中各有 5 种。以上结果可为发酵对巴豆的"去毒存效"奠定物质基础。

二、中药发酵物质基础研究展望

1. 研究发酵过程中产生的化合物

在发酵过程中，微生物在代谢过程中会产生各种酶，其具有广泛的催化功能，可以将中药材的化学成分进行分解转化成新的化学成分，从而促使药物产生新的疗效或者增强原有的疗效。百药煎是由五倍子同茶叶等经过发酵制成的块状物，在发酵过程中，单宁酯酰水解酶水解五倍子中没食子酸单宁中的酯键和缩酚羧键，生成没食子酸和葡萄糖，产生新的药理作用。杨静云用薄层色谱（TLC）法对中药红曲固态发酵产物进行定性、定量分析，结果表明，中药红曲的发酵产物与对照物脂必泰、脂必妥、大米红曲有多个对应位点，且中药红曲样品中斑点数明显多于其他组，说明中药红曲中成分种类更多。同时在溶剂前沿，中药红曲含有两个黄色荧光点，一方面可能是经红曲发酵后产生了新的物质，或者是中药中成分经红曲发酵后释放到基质中。地不容（Stephania epigaea Lo.）是防己科（Menispermaceae）千金藤属（Stephania Lour.）藤本药用植物，主要产自云南省，董建伟发现罗杰斯无性穗霉（Clonostachys rogersoniana 82H2）发酵可以使地不容中的阿朴菲生物碱高区域选择性、高立体选择性地转化为相应的 4R– 羟基阿朴菲生物碱，从而产生了 4 个新的阿朴菲生物碱，即（4RR，6aRR）–

4- 羟基荷包牡丹碱、(4RR，6aRR)-4-hydroxyromeline、(4R，6aR)-4- 羟基番藤宁碱、(4RR，6aS)-NN- 甲基 -4- 羟基六驳碱，转化后的 4R- 羟基阿朴菲生物碱不仅具有与转前阿朴菲生物碱接近的抗肿瘤细胞活性和 AChE 抑制活性，而且其水溶性大幅度提高。除此之外，还研究发现接骨木镰孢菌（Fusarium sambucinum B10.2）发酵天麻可以产生新的化合物 sambacide，从而提高天麻抗菌的活性。

2. 研究发酵中药化学成分转化

在发酵过程中，微生物产生的各种酶和次生代谢作用于药材，将药材所含的生物活性成分经过修饰转化为小分子的活性物质，使中药被人体快速吸收，治疗效果明显。例如，淡豆豉是由大豆辅以桑叶、青蒿，在自然条件下，利用环境中的微生物进行发酵，通过 HPLC 法测定原料大豆经过发酵后，总的异黄酮成分无明显变化，但是大豆苷、染料木苷含量减少，大豆苷元、染料木素的含量增加，主要是因为淡豆豉在发酵过程中，在 β- 葡萄糖苷酶的作用下，结合型糖苷向游离型苷元转化。近年来，人们将人参进行发酵，使得人参中的活性成分皂苷通过微生物选择性水解糖苷，以得到分子量低的皂苷或苷元。例如将简青霉加入红参中进行发酵，研究发现，人参皂苷 Rb_1、Rc 和 Rd 转化为 Rg_3 和 C-K，Rb_2 转化为 F_2，Rg_1 转化为 Rh_1 和 F_1。黑曲霉（A.niger AN-2436）发酵虎杖（Polygoni Cuspidati Rhizoma et Radix）可以转化虎杖苷为白藜芦醇，转化率达 95%。文献报道，采用黑曲霉与酵母共同发酵可提高转化率达 96.7%。同属霉菌米曲霉（Aspergillus oryzae，CICC2436）也被报道，发酵虎杖可以将虎杖苷转化为白藜芦醇，24 小时发酵的转化率接近 100%。文献报道，采用 40 株菌发酵虎杖提取液，筛选得到一株根霉菌（Rhizopus sp.T-34），直接利用提取液中的碳源和氮源作为生长所需营养物质将虎杖苷（polydatin）转化为白藜芦醇（resveratrol），其转化率达 98%，大黄素 -8-β-D- 葡萄糖苷（emodin-8-β-D-glucoside）转化为大黄素（emodin）。将罗杰斯无性穗霉发酵香青藤后，香青藤中二聚菌烷苯丙酸酯水解成活性更好的二聚菌烷化合物，水解后的产物二聚菌烷抗肿瘤细胞活性显著提高，同时原药材中的阿朴菲生物碱（S）- 放线瑞香宁转化成相应的（4R，6aS）-4- 羟基放线瑞香宁，（4R，6aS）-4- 羟基放线瑞香宁较（S）- 放线瑞香宁有更好的 AChE 抑制活性。此外，该课题组对小百部（Asparagus filicinus）接种尖刀廉孢（Fusarium oxysporum）进行发酵，发现可以将小百部中 20- 羟基蜕皮酮（20-hydroxyecdysone）全部转化为红苋甾酮（rubrosterone）。

3. 研究发酵中药化学成分含量变化

在中药固态发酵过程中，微生物代谢会产生多种酶类，这些酶可将植物细胞外的细胞壁溶解，导致细胞间隙增加，使中药的有效成分和活性物质释放出来，更易被生命机体吸收利用。例如，黄芪的黄芪甲苷是黄芪中的主要活性成分，但是在黄芪药材中的含量较低，对黄芪接种解淀粉芽孢杆菌进行发酵，通过 HPLC-UV 法检测，发酵后的黄芪中的黄芪甲苷含量明显升高。赵小瑞利用双向发酵技术，对灵归菌质双向发酵过程中其抗氧化活性、抑菌活性、菌质中主要活性成分 进行动态测定，发现发酵前中期，黄酮、总酚、多糖、灵芝三萜含量均随发酵时间的延长逐渐增大。采用酿酒酵母（Saccharomyces cerevisiae，GIM2.139）和赤红曲霉（Monascus anka，GIM3.592）共同发酵番石榴（Psidium guajava），研究发现，番石榴槲皮素和总酚含量以及抗氧化能力均显著提高。董建伟采用 23 种真菌对狭叶瓶尔小草进行固体发酵，发现 Talaromyces purpurogenus M18-11 发酵可以有效增加狭叶瓶尔小草的总酚和总黄酮含量，并显著提高其抗氧化活性。此外，还发现燕麦廉孢（Fusarium avenaceum，YIM3065）和尖刀廉孢（Fusarium oxysporum，YIM3068）发酵能够显著提高白及的总酚含量。

第三节　发酵类中药现代化研究展望

发酵类中药是以中药材（植物、动物等）为基质，经自然界微生物参与并主导的生物发酵转化过程，产物丰富、多样，药性变化巨大，且过程十分复杂，同时又是中药口服进入肠道后，在肠道微生物对药物进行二次转化、利用、吸收过程之前，首先在体外完成的生物反应过程。因此，这类药物更加有利于人体吸收和利用。近年在健康中国的国家发展战略指引下，"药食同源"类发酵中药在疾病预防、治疗、养生等方面更加展现出深入研发的意义。为了进一步提升研发水平，及实现发酵过程可控、质量稳定、安全有效的目标，使发酵类中药由传统发酵向现代化发酵技术转变，以下内容均可进一步思考与完善。

一、传统与现代中药发酵炮制工艺的研究

1. 阐明传统发酵炮制机理及药效物质基础

对传统发酵炮制工艺的传承及相关技术指标、参数的考查，基本阐明发酵机理及药效物质基础。

自古至今，发酵类中药均是在自然环境条件下发酵炮制而成。所传承的史料是靠历代生产者体会并记载其观察结果而流传至今，史书记载文字过于简略，使得复原传统技艺、实现"遵古炮制"存在一定困难。同一种产品产地不同，其品质差异很大，其功效更缺乏深入考证。例如，从我们近年对国内多地生产的淡豆豉进行考察发现，不仅发酵微生物种群变化极大，其代表性成分也差异明显，即使按现行版《中华人民共和国药典》要求，其表观性状也都相距甚远。其中哪些成分是必要成分，在发酵过程中如何变化以及发酵机理是什么等问题都是需逐一回答和急待解决。

传统中药发酵炮制工艺的深入研究是向现代化发酵转换的重要且必不可少的基础参数，应尽最大可能借助现代技术和仪器设备，开展传统中药发酵炮制工艺研究，确定发酵炮制各环节的技术指标和参数。针对不同品种开展包括发酵微生物种群结构、动态变化，主发酵微生物的分离、纯化、鉴定，发酵产物标志性活性成分追踪分析，以及发酵工艺过程中，发酵基质物理、化学、浓度、pH、环境因子等重要参数的考察，以求揭示其专属发酵机理，明确药效物质基础，最终确定传统发酵炮制模型，这将为后续工作打下坚实基础。

2. 建立"现代化中药发酵炮制工艺"研究的模型及假说

基于"传统中药发酵炮制模型"，设计建立"现代化中药发酵炮制工艺"研究的模型及假说。

发酵类中药源于祖国历史悠久的传统发酵酿造食品技术，其中只是发酵基质改变成既食又药的基质或中药材，以求达到更好的治病、防病和保健功效。二者共同点是都涉及到发酵类型（固态发酵、半固态发酵、液态发酵以及液体发酵）、原料预处理、菌种类型、氧气需求、发酵方式、温湿度控制、环境 pH 范围、发酵周期、发酵终点、产品后处理及加工等，但不同种类的发酵类中药之间存在差异性。

通过模型假说，评估传统中药发酵炮制的哪些关键过程需要保留，哪些过程可以采用现代化发酵炮制技术进行生产。本着生产可控、质量稳定、产品安全有效的原则来明确研发方向和突破重点，尽量避免关键技术节点、重要功效产物遗漏而发生前功

尽弃的现象。

3. 参与主导发酵的微生物组学研究与应用

传统的中药发酵炮制工艺中，参与发酵的微生物均来自于自然环境，不同地域、不同季节、不同环境中的微生物生态类群差异极大。微生物菌群会随着环境条件的改变而规律性地发生变化，例如，不同季节、草原、城市、森林、高山、生产厂区、医院等都有自己独特的生态类群，呈现出高度的复杂性和多样性。而发酵炮制过程中，重要而关键的是必须首先了解样品中发挥主导作用的微生物种群组成、结构以及相互间作用。因此需深入开展相关微生物组学研究与应用。

现代环境微生物组学研究多采用 16S/18S/ITS 微生物多样性测序方法，考察、分析样本中微生物种群结构及动态变化的结果，包括样品中相关 DNA 片段扩增产物测序建库，通过数据处理与统计、OTU 聚类分析、Alpha 系统性分析、物种分类分析（仅分类表示到属）等，经比对相应软件和数据库，使我们宏观上能了解样本中"可能存在的"所有微生物种群及变化规律，其中含有众多并非发挥主发酵作用的微生物种群（也包括某些无法实现实验室培养的菌种）。

其次是采用 Biolog 自动微生物鉴定系统中的 ECO 板，它是针对微生物菌群分析和微生态研究设计的微生物种群碳代谢指纹图谱进行分析，也是目前国标上微生物生态多样性研究的典型、权威方法之一。所测得的 OD 值经智能分析软件处理，导出 AWCD 值、丰度指数、多样性指数、多孔动力学分析、不同碳源比较等数值，再应用聚类分析软件对不同样品进行聚类分析。这一分析技术能再现已经发生和正在繁殖生长过程中的微生物菌群状态。如果在 ECO 检测时，用同一样品平行采用常规环境微生物分离、纯化、鉴定分析手段，即会获得微生物纯培养物，经复筛后，获得有价值且可保藏的微生物菌株。按照每个单位含的菌落数（CFU$\times 10^n$/单位）统计出不同种群数量，遴选出参与主导发酵的优势微生物菌株并鉴定到种的分类单元。再把获得的纯种菌株结果同宏基因分析结果、ECO 结果进行比对、相互印证、综合评估后，此类纯培养物将为现代化发酵技术研究提供较为可靠的种质资源，并用于发酵工艺研究中。这一分析技术较宏基因方法更真实地反映出发酵过程中的活体微生物种类。

在获得野生型初发菌种后，进一步选育高效、优良菌种的工作也可作为中、长期研究内容，应予以重视。

4. 用于发酵基质的中药材标准化研究

发酵类中药除主导发酵过程的微生物种群外，基质的质量保证与否，同样影响产品的疗效。不同质量的基质经发酵后，产品中功效物质含量、活性可能存在较大差异。因此，现代化发酵对基质的要求显得格外重要，否则即使完成发酵炮制过程，仍可能达不到质量要求。因此，在研发之前，应先对基质有深入了解和确定。

同时建议：除发酵所用的水质应检测合格外，还应对基质的重金属、农药残留等有毒物质的含量进行检测，符合标准后再使用，避免完成产品生产后再发现问题，造成研发过程中人力、物料、时间等成本的浪费。

5. 发酵炮制工艺的优化与标准化研究

这是传统中药发酵炮制工艺为实现制备稳定、可控、安全有效产品，而向现代中药发酵炮制技术转变的重要且必不可少的研究内容。在充分理解和掌握传统工艺基础上，利用现代发酵技术模型，开展包括①主优势发酵菌种（纯种、混合菌种）发酵的考察；②发酵基质的预处理，包括非蒸煮、蒸煮及高压灭菌处理考察；③发酵基质组成；④含水量（包括基质内、外及环境湿度）；⑤氧气的需求；⑥环境 pH 值、温度；⑦发酵方式：静态、动态等；⑧发酵终点的考察；⑨以传统成品的现代指标为对照，评估采用现代发酵工艺各个节点和最终产品在药效成分（指标性成分、功效性成分）的异同，建立相应指纹图谱，最终优选出最佳发酵工艺。

经重复和稳定性试验，并配合动物药理药效实验后，建立不同品种的发酵炮制生产工艺标准。

二、验证和逐步阐明中药药效物质基础

药理药效动物实验并结合"中医循证医学"、代谢组学验证和逐步阐明中药药效物质基础。

迄今为止，来自中药（单味或方剂）药效物质的研究结果中，不难发现其中部分结果未必准确，或不充分、不完善。其根本原因是大多缺乏中医药研究体系（整体、多靶点、多层面作用）和技术情况下，参照西医药研究体系、技术方法（微观、单一靶点等）进行的动物实验（或部分临床试验），特别是缺乏对中药经肠道微生物转化后产物的了解，导致其结果无法更精确地阐明中药真实的药效物质基础。

例如，在构建病理动物模型过程中，多采用物理或化学方法建立实验模型，其检测考察指标多为单一或几种西医临床参考指标。这样的模型与符合中医"证"所表述的模型有时相距甚远，所获结果可想而知。因此，如何构建业内或国际认证又符合中医"证"的病理动物模型，虽然难度很大，但仍是亟待解决的问题，也是今后加强建

立中药病理模型及相关考察指标研究的正确方向。

近年关于"代谢组学"的研究成果较多，它的核心理念与中医药理论在较多方面更为契合，其在医药动物模型（利用尿液、血液样品）评估方面已有应用。除此之外，在中药质量（指纹图谱）、中药药效研究（这是综合性的中药疗效评估体系）、药效物质代谢途径跟踪、网络调控靶标分析（或为中药多靶点作用的理论提供科学证据）、轮廓分析、足迹分析以及中药安全性等方面均有成功的报导和应用（相关文献，读者可根据需要自行查询）。因此，发酵类中药现代研究理应依据"中医循证医学"理论，开展动物模型与方证代谢组学的研究，即以中药对证候的改善为指标，综合评价后，来验证和阐明中药药效物质基础（含前体化合物及其体内转化后的活性物质）更为科学合理，这也是发酵类中药研究中所缺失且重要的一部分。

三、阐明某些发酵类中药功效的作用机理

基于近代"肠道微生物组学"研究成果，试图阐明某些发酵类中药功效的作用机理，探索建立寻找中药"有效分子群"的新方法。

在中医药理论中，脏腑学说如脏（心、肺）腑（小肠、大肠）等是阐述人体内脏功能和病理变化的理论，同时阐述内脏之间和脏、腑与全身组织之间的联系，脏腑构成表里关系，在生理上相互依存制约，在病理状态下，协调失衡。其中有"心与小肠"构成表里、"肺与大肠"构成表里的详尽论述。现代研究表明，肠道对于中药的吸收和利用、营养吸收、物质转化以及对神经、内分泌、免疫功能等的调节发挥重要作用。另据文献报道，肠道是人体除大脑之外的第二大脑，即"腹脑"，对人体健康有着重要影响。综上所述内容，都为开展"肠道微生物组学"研究提供了坚实的中医理论基础。

除了肠道生理结构发挥肠屏障功能之外，还应包括肠道微生物屏障，它同人体常态与病理状态的发生与转还紧密相关。例如肠道菌群的失衡与糖尿病、心血管疾病、肠应激综合征、癌症、失眠、抑郁、阿尔兹海默症等都有关，有的已证实存在因果关系。此外，有关中药与肠道菌群的相互作用，肠道菌群对口服中药的转化产物及其改善病理状态的报道众多，相关资料，读者可查询获得。

发酵类中药作用机制，研究报告相对较少，且多集中于化学物质的功效作用。而此类中药是富含各种微生物（传统发酵）的"有菌类中药饮片"直接口服或煎煮后服用，某些耐酸、耐热菌群不可避免地进入人体胃肠道内。例如，我们在纯菌种发酵"淡豆豉"研究中发现，枯草芽孢杆菌可以在肠道生长繁殖，通过微生物之间的相互作

用，可促进肠道有益菌的增殖，抑制条件致病菌的生长，产生明显的调节菌群作用。结果暗示这类中药功效作用的新靶区及发挥增效的潜在能力。因此，今后针对不同品种的发酵类中药，可开展通过影响肠道微生物菌群及其代谢物实现减毒增效、扩大应用范围等深入研究，可能揭示出不同于其他中药的崭新作用机理。此外，在上述研究基础上，可以模拟在肠道微生物环境条件下，建立一种寻找发酵类中药（单味或复方）活性成分的新模型，并开展相关研究，以试图阐明某些"证"与肠道微生物－药效物质转化之间的相关性，从而发现相对应的"有效分子群"，这可视为新药研发的另一途径。

四、增补新视野下的产品质量标准

应加强以微生物限度为核心，增加"指标性成分－药效成分－生理活性成分"的产品质量标准研究。

国家药典委员会于 2019 年 8 月 6 日发布了"关于《中国药典》2020 年版通则非无菌药品微生物限度标准第二次征求意见的通知"，其中"应对风险大的煎煮类中药饮片加以关注，建议国家相关单位对中药饮片微生物污染水平进一步积累数据，开展其限度标准的研究"，由此不难看出该问题的重要性和迫切性。

发酵类中药饮片当属"有菌类"中药饮片，不是"非无菌类中药饮片"。特别是传统发酵类中药饮片的生产、制作，均是在自然环境中完成的，如前所述，在发酵炮制过程中，这类饮片含有环境中各种微生物菌群（有益、有害种群），并且需要微生物大量繁殖生长，才能完成发酵的炮制作用，在生产过程中很难控制"微生物污染"（内源微生物）。

由于发酵类中药本身既含有大量丰富的内源发酵微生物，又包含加工、包装、运输、贮存过程中二次污染带入的外源微生物，鉴于该类饮片可直接口服或煎煮后使用，因此，即使经过煎煮仍有耐热菌群存在于制剂中。例如淡豆豉中含有的芽孢杆菌类微生物（枯草芽孢杆菌），即使煮沸 100 分钟仍有继续繁殖生长的能力。实验表明，枯草芽孢杆菌经煎煮再经过胃液（pH 值 2 ～ 3）作用进入肠道后仍能保持活力而大量繁殖生长，因此，一旦混入某些致病性耐热菌时则存在巨大安全隐患。

由此看来，利用传统发酵炮制的中药饮片其安全性显得格外重要。为确保此类产品的质量，除了药典规定的性状外，还应开展指标性成分、功效性成分相应的定性定量"指纹图谱"等深入研究，特别是"微生物限度"可作为重点研究内容，积累大量科学数据，为"限度标准"的制定提供科学依据。同时也应将农药残留、真菌毒素、重金属列入重点检测范围内，最终实现产品质量可控、稳定、安全、有效。

五、传统与现代发酵类中药饮片的临床再评价研究

在完成利用现代发酵技术，实现规范化生产的基础上，需要与传统发酵炮制产品进行临床疗效的平行验证工作，具体实施方案均可参照国家相关规定进行。根据结果可继续完善生产工艺，使产品达到质量标准或提升自身质量，最终实现现代工厂化批量生产，投放市场。